Stefanie Klos
Fatih Akin: Transkulturelle Visionen

Marburger Schriften zur Medienforschung 67
ISSN 1867-5131

Die Autorin
1982 geboren in Biedenkopf
2001 Abitur (Lahntalschule Biedenkopf)
2005 Bachelor of Arts im Studienfach Populäre Musik und Medien (Universität Gesamthochschule Paderborn)
2008 Master of Arts im Studienfach Medien und kulturelle Praxis: Geschichte, Ästhetik, Theorie (Philipps-Universität Marburg)
2016 Abschluss des Promotionsverfahrens zur Erlangung des Dr. Phil. im Fach Medienwissenschaft der Philipps-Universität Marburg

Stefanie Klos

Fatih Akin

Transkulturelle Visionen

SCHÜREN

Bibliografische Information der Deutschen Nationalbibliothek
Die Deutsche Nationalbibliothek verzeichnet diese Publikation in der Deutschen
Nationalbibliografie; detaillierte bibliografische Daten sind im Internet über
http://dnb.d-nb.de abrufbar.

Zugleich Inaugural-Dissertation am Fachbereich 09 Germanistik und
Kunstwissenschaften der Philipps-Universität Marburg

Schüren Verlag GmbH
Universitätsstr. 55 · D-35037 Marburg
www.schueren-verlag.de
© Schüren 2016
Alle Rechte vorbehalten
Gestaltung: Erik Schüßler
Umschlaggestaltung: Wolfgang Diemer, Köln, unter Verwendung eines Screenshots aus dem Film SOLINO (D 2002, Warner Home Video GmbH)
Druck: Booksfactory, Stettin
Printed in Poland
ISBN 978-3-89472-957-8

Inhalt

Vorwort · 11

1. Thematisches Spannungsfeld und Forschungsstand · 15
1.1 Fatih Akin und das Gegenwartskino · 15
   1.1.1 Biografisches · 15
   1.1.2 Deutsch-Türkischer Film oder Deutscher Film? · 18
   1.1.3 Europäischer Film? · 27
   1.1.4 Zusammenfassung: Fatih Akin – Der Grenzgänger · 33
1.2 Theoretisches Spannungsfeld · 34
   1.2.1 Von Dualismen zur Transkulturalität · 34
      1.2.1.1 Film und Migration · 35
      1.2.1.2 Der transkulturelle Ansatz · 44
   1.2.2 Autorenschaft · 50
      1.2.2.1 Der Autorenbegriff im Film · 51
      1.2.2.2 Der Autor als Funktionsstelle · 56
      1.2.2.3 Fatih Akin: ein Autor? · 59
1.3 Zusammenfassung: Leitfragen und Methodik · 61

2. Fallbeispiele: Transkulturelle Inhalte · 63
2.1 Transkulturelle Sujets · 63
   2.1.1 CROSSING THE BRIDGE – Transkulturalität am Beispiel Musik · 63
   2.1.2 Das Spiel mit Klischees und Doppelmoral · 69
2.2 Figurenzeichnung · 73
   2.2.1 Nebensache Nationalität: KURZ UND SCHMERZLOS · 75
   2.2.2 Klassische Reifeprüfung: IM JULI · 85

2.3 Transkulturelle Motive 93
   2.3.1 Liebe: subjektivierte Blicke 93
   2.3.2 Essen: das körperlich-sinnliche Erlebnis als transkultureller
       Möglichkeitsraum 102
   2.3.3 Symbolik und Objekte: Narrative Bedeutungsträger 106
2.4 Verortungen 115
   2.4.1 Sprache und Figurenzeichnung 115
   2.4.2 Das Lokale im Globalen 118

3. Fallbeispiele: Transkulturelle Formen 125
3.1 Genre 125
   3.1.1 Genrebegriff und Genretheorie 125
   3.1.2 Genrefilm und Autorenschaft 126
   3.1.3 Genre bei Fatih Akin 127
3.2 Filmmusik: Kompilation als Strukturprinzip 129
   3.2.1 Filmmusik: Kultureller Mix auf mehreren Ebenen 131
   3.2.2 Zeitbezüge und Verweise: SOLINO 134
   3.2.3 Musik als Strukturelement: GEGEN DIE WAND 136
   3.2.4 Verorten und Verweisen: KURZ UND SCHMERZLOS, SOUL KITCHEN 140
   3.2.5 Subtiler Mix: AUF DER ANDEREN SEITE 145
3.3 Erzählstrukturen 147
   3.3.1 Makrostruktur 147
   3.3.2 Rahmung 151

4. Das Konzept Fatih Akin 157
4.1 Vielfalt und Kontinuität auf produktionstechnischer und
    filmübergreifender Ebene 157
   4.1.1 Besetzung 157
   4.1.2 Team Akin 159
   4.1.3 Vermarktung 161
4.2 Konstruierte Autorenschaft 163
   4.2.1 Verweisen und Zitieren als Verortungsstrategie 163
   4.2.2 Konstruktion eines Œuvres: Selbstverweise 173
   4.2.3 Politikkommentar und Gesellschaftskritik im Rahmen der
       Unterhaltung 179

5. Der transkulturelle Autor 187

6. Zusammenfassung, Fazit und Ausblick 193

7. Fatih Akin: Filmografie 197

8. Abbildungsnachweise 199

9. Quellenangaben 201
9.1 Literatur 201
9.2 Lexikon-, Zeitungs- und Magazinartikel 207
9.3 Online-Quellen 207
9.4 Primärquellen: Angaben zu verwendeten Editionen der Filme 208
9.5 Liste weiterer erwähnter Filme 208
9.6 Angaben zu erwähnten Soundtracks 210

Danksagung

Die vorliegende Veröffentlichung wäre ohne die Hilfe vieler Menschen niemals zustande gekommen und fertig geworden. Mein Dank gilt zuerst meiner Betreuerin, Frau Prof. Dr. Angela Krewani. Sie hat unendlich viel Geduld bewiesen, wenn es – was häufig vorkam – nur schleppend voran ging. Sie hat wichtige inhaltliche Ratschläge gegeben und es verstanden, im richtigen Moment zu motivieren oder konstruktiv zu kritisieren. Ebenso danke ich meiner Zweitgutachterin, Prof. Dr. Yvonne Zimmermann, für Ihre Einschätzung und Unterstützung. Weiterhin danke ich meiner Familie, vor allem meinen Eltern, für den emotionalen Rückhalt. Dadurch und durch ihre finanzielle Unterstützung haben hauptsächlich sie dazu beigetragen, dass ich in einer sicheren und angenehmen Atmosphäre arbeiten konnte. Gelegentliche Rückfragen nach dem Fortschreiten der Arbeit haben geholfen, mich zum Weiterarbeiten zu bewegen, ohne aber zu viel Druck aufzubauen. Das ist nicht selbstverständlich – vielen Dank! Ebenso bedanke ich mich bei den Mitarbeiterinnen des akademischen Prüfungsamtes des Fachbereichs 09 der Philipps-Universität Marburg, die bei Rückfragen zu organisatorischen und formalen Dingen jederzeit weitergeholfen haben. Mein Dank gilt auch allen Mitdoktoranden aus dem Fach Medienwissenschaft, die in Kolloquien und darüber hinaus wertvolle Tipps gegeben haben. Für die Hilfe beim Korrekturlesen danke ich Dr. F. Bock und N. Lauber. Für die Rettung von Daten und die emotionale Erstversorgung nach dem Totalversagen meines Computers danke ich A. Zürcher. Für ihre motivierenden Worte und das offene Ohr bei Problem oder Frustrationsschüben danke ich E. Faulstich und meinen engsten Freunden, die sich geduldig meine Anekdoten zum Schreibprozess angehört haben.

Vorwort

Der European Film Academy zufolge ist Fatih Akins GEGEN DIE WAND aus dem Jahr 2004 einer der besten und somit wichtigsten europäischen Filme des beginnenden 21. Jahrhunderts[1]. Nahezu alle von Akins Filmen waren für große nationale und internationale Filmpreise nominiert. Gewonnen hat er unter anderem den Deutschen Filmpreis, den Europäischen Filmpreis, den Goldenen Bären der Berlinale, den Drehbuchpreis in Cannes und den Spezialpreis der Jury in Venedig. Er wird, gerade aufgrund der internationalen Auszeichnungen, als Botschafter und Aushängeschild des deutschen Films bezeichnet. Fast paradox mutet es daher an, dass im wissenschaftlichen und journalistischen Diskurs der vergangenen zwei Jahrzehnte häufig das Mantra vom Migrationshintergrund repetiert und zum Ausgangspunkt aller Analyse gemacht wurde. In erstaunlicher Eintracht reihen bislang erschienene Bücher und Artikel Fatih Akin ein in die Tradition des Migrantenfilms und des Deutsch-Türkischen Films oder – aus internationaler Perspektive – in eine Tradition des *migrant and diasporic cinema*. Angefangen bei Fassbinders ANGST ESSEN SEELE auf (D 1974) über Filme, die von der ersten Einwanderergeneration selbst gedreht wurden (etwa 40 M² DEUTSCHLAND von Tevfik Başer, D 1985) bis zu den Einwandererkindern, die schließlich hinter der Kamera stehen, wird die Entwicklung des Themas Migration im Film auf stets gleiche Weise aufgezeigt. Zwar wird mit der jüngsten Generation der Filmemacher, zu denen Fatih Akin zählt, seit Mitte der 1990er Jahre ein Bruch mit den Traditionen konstatiert. Der Migrationshintergrund wird zur «Selbstverständlichkeit»[2], zum «Beiwerk»[3], das ledig-

---

1 Vgl. Moritz Krämer: *Die fabelhafte Welt des europäischen Spielfilms*. Marburg, 2008, S. 9.
2 Diana Schäffler: *Deutscher Film mit türkischer Seele*. Saarbrücken, 2007, S. 32.
3 Katja Nicodemus: Film der neunziger Jahre. Neues Sein und altes Bewußtsein. In: Wolfgang Jacobsen, Anton Kaes, Hans H. Prinzler: *Geschichte des deutschen Films*. 2. Auflage. Stuttgart, 2004, S. 340.

lich als Hintergrundfolie dient, vor der sich die eigentliche Filmhandlung entfaltet. Trotz des Bruchs mit den Traditionen werden die Filme Fatih Akins dennoch weiter unter der Kategorie ‹Deutsch-Türkisch› verhandelt und können sich nicht davon emanzipieren. Hier setzt das Erkenntnisinteresse dieser Studie an. Trotz der Versuche, losgelöst von Fragen des Deutsch-Türkischen Zusammenlebens den künstlerischen Eigenwert der Filme Fatih Akins hervorzuheben, gelang die Trennung von der Tradition des Deutsch-Türkischen Films nie ganz. Neuere Aufsätze, etwa von Ezli[4] und Göktürk[5], öffnen jedoch die Argumentation in Richtung eines transnationalen, transkulturellen Denkens. Daran anschließend positioniert sich diese Arbeit, ohne jedoch von vornherein den Regisseur Akin als *migrant/diasporic filmmaker* zu begreifen. Mit Auflösung der Grundprämisse vom Aufeinanderprallen zweier in sich geschlossener Kulturen und dem Ansatz der Transkulturalität kann die durchaus in den Filmen vorhandene Reflektion über deutsch-türkisches Zusammenleben als ein Element von vielen verstanden werden.

Diese Studie soll ein erstes, detailliertes Gesamtportrait des bisherigen Schaffens von Fatih Akin zeichnen, einem Regisseur, der international Interesse weckt, der ein neues, weltoffenes Deutschland repräsentiert und der mit seinen Filmen ein großes Publikum anspricht, da er den *mainstream* nicht scheut. Nach einem kurzen biografischen Überblick folgt eine Bestandsaufnahme der Literatur, die sich mit Fatih Akin und seinen Filmen auseinandersetzt. Diese Darstellung des aktuellen Forschungsstandes ist verknüpft mit der Frage nach dem Sinn einer Einordnung in die Kategorie des Deutsch-Türkischen Films sowie einem historischen Überblick über die Tradition des Migrantenfilms in Deutschland. Da Fatih Akin als Europäischer Filmpreisträger und durch die regelmäßige Teilnahme an Filmfestivals Teil der europäischen Filmförder- und Festivalstruktur ist, stellt ein anschließendes Kapitel die Frage, ob und inwiefern die Kategorie Europäischer Film geeignet ist, um Fatih Akin und seine Filme unter ihr zu fassen. Im nächsten Abschnitt der Studie wird das theoretische Spannungsfeld, aus dem heraus sich Analysekategorien und Arbeitsfragen ergeben, genauer beschrieben.

Häufig werden die Arbeiten von Filmemachern, die von Migrations- und Delokationserfahrungen geprägt sind, unter den theoretischen Vorgaben des Postkolonialismus oder des *transnational cinema* betrachtet. Im Kapitel «Von Dualismen zur Transkulturalität» (1.2.1) werden die wichtigsten Ansätze aus diesem Bereich rekapituliert, um darzustellen, warum sich die vorliegende Arbeit ihnen nicht anschließt, sondern warum stattdessen das Konzept der Transkulturalität stark

---

4 Vgl. Özkan Ezli: Von der interkulturellen zur kulturellen Kompetenz. Fatih Akins globalisiertes Kino. In: Ders., Dorothee Kimmich, Annette Werberger (Hrsg.): *Wider den Kulturenzwang*. Bielefeld, 2009.

5 Vgl. Deniz Göktürk: Migration und Kino – Subnationale Mitleidskultur oder transnationale Rollenspiele? In: Carmine Chiellino (Hrsg.): *Interkulturelle Literatur in Deutschland*. Sonderausgabe. Stuttgart (u. a.], 2007.

gemacht wird. Dieser Ansatz ermöglicht es, Transkulturalität auch als ästhetische Theorie zu denken und so als filmisches Strukturprinzip zu definieren. Ein weiteres zentrales Thema, das sich eng mit der Frage nach Transkulturalität verknüpft, ist die Autorenschaft im Film, ein Denkmodell, das in seiner historischen Entwicklung kritisch hinterfragt und schließlich in eine zeitgemäße Bedeutung überführt werden soll.

Den Hauptteil der Arbeit stellen analytische Betrachtungen der bisher erschienenen Filme Fatih Akins dar. Wie sich zeigen wird, lässt sich die Transkulturalitätstheorie nach Wolfgang Welsch übertragen in einen ästhetischen Ansatz zur Analyse des Filmmaterials. Kapitel 2 widmet sich dabei transkulturellen Inhalten, während Kapitel 3 transkulturelle Formen untersucht. Diese transkulturellen Elemente äußern sich hauptsächlich in einer Diversifikation und Stilvielfalt von inner- und außerfilmischen Merkmalen sowie in einer ausgeprägten Verweis- und Zitatstruktur. Weitere theoretische Ansätze zu Themen wie Filmmusik, Genre oder narrativen Strategien werden dabei an den entsprechenden Stellen mit einbezogen. So entsteht ein Überblick über die Arbeiten Fatih Akins, der filmübergreifende Themenschwerpunkte, narrative Linien und ästhetische Besonderheiten aufzeigt.

Nach den beiden Hauptkapiteln schließt sich ein Kapitel an, das sich anhand der Erkenntnisse aus den analytischen Auseinandersetzungen zusammenfassend dem ‹Konzept› Fatih Akin zuwendet und die Frage nach Autorenschaft noch einmal aufgreift. Dabei werden Details zu Produktionsmerkmalen, Verortungsstrategien, Selbstverweisen und der eingeschriebenen ‹Weltsicht›, die sich in politischen Kommentaren und Gesellschaftskritik äußert, verhandelt. Wie wichtig die Arbeit mit einem beständigen Kompetenzteam ist, kommt dabei auch zum Ausdruck. Es werden Strategien beschrieben, mit denen versucht wird, aus dem Namen Fatih Akin eine Art identifizierbarer Marke zu erschaffen.

In Kapitel 5 wird das Konzept eines ‹transkulturellen Autors› näher ausgeführt, eine Vorstellung, die ein zeitgemäßes Bild filmischer Autorenschaft zeichnet, in das Produktionskontexte, Selbstinszenierung und Fremdzuschreibungen durch Wissenschaft, Journalismus, Filmvertrieb und Zuschauer mit einbezieht.

Im letzten Kapitel werden die wichtigsten Erkenntnisse dieser Studie noch einmal gebündelt dargestellt um als Fazit eine Art Gesamtdefinition des Regisseurs und seiner Arbeit zu erstellen. Die Erträge der Untersuchung im Rückbezug auf ihre Grundthesen und Leitfragen werden abschließend aufgezeigt. Zudem soll eine vorsichtige Hypothese zu zukünftigen Entwicklungen gewagt werden. Dabei darf jedoch nicht vergessen werden, dass der Regisseur sich noch nicht am Ende seiner Berufslaufbahn befindet. Die vorliegende Arbeit stellt somit eine Momentaufnahme dar. Die beliebte Methode, eine Einteilung in bestimmte Schaffensphasen vorzunehmen (was häufig rückblickend geschieht), sowie die abschließende Beurteilung des ‹Gesamtwerkes› muss zukünftigen Forschern überlassen werden.

1 Thematisches Spannungsfeld und Forschungsstand

1.1 Fatih Akin und das Gegenwartskino

1.1.1 Biografisches

Der Regisseur Fatih Akin und seine Filme bilden den Untersuchungsgegenstand der vorliegenden Arbeit, und so soll ein biografischer Überblick an dieser Stelle nicht fehlen. Dieser ist jedoch vorsätzlich sehr knapp gehalten, denn spekulative Äußerungen über prägende Kindheitsereignisse oder wichtige Einflüsse, seien sie vom Regisseur selbst getan oder von anderen Quellen gemutmaßt, würden hier nur dazu verleiten, ein verklärendes Bild zu zeichnen. Welche Einflüsse in Fatih Akins filmischem Werk spürbar sind, soll erst an späterer Stelle im Rahmen der detaillierten Werkanalyse verhandelt werden.

Fatih Akin wurde am 25. August 1973 in Hamburg-Altona geboren. Seine Eltern stammen aus der Türkei und kamen in den 1960er Jahren als Arbeitsemigranten nach Deutschland. Der Vater war als Fabrikarbeiter tätig, die Mutter arbeitete nach einiger Zeit in Deutschland als Grundschullehrerin, als vermehrt türkischstämmige Lehrer gesucht wurden, um die Kinder der Migranten zu unterrichten.

Während seiner Schulzeit auf dem Gymnasium sammelte Fatih Akin durch sein Engagement in der Schultheatergruppe erste Erfahrungen als Schauspieler. Er interessierte sich auch für die Bereiche Film und Regie und übernahm bei der Firma Wüste Filmproduktion in Hamburg Aushilfstätigkeiten. So konnte er dort dem Produzenten Ralph Schwingel 1993 sein Drehbuch von KURZ UND SCHMERZLOS (D 1998) vorlegen. Ab 1994 studierte Fatih Akin Visuelle Kommunikation an der

Hamburger Hochschule für Bildende Künste und schloss im Jahr 2000 das Studium mit Diplom ab. Während der Studienzeit und in Zusammenarbeit mit Produzent Schwingel entstanden zunächst zwei Kurzfilme: SENSIN – DU BIST ES! (D 1995, 11 Minuten) und GETÜRKT (D 1997, 12 Minuten). Akin schrieb die Drehbücher, führte Regie und stand als Darsteller auch vor der Kamera. Bei diesen Kurzfilmen fand die erste Zusammenarbeit mit dem Cutter Andrew Bird statt, mit dem Akin auch später fast ausnahmslos zusammenarbeitet. Ab 1997 konnte Akin schließlich KURZ UND SCHMERZLOS umsetzen, seinen ersten abendfüllenden Spielfilm, für den er bereits 1993 das Drehbuch verfasst hatte. Der von der Wüste Filmproduktion und dem ZDF koproduzierte Film wurde 1998 bei den Hamburger Filmtagen uraufgeführt und mithilfe der Filmförderung Hamburg und der Filmförderung Schleswig-Holstein finanziert. Er gewann den mit 30.000 DM dotierten Bayerischen Filmpreis in der Kategorie Regie (Nachwuchs). Die drei Hauptdarsteller Adam Bousdoukos, Aleksandar Jovanovic und Mehmet Kurtuluş gewannen den bronzenen Leopard beim 51. Internationalen Filmfest von Locarno. Kurtuluş wurde zudem beim Thessaloniki International Filmfestival 1998 als bester Hauptdarsteller ausgezeichnet, ebenso Jovanovich beim 51. Europäischen Filmfestival der Erstlingswerke «Premiers Plans» in Anger 1999. Der Film wurde nominiert für den 49. Deutschen Filmpreis in den Kategorien Bester Film und Beste Regie.

Zwei Jahre später kam schließlich Akins zweiter Spielfilm IM JULI (D 2000) in die Kinos, für den er ebenfalls selbst die Drehbuchvorlage lieferte. Produziert wurde IM JULI wieder von der Wüste Filmproduktion. In den Hauptrollen waren mit Moriz Bleibtreu und Christiane Paul zwei prominente deutsche Schauspieler zu sehen. 2001 wurde Akins erster Dokumentarfilm im Fernsehen uraufgeführt: WIR HABEN VERGESSEN ZURÜCKZUKEHREN. Er entstand als Teil der semidokumentarischen Sendereihe «Denk ich an Deutschland...», einer Kooperation von Westdeutschem und Bayrischem Rundfunk. In dieser knapp 60-minütigen TV-Dokumentation (Format: MAZ/Betacam SP) interviewt Fatih Akin Mitglieder seiner Familie, die in Deutschland und der Türkei leben, zu ihren Beweggründen für die Migration bzw. die Rückkehr in die alte Heimat Türkei.

Akins nächste Regiearbeit war der Spielfilm SOLINO (D 2002). Es geht darin um eine italienische Einwandererfamilie, die in den 1960er Jahren nach Deutschland zieht. Erstmals stammte das Drehbuch nicht vom Regisseur selbst. Verantwortlich für das mit dem bayerischen Filmpreis 2003 prämierte Drehbuch zeichnete die deutsche Autorin Ruth Toma. SOLINO wurde für den deutschen Filmpreis nominiert, konnte den Preis jedoch nicht gewinnen. Der Film wurde in Originalsprachen gedreht – die italienischen Schauspieler sprechen Italienisch und wurden Deutsch untertitelt. In den Kinos lief jedoch eine Synchronfassung, die die Authentizität des Films stark beeinträchtigt. 2003 gründete Fatih Akin zusammen mit Andreas Thiel und Klaus Maeck die Produktionsfirma corazon international in Hamburg. Diese Firma ermöglichte es dem Regisseur, seine eigenen Projekte zu produzieren¹ und somit freier zu arbeiten. Für seinen nächsten Spielfilm, GEGEN DIE WAND (D 2004), für den er das Drehbuch selbst verfasste, fungierte er denn auch als Koproduzent. GEGEN DIE WAND machte Akin international bekannt, denn der Film gewann zahlreiche nationale und internationale Preise, darunter fünf Lolas (Deutscher Filmpreis), den Goldenen Bär der Berlinale (als erster deutscher Film seit Rainer Hauffs STAMMHEIM (D 1986)), den Europäischen Filmpreis in der Kategorie Bester Film sowie den spanischen Filmpreis Goya als bester europäischer Film. GEGEN DIE WAND ist der erste Teil einer Trilogie mit dem Namen «Liebe, Tod und Teufel». Im Jahr 2004 wurde auch der Film VISIONS OF EUROPE (D/F 2004) veröffentlicht, ein Omnibus-Film mit Beiträgen von 25 Regisseuren aus den Ländern der EU nach einer Idee von Lars von Trier. Fatih Akin wurde ausgewählt, den deutschen Beitrag beizusteuern, und verfilmt das Gedicht «Die alten, bösen Lieder» (erschienen 1827) von Heinrich Heine, das von Robert Schumann vertont wurde (1840).

Im Anschluss an die Dreharbeiten zu GEGEN DIE WAND entstand die Idee, einen Film über die reiche und vielseitige Istanbuler Musikszene zu drehen, und so wurde die Dokumentation CROSSING THE BRIDGE – THE SOUND OF ISTANBUL (D 2004/05) realisiert. Akin war hier als Produzent, zweiter Kameramann und Regisseur tätig, auch das Drehbuch verfasste er. Vor der Kamera agiert der deutsche Musiker Alexander Hacke (u. a. Bassist bei der Gruppe Einstürzende Neubauten), der auch den Ton bearbeitete und die Musikaufnahmen betreute. Gedreht wurde in digitalem Videoformat, das auf 35-Milimeter-Film überspielt wurde. 2007 wurde der Spielfilm AUF DER ANDEREN SEITE veröffentlicht. Das Drehbuch schrieb Fatih Akin ebenfalls selbst, führte Regie und war Produzent. Der Film gewann diverse Preise, darunter den Drehbuchpreis bei den 60. Filmfestspielen in Cannes, und ist Andreas Thiel (Mitbegründer von corazon international) gewidmet, der während der Dreharbeiten verstarb. AUF DER ANDEREN SEITE wurde in viele Sprachen übersetzt und auch im Ausland in den Kinos gezeigt, besonders erfolgreich in der Türkei. Der 60-minütige Dokumentarfilm TAGEBUCH EINES FILMREISENDEN (D 2007), der im Auftrag des Norddeutschen Rundfunks entstand, wurde während der Dreharbeiten aufgenommen und zeigt Fatih Akin bei der Arbeit. Im Jahr 2009 wurde der Omnibus-Film NEW YORK, I LOVE YOU (F/USA 2009) veröffentlicht, ein internationales Projekt, für das Fatih Akin eine selbst geschriebene Episode beisteuerte (Segment 09 – «Chinatown»). Er lieferte auch den Beitrag «Der Name Murat Kurnaz» (Dritte Episode) für eine Kompilation von dreizehn Kurzfilmen ‹zur Lage der Nation›, DEUTSCHLAND 09 (D 2009), der unter anderem von Tom Tykwer mit

---

1 Laut dem Profil auf der Firmenhomepage ist die Produktion der Filmprojekte von Fatih Akin eines der Hauptziele der Firma. Es werden jedoch auch weitere junge Filmemacher, u. a. aus der Türkei, gefördert. Vgl. hierzu den offiziellen online-Auftritt der Firma unter http://www.corazon-int.de/?r=7 (07.10.2015).

initiiert wurde. Fatih Akins nächster Spielfilm war SOUL KITCHEN (D 2009), ebenfalls basierend auf seinem eigenen Drehbuch und von corazon international produziert. Im Jahr 2012 erschien ein weiterer Dokumentarfilm von Fatih Akin im Kino. MÜLL IM GARTEN EDEN ist eine Langzeitdokumentation, die sich mit dem Bau einer Mülldeponie im Heimatdorf von Akins Großvater, Çamburnu, im Nordosten der Türkei auseinandersetzt. Im Oktober 2014 war schließlich der dritte Teil der «Liebe, Tod und Teufel»-Trilogie im Kino zu sehen. Für diesen Film, THE CUT, wurde der französische Schauspieler Tahar Rahim verpflichtet, in einer Nebenrolle ist zudem wieder Moritz Bleibtreu zu sehen. Das Drehbuch verfasste Fatih Akin unter Mitarbeit von Mardik Martin.

Neben seinen Tätigkeiten als Regisseur und Drehbuchautor ist Fatih Akin auch immer wieder vor der Kamera als Schauspieler tätig. In einigen seiner eigenen Filme hat Akin eine kleine Gastrolle (etwa als Drogendealer in KURZ UND SCHMERZLOS und als Grenzbeamter in IM JULI). Während seiner Zeit bei der Wüste Filmproduktion übernahm er kleine Rollen in TV-Serien wie SK-BABIES oder DOPPELTER EINSATZ. Später spielte er in dem 1997 in Deutschland erschienen TV-Film TRICKSER von Oliver Hirschbiegel eine kleine Rolle. Er ist ebenfalls zu sehen in den Kurzfilmen ÜBERLEBEN IN DER GROSSSTADT und KLAU MICH (beide D 1997, Regie: Holger Braack) sowie DER LETZTE FLUG (D 1998–2000, Regie: Silvana Lombardi) und DIE LIEBENDEN VOM HOTEL OSMAN (D 2001, Regie: Idil Üner). Er spielt zudem in den Spielfilmen BACK IN TROUBLE (D/L 1997, Regie: Andy Bausch), KISMET (D 1998/99, Regie: Andreas Thiel/Kai Hensel), EIN GÖTTLICHER JOB (D 2000/01, Regie: Thorsten Wettcke) und PLANET DER KANNIBALEN (D 2001, Regie: Hans-Christiph Blumenberg). Fatih Akin ist außerdem als Sprecher in Oliver Hirschbiegels Film DAS EXPERIMENT (D 2000/01) zu hören.

Mit seiner Firma corazon international produzierte Akin unter anderem die Filme TAKVA – GOTTESFURCHT (TR/D 2006, Regie: Özer Kiziltan), CHIKO (D 2007/08, Regie: Özgür Yildirim) sowie BLUTZBRÜDAZ (D 2011, Regie: Özgür Yildirim), einem Musikfilm mit Rapper SIDO in der Hauptrolle.

1.1.2 Deutsch-Türkischer Film oder Deutscher Film ?

In der Einleitung wurde bereits angedeutet, dass Fatih Akin mit seinen Filmen häufig in die Kategorie ‹Deutsch-Türkischer Film› eingeordnet wird beziehungsweise wurde. In diesem Kapitel wird der Versuch unternommen, zu überprüfen, wie es zu dieser Einteilung kommt, und wie sie sich argumentativ begründet. Fatih Akins erster Spielfilm KURZ UND SCHMERZLOS wurde 1998 in Deutschland uraufgeführt, daher beginnen die Betrachtungen dazu zunächst beim deutschen Film der 1990er Jahre. Zudem wird die historische Traditionslinie des so genannten Deutsch-Türkischen Films betrachtet, um anschließend eine eigene These zur Einordnung von Fatih Akin und seinen Filmen zu formulieren. Damit bildet das Kapitel sowohl historische Entwicklungen als auch den aktuellen Forschungsstand zu diesem Themenkomplex, speziell zum Regisseur Fatih Akin, ab.

Katja Nicodemus beschreibt die deutsche Kinolandschaft in der ersten Hälfte der 1990er-Jahre als realitätsfern, da viele Regisseure zu jener Zeit kaum «an einem ästhetischen Zugriff auf die sich rasant veränderte Wirklichkeit interessiert waren»[2]. Es fand keine filmische Auseinandersetzung mit jenen Veränderungen – die Wiedervereinigung in Deutschland, das Ende des Ost-West-Konfliktes, neue technische Entwicklungen und die damit beginnende Digitalisierung – statt. Das erfolgreichste Genre der Zeit war die Großstadtkomödie, die als «Legitimation einer mit sich selbst beschäftigten Wohlstandsgesellschaft» fungierte und die «ihren Figuren keinerlei Eigenart oder Klischeewiderständigkeit»[3] zubilligte. Für Nicodemus ist dies ein «kulturelles Symptom der Kohl-Ära», in der das Kino «Ausdruck einer saturierten Erstarrung»[4] der Gesellschaft war. Erfolgreiche Filme waren beispielsweise ALLEIN UNTER FRAUEN (D 1991, Regie: Sönke Wortmann), DER BEWEGTE MANN (D 1995, Regie: Rainer Kaufmann) oder MÄNNERPENSION (D 1996, Regie: Detlev Buck). Diese Komödien, die beim Publikum erfolgreich waren, waren größtenteils auf eine unkritische und lediglich unterhaltende Ebene reduziert und blieben somit hinter dem Potenzial des Genres zurück:

> Statt Konflikte und gesellschaftliche Reizthemen wie Rassismus, Arbeitslosigkeit oder auch nur soziale Unterschiede aufzugreifen und auf komische Art zuzuspitzen, wurden die gesellschaftlichen Widersprüche auf dumpfe Weise zugedeckt, nivelliert und verdrängt.[5]

Der Publikumserfolg dieser Filme schlug sich in den Verkaufszahlen nieder, der deutsche Film erreichte ungewöhnlich hohe Marktanteile[6]. Auch Thomas Elsaesser konstatiert den neuen Hang zur Mainstream-Komödie, bewertet dies jedoch positiver als Nicodemus und sieht darin vor allem eine bewusste Abgrenzung zum Kunstkino der Vorgängergeneration:

> What stands out, however, is that the fresh breeze blowing through the ruins of former reputations does not fit the traditional idea of a «new wave». It is a cockily mainstream, brazenly commercial cinema that wants to have no truck with the former quality label ‹art-cinema›[...].[7]

---

2   Nicodemus 2004, S. 320.
3   Ebd., S. 326.
4   Ebd.
5   Ebd.
6   1996: 16,2%, 1997:17,3 %. Marktdaten der Deutschen Filmförderanstalt FFA (1996–2001), abrufbar unter http://bit.ly/29r1YTj (10.07.2016)
7   Thomas Elsaesser: Introduction. German Cinema in the 1990s. In: Ders. (Hrsg.): *The BFI Companion to German Cinema*. London 1999, S. 3: «Was jedenfalls heraussticht ist, dass diese frische Brise, die durch die Ruinen früherer Zuschreibungen fegt, nicht in die klassischen Vorstellungen

1 Thematisches Spannungsfeld und Forschungsstand

Auch Sabine Hake verweist auf den Wunsch des Publikums nach einer «less complicated»[8], einer weniger komplizierten Erzählweise im Vergleich zu den Werken des Neuen Deutschen Films. Für sie hat dies mit dem generellen Trend zur Spaßgesellschaft, zum Kommerz und zum Populären zu tun[9].

Ab Mitte der 1990er-Jahre schließlich änderte sich diese Vorliebe für das Seichte – es entstand eine Art neues «deutsches Kinowunder»[10], beginnend mit dem (auch internationalen) Erfolg von Tom Tykwers LOLA RENNT (D 1998). «Ein neues Interesse für Figuren und Geschichten entstand»[11], welches, begünstigt durch neue Ansätze in Finanzierung und Vertrieb, sich auch dementsprechend entfalten konnte. Als ein Beispiel für diesen neuen Ansatz führt Nicodemus die Gründung der Firma X Filme Creative Pool an, ein Zusammenschluss von einigen Regisseuren (Dani Levy, Tom Tykwer und Wolfgang Becker) mit Produzent Stefan Arndt[12]. Die Firma ermöglichte es den Regisseuren, auf kontinuierlicher und rasch verfügbarer finanzieller Basis ihre Projekte zu verwirklichen und wurde so auch «international zu einem Markenzeichen des deutschen Kinos der neunziger Jahre»[13]. Sowohl Nicodemus als auch Elsaesser sprechen in diesem Zusammenhang von einem neuen Autorenkino[14], was an späterer Stelle, wenn es um Fatih Akins Position innerhalb der deutschen Kinolandschaft geht, noch einmal aufgegriffen werden muss. Um jedoch zunächst bei der Marktsituation Ende der 1990er Jahre zu bleiben: Die Spitzenwerte des Marktanteils deutscher Filme von 1996 und 1997 konnten nicht beibehalten werden. Im Gegenteil, trotz der Arbeiten der neuen «Autorenfilmer»[15] brach der Marktanteil 1998 schließlich um fast die Hälfte auf 9,5% ein[16]. In dieser Marktsituation veröffentlicht Fatih Akin KURZ UND SCHMERZLOS. Trotz der Auszeichnungen und des Kritikerlobs konnte der Film keine großen Publikumserfolge erzielen (in der von der Deutschen Filmförderanstalt veröffentlichten Liste der nach Verkaufszahlen 20 erfolgreichsten Filme des Jahres 1998 bzw. 1999 taucht er nicht auf). Doch sowohl Thomas Elsaesser als auch Katja Nicodemus und Sabine Hake erwähnen konkret diesen Film in ihren Darstellungen zum deutschen Kino der 1990er-Jahre[17]. Er wird jedoch nicht für sich selbst stehend oder gar unter der Rubrik der erfolgrei-

---

einer ‹neuen Welle› passt. Sie ist ein großspurig dem mainstream verschriebenes, schamlos kommerzielles Kino, das nichts mit dem früheren Verständnis von Kunstfilm zu tun haben will [...]» – *Übers. d. Verfasserin.*

8 Sabine Hake: *German national cinema.* 1. publ. Auflage. London (u. a.), 2002, S. 180.
9 Vgl. ebd., S. 180 f.
10 Nicodemus 2004, S. 336.
11 Ebd.
12 Vgl. ebd., S. 334.
13 Ebd., S. 336.
14 Vgl. Elsaesser 1999, S. 11 und Nicodemus 2004, S. 336.
15 Ebd.
16 Vgl. Onlinedaten der FFA
17 Vgl. Elsaesser 1999, S.11; Hake 2002, S. 191; Nicodemus 2004, S. 340.

chen neuen ‹Autorenfilmer› geführt. In allen drei Darstellungen gibt es ein gesondertes Kapitel beziehungsweise eine gesonderte Erwähnung der neuen Impulse von jungen Regisseuren mit Migrationshintergrund. Von einer «fresh breeze»[18], einer frischen Brise, spricht Thomas Elsaesser, von neuen «Impulsen aus der anderen Ecke»[19] Katja Nicodemus. Genau diese Konstellation – eine Nachfrage nach populären Stoffen einerseits, gleichzeitig aber auch eine neue Konzentration auf so genanntes Autorenkino und das Einbringen von Impulsen aus dem eigenen Lebens- und Erfahrungsumfeld als Teil der zweiten beziehungsweise dritten Einwanderergeneration – bildet die Pole des Spannungsfeldes, in dem sich die Filme von Fatih Akin bewegen. Inwiefern von einer Autorenschaft zu sprechen ist oder wie der Umgang mit populären Genres aussieht, wird in den späteren Kapiteln noch einmal detailliert aufgegriffen. An dieser Stelle geht es jedoch zunächst um die Frage, inwieweit dieses Spannungsfeld, in dem Akins deutsch-türkischer Lebenshintergrund lediglich einen der Pole darstellt, die Einordnung in die Kategorie Deutsch-Türkischer Film vorgibt. Wie bereits angedeutet, wird in den Überblicksdarstellungen zum deutschen Film der 1990er Jahre Fatih Akin nicht im Bereich von Autorenfilmern oder Mainstream-Kino eingeordnet, sondern in einer gesonderten Kategorie erwähnt, die sich aus Filmen junger Regisseure mit deutsch-türkischem Hintergrund zusammensetzt. Dabei geht es in den meisten Darstellungen nicht darum, die Arbeiten von Fatih Akin auf diesen Hintergrund und dessen filmische Umsetzung zu reduzieren. Dennoch spielt die Entwicklung des Deutsch-Türkischen Films in nahezu jeder der Auseinandersetzungen mit dem Thema eine Rolle und wird zumindest ausführlich erwähnt.

Diana Schäffler beschreibt in ihrer Arbeit «Deutscher Film mit türkischer Seele»[20] die Entwicklung in drei Phasen: In den 1970er Jahren wurden Filme von Deutschen über die Einwanderer und Gastarbeiter gemacht, als Beispiele werden Fassbinders ANGST ESSEN SEELE AUF oder Helma Sanders-Brahms SHIRINS HOCHZEIT (D 1976) genannt. Diese Phase wird in der Literatur gelegentlich auch ‹Gastarbeiterkino› genannt[21]. Bemerkenswert an dieser Stelle ist, dass Rob Burns im Neuen Deutschen Film der 1970er Jahre, etwa bei Fassbinder, eine der Wurzeln des aktuellen Deutsch-Türkischen Films sieht[22]. Die zweite Phase bezeichnet Schäffler als die des ‹Betroffenheitskinos›, in der erstmals die Einwanderer der ersten oder zweiten Generation selbst zur Kamera greifen und sich zur Situation ihrer Landsleute äußern. Dazu gehörten Filme wie der bereits erwähnte 40 M² DEUTSCHLAND von Tevfik Başer. In diesen Filmen geht es häufig um die innere Zerrissenheit der Migranten und um Spannungen innerhalb der Familien – wobei die Frau in ihrer dop-

---

18 Elsaesser (Hrsg.) 1999, S.3.
19 Nicodemus 2004, S. 340.
20 Schäffler 2007
21 Vgl. Rob Burns: Turkisch-German cinema: from cultural resistance to transnational cinema? In: David Clarke (Hrsg.): *German cinema since unification*. London (u. a.), 2006, S. 133.
22 Vgl. ebd.

pelten Opferrolle als Fremde in einem neuen Land und als Objekt unter der Herrschaft ihres Mannes zumeist im Zentrum der Betrachtungen steht[23].

Als letzte der drei Entwicklungsphasen wird der Deutsch-Türkische Film der 1990er Jahre genannt, der sich von den alten Erzählmustern löst und nun als «Ausdrucksmittel eines neuen Selbstverständnisses [...] weit entfernt von der Betroffenheit der Anfänge»[24] dient. «Von Depression, Heimweh und Resignation, wie es in den Filmen der 1970er und 1980er Jahre zu sehen ist, ist keine Spur mehr zu erkennen»[25] in diesem neuen Deutsch-Türkischen Film. Insgesamt beruht Schäfflers Arbeit jedoch auf der Prämisse, dass sich im Deutsch-Türkischen Film zwei eigenständige, in sich geschlossene Kulturen, die deutsche und die türkische, gegenüberstehen und die bei Fatih Akin – anders als bei früheren Deutsch-Türkischen Filmen – nun interkulturell «verschmelzen»[26]. Die Darstellung der gesellschaftlichen Entwicklungen der BRD seit der Ankunft der ersten Gastarbeiter wird eng gekoppelt an die Entwicklungen des Deutsch-Türkischen Films. Die Einteilung in die drei Entwicklungsphasen übernimmt auch Margret Mackuth in ihrem Band «Es geht um Freiheit» (2007)[27], der sich mit interkulturellen Motiven in den Filmen Fatih Akins beschäftigt. Der Band liefert Analysen zu KURZ UND SCHMERZLOS und GEGEN DIE WAND, die Auseinandersetzung mit interkulturellen Motiven bleibt jedoch auf die inhaltliche Ebene der Filmhandlungen beschränkt. Besonderen Fokus legt die Autorin auf die Entwicklung multikultureller Stadtgesellschaften als Hintergrundfolie für die Filme. Ihre Auswertung beruht ebenfalls auf der Vorstellung von in sich geschlossenen kultureller Räumen, deren Aufeinandertreffen in den Filmen dargestellt und verhandelt wird.

Ein wichtiger Beitrag zur Auseinandersetzung mit dem Kino von Einwanderern beziehungsweise deren Nachkommen lieferte Georg Seeßlen mit seinem Aufsatz «Das Kino der doppelten Kulturen» (2000), der in der Zeitschrift epd Film erschien und mit der Feststellung beginnt, dass «in den letzten Jahren [...] Filme von türkisch-deutschen Regisseuren immer mehr an Bedeutung gewonnen»[28] haben. Anschließend zeigt auch er die Entwicklung des Einwandererkinos anhand der bereits skizzierten Entwicklungsphasen auf. Seeßlen nutzt das französische Wort ‹métissage›, welches das Leben in zwei Kulturen bezeichnet, bezieht dies auf Filme junger Einwanderer der dritten Generation, sowohl in Frankreich (hier vor allem aus dem ehemaligen französischen Kolonien der Maghreb-Staaten) als auch in Deutschland (mit einem Schwerpunkt auf türkischen Einwanderer). Die jüngste Generation der Filmemacher spiele nun mit den «Codes und Doppeldeutigkeiten

---

23 Vgl. Schäffler 2007, S. 21.
24 Romain Geib: Wurzeln zwischen den Kulturen. In: *Film & TV Kameramann: Produktion und Postproduktion in Film TV und Video*, Nr. 12, 2000, S. 88.
25 Schäffler 2007, S. 31.
26 Ebd., S. 70.
27 Margret Mackuth: *Es geht um Freiheit*. Saarbrücken, 2007.
28 Georg Seeßlen: Das Kino der doppelten Kulturen. In: *epd Film* Nr. 12, 2000, S. 22.

1.1 Fatih Akin und das Gegenwartskino

der Métissage-Kultur»[29], die sich etwa in Mehrsprachigkeit der Protagonisten ausdrücke. «Auf die radikale Einsamkeit der ersten und auf das Drama zwischen Integration und Rückkehr in der zweiten Generation folgt nun die Suche nach den Lebens- und Rollenmodellen, für die es eindeutige Lösungen nicht mehr geben kann»[30], so Seeßlen. Das Verständnis von ‹Métissage-Kultur› weicht die Prämisse zweier in sich geschlossener Kulturräume, die aufeinander treffen, bereits auf – negiert diese jedoch nicht vollständig. Métissage bedeutet, aus der Situation ‹zwischen› den Kulturen heraus neue Perspektiven zu entwickeln.

Amin Farzanefar beschäftigt sich im Rahmen seines Buches «Kino des Orients» (2005) mit Fatih Akin. Die Entwicklung des Deutsch-Türkischen Films, dem er Akin zuordnet, beschreibt er ebenfalls in drei Phasen. Die Wurzeln der Beschäftigung mit dem Thema Zuwanderer sieht auch er im Neuen Deutschen Film: Er führt Rainer Werner Fassbinders KATZELMACHER (D 1969) als ersten deutschen Film an, der sich mit Gastarbeitern auseinander setzt[31]. Als herausragendes Beispiel für die zweite Phase bezeichnet er Başers 40 M² DEUTSCHLAND als ersten «Film eines Türken über ein Türkenthema»[32].

In der dritten Phase schließlich seien «die Leidensperspektive und der Betroffenheitsgestus» einer «Vielstimmigkeit gewichen»[33]. Als Beispiel wird Akins KURZ UND SCHMERZLOS angeführt, der mit seinen Scorsese-Zitaten und der Ästhetisierung seiner Protagonisten und ihres Milieus «endlich an der Populärkultur»[34] andocke. Für Farzanefar ist mit der Vielstimmigkeit und der damit einhergehenden Stilvielfalt sowie den Populärkulturbezügen der Deutsch-Türkische Film lediglich dem Namen nach eine Einheit.

Es fällt auf, dass alle der angeführten Arbeiten zum Deutsch-Türkischen Film und zu Fatih Akin im Besonderen einen Bruch mit der Tradition des Migranten- und Betroffenheitskinos sehen. Gerade Farzanefar versucht, den künstlerischen Wert von Akins Filmen an sich, losgelöst von Zuschreibungen wie ‹Deutsch-Türkisch›, zu beschreiben. Er will sogar einen eigenen, «persönlichen Stil»[35] erkennen. Alle genannten Autoren sehen die zunehmende Eigenständigkeit, die innerfilmisch das Thema der zwei kulturellen Hintergründe zur Nebensache und Selbstverständlichkeit werden lässt. Katja Nicodemus etwa formuliert:

> Ende der neunziger Jahre erschien plötzlich eine neue Generation Deutsch-Türkischer Regisseure auf der Bildfläche, die sich nicht mehr auf die Ausländerthematik

---

29 Ebd., S. 24.
30 Ebd.
31 Vgl. Amin Farzanefar: *Kino des Orients*. Marburg 2005, S. 234.
32 Ebd.
33 Ebd., S. 237.
34 Ebd., S. 235.
35 Ebd., S. 242.

und die Integrationsprobleme der Elterngeneration reduzieren lassen wollte. Familiäre Eingebundenheit und traditioneller Hintergrund der Filmemacher wurde in diesem Kino nicht in Abrede gestellt oder ignoriert. Die eigene Kulturpsychologie und Tradition wurden innerhalb der Drehbücher lebendiges Beiwerk. Die Regisseure waren primär an den Mitteln des Kinos interessiert und hauchten den verschiedensten Genres neues Leben ein, indem sie die Geschichten mit der eigenen Erfahrungswelt unterfütterten.[36]

Interessant ist, dass trotz der offensichtlichen Bemühung, die ‹neuen› Deutsch-Türkischen Filme von denen der Vorgängergenerationen zu trennen und deren eigenständigen filmästhetischen Wert zu beschreiben, dennoch immer von einer lediglich durch ihre türkischen Wurzeln gleiche, stilistisch aber sehr heterogenen Gruppe von Regisseuren gesprochen wird. Diese Regisseure werden stets in gesonderten Aufsätzen oder Kapiteln erwähnt, statt ihre Arbeiten in den gleichen Kapiteln wie die der deutschen Regisseure zu verhandeln. Der Migrationshintergrund ist, anders als in den Filmen, in allen diesen Darstellungen eben nicht bloß «lebendiges Beiwerk»[37], sondern bleibt Prämisse der Untersuchungen. Keiner der Aufsätze erschien unter einer Überschrift, die beispielsweise ‹Neue deutsche Autorenfilmer› lautete. Die Kategorie ‹Deutsch-Türkisch›, wenn auch mit unterschiedlicher Wertigkeit, wurde stets beibehalten.

Die Arbeiten zweier Autoren, die sich wissenschaftlich mit den Filmen Fatih Akins auseinander setzten, zeichnen sich durch besondere theoretische und analytische Tiefe aus: Deniz Göktürk und Özkan Ezli. Bei ihnen finden sich deutliche Ansätze, das Denken in Kategorien zweier sich gegenüberstehender Kulturen, die höchstenfalls interkulturell «verschmelzen»[38], aufzubrechen.

Die Germanistin und Filmwissenschaftlerin Göktürk beginnt ihre Darstellung der Migranten im Film nicht explizit mit der Frage nach den Eigenarten Deutsch-Türkischer Erzählungen, sondern stellt zunächst eine seit der Frühzeit der Filmproduktion in Deutschland bestehende Auseinandersetzung mit diesem Thema fest. Migrationsbewegungen im Bereich des Kinos und der Filmwirtschaft gibt es ebenso lange, wie Göktürk unter anderem an den Schauspielerinnen Asta Nielsen, Pola Negri, Lilian Harvey oder Regisseuren wie Ernst Lubitsch, Billy Wilder und Robert Siodmak aufzeigt[39]. Sie stellt ihre Argumentation damit auf eine breitere Basis. Bezogen auf das dann ab den 1960er Jahren folgende ‹Migrantenkino› als «sozial-realistischem Genre»[40], stellt sie jedoch ganz klar fest, dass es sich von Beginn an als abgegrenzter Entwicklungsstrang in der deutschen Filmlandschaft

36 Nicodemus 2004, S. 340.
37 Ebd.
38 Farzanefar 2005, S. 242.
39 Vgl. Göktürk 2007, S. 329.
40 Ebd., S. 330.

bewegt. Noch etwas schärfer formuliert sie dies in einem ihrer englischsprachigen Veröffentlichungen zum Thema:

> The cinema of migration as social-realist genre, which established itself in Germany following the mass immigration of labourers from Southern Europe countries from the 1960s, has developed largely apart from the canon of national cinema and oblivious of other kinds of traffic in and out of German film-making. Instead, it has set out to represent these migrants as victims on the margins of society[41]

Der Sonderstatus des Migrantenfilms hat Tradition, dies hat sich, so scheint es, auf Betrachtungen zum Deutsch-Türkischen Film übertragen. Dass sich viele der frühen Deutsch-Türkischen Filme auf Klischees und Mitleidsbeobachtungen beschränken, stellt Göktürk nicht nur fest, sondern nennt als Grund dafür unter anderem die Situation der Filmförderung: «Allerdings bedingten die Kriterien der Auswahl und Förderung oft eine Einschränkung auf bestimmte Themenfelder und Fragestellungen. Gefragt waren pflichtbewusste Problemfilme [...]»[42], so Göktürk.

Sie stellt konkret die Frage nach der Kategorienbildung in Bezug auf nationale Zuschreibungen:

> Welche Nationalität hat beispielsweise ein Film, der in Hamburg spielt und dort unter deutscher Regie produziert ist, in dem jedoch türkische Schauspieler türkisch-deutsche Dialoge spreche und türkische Milieus darstellen? [...] Wie verhält es sich, wenn der Regisseur ein in Deutschland lebender Türke ist, der unter ähnlichen Produktionsbedingungen arbeitet wie seine deutschen Kolleg/innen?[43]

Göktürk verweist sodann auf die im Rahmen postkolonialer Theoriebildung entstandenen Begriffe wie transnationales Kino[44], postkolonialer Hybridfilm oder Weltkino[45]. «Migrant/innen beginnen in der kulturellen Imagination, der subnationalen Nische zu entwachsen und in transnationale Netzwerke einzutreten»[46], fährt sie fort. Der Begriff ‹Deutsch-Türkisch› verliert dabei an Bedeutung, da nationale Begrenzungen aufgehoben werden. Zudem öffnet sie ihre Perspektive transkulturell. Sie macht deutlich darauf aufmerksam, dass die Grundannahme von «klar abgrenzbaren, homoge-

---

41 Deniz Göktürk: Beyond Paternalism. Turkish German Traffic in Cinema. In: Tim Bergfelder, Erica Carter, Deniz Göktürk: The German cinema book. London 2002, S. 248: «Das Migranten-Kino als sozialrealistisches Genre, dass sich in Deutschland mit der massenhaften Arbeitsmigration aus südeuropäischen Ländern seit den 1960er Jahren etablierte, hat sich weit weg des Kanons eines nationalen Kinos und blind für andere Austauschbeziehungen im deutschen Film entwickelt. Stattdessen machte es sich daran, Migranten als Opfer am marginalisierten Rand der Gesellschaft abzubilden.» – Übers. d. Verfasserin.
42 Göktürk 2007, S. 333.
43 Ebd., S. 331.
44 Siehe hierzu auch Kapitel 1.2.1.1.
45 Vgl. ebd., S 332.
46 Ebd.

nen in sich geschlossenen nebeneinander existierenden kulturellen Identitäten» problematisch sei und «Ungleichheit und Ausgrenzung»[47] festschreibe.

Auch Özkan Ezli versucht in seiner Auseinandersetzung mit den Filmen Fatih Akins, diese Grundannahme von zwei voneinander abgegrenzten Kulturen, die in der filmischen Auseinandersetzung aufeinander treffen, aufzuweichen. Ezli weist zunächst auf folgende Tendenz hin:

> Lange Zeit wurden in der Literaturwissenschaft und in den geisteswissenschaftlichen Feuilletons Film und Literatur Deutsch-Türkischer Autoren und Regisseure stiefmütterlich und als nicht ernstzunehmende Kunstproduktion behandelt. Den Beobachtungen zweiter Ordnung unterlag bis in die 1990er Jahre die Grundannahme, dass es sich bei Film und Literatur einzig um eine repräsentierende handele, die lediglich empirische Wahrheiten über Migrantenleben widerspiegele und keine eigenen poetologischen Konzepte impliziere.[48]

Trotz der oben beschriebenen Versuche, den jüngeren Deutsch-Türkischen Film davon abzukoppeln und den künstlerischen Wert abseits der Migranten-Debatte hervorzuheben, bleibt der kulturelle Hintergrund zweier aufeinandertreffender Nationalkulturen zumindest immer Ausgangspunkt der Diskussion. Sie «basiert auf der Dominanz einer essenzialistischen Kulturvorstellung, einer monokulturellen Unterscheidung zwischen deutscher und türkischer Kultur, die wir ebenso in deutschen Filmproduktionen zum Thema türkische Migranten in Deutschland finden»[49].

Für Ezli zeigt sich in Akins Filmen, besonders in GEGEN DIE WAND, eine Komplexität des Alltags der Figuren, die «jenseits einer dichotomischen Kulturunterscheidung»[50] liegt. Diese Komplexität ist es, die einfache Zuschreibungen unmöglich macht und transkulturelle Räume eröffnet. Es hat sich «spätestens mit AUF DER ANDEREN SEITE, auch wenn der Film topografisch zwischen Deutschland und der Türkei spielt, Fatih Akins Kino vom Deutsch-Türkischen Konnex gelöst und ist nun als internationales und globales Kino zu verhandeln.»[51]

Diese Schlagwörter, Transkulturalität, Komplexität und Inter- beziehungsweise Transnationalität sollen auch für die vorliegende Arbeit die tragenden Säulen der Argumentation bilden. Die Einteilung ‹Deutsch-Türkisches Kino› ist damit als wertende oder kategorisierende Zuschreibung hinfällig. Sie ist weder inhaltlich noch ästhetisch-stilistisch hinreichend zu begründen. Selbst produktionstechnisch ist sie es nicht, da alle von Akins Filmen deutsche Produktionen und keine deutsch-türkischen Koproduktionen sind. Doch bevor idealistisch von einer transnationa-

---

47 Ebd., S. 331.
48 Ezli 2009, S.207.
49 Ebd., S. 208.
50 Ebd., S. 211.
51 Ebd.

len Perspektive gesprochen wird, soll die Argumentation zunächst auf den Boden produktions- und marketingtechnischer Tatsachen zurückgeholt werden. Fatih Akins Filme sind fester Bestandteil europäischer Festivalkultur, Akin ist Mitglied der European Film Academy und Preisträger des Europäischen Filmpreises. Daher schließt sich an dieser Stelle zunächst ein Kapitel an, dass klären soll, ob eine Kategorisierung als ‹Europäischer Film›, im Gegensatz zur Einteilung Deutsch-Türkischer Film im Bezug zu Fatih Akins Schaffen sinnvoller ist.

1.1.3 Europäischer Film?

Viele von Fatih Akins Filmen spielen nicht nur in Deutschland, sondern an Schauplätzen in ganz Europa und der Türkei. Obwohl seine Produktionsfirma, corazon international, ihren Sitz in Hamburg hat und seine Filme mit deutschen Filmförderungsgeldern finanziert werden, fließt durch Drehs im Ausland oder durch das Engagement ausländischer Schauspieler (etwa Gigi Savoia und Antonella Attili für SOLINO oder Tunçel Kurtiz und Nurgül Yeşilçay für AUF DER ANEREN SEITE) ein Teil des Produktionsgeldes ins Ausland. Nicht nur die innerfilmische Handlung entfaltet sich transnational, wenn etwa Juli und Daniel aus IM JULI den filmischen Handlungsraum durch ihre Reise auf ganz Europa ausdehnen, auch bei der Produktion der Filme werden Landesgrenzen überschritten. Es stellt sich also die Frage, ob Fatih Akins Filme, abseits von Kategorien wie ‹Deutsch› oder ‹Deutsch-Türkisch›, eher als europäische Filme zu bezeichnen sind. Was macht europäischen Film aus und wie ist diese Kategorie zu umschreiben?

In Forschung, Publizistik und Medienpraxis verdichten sich zwei Ansätze der Kategorisierung. Sie operieren auf sehr unterschiedlichen Ebenen, überlagern einander aber auch stellenweise. Sie versuchen nicht, den europäischen Film als einheitlichen, an bestimmten thematischen oder ästhetischen Strukturen eindeutig zu identifizierenden Kanon darzustellen. Dies ist aufgrund der großen Diversität gar nicht möglich – es zeichnen sich allerdings bestimmte Grundtendenzen ab.

Der erste Ansatz beruft sich hauptsächlich auf außerfilmische Aspekte; auf Vertriebsstrukturen, Produktions- und Marketingmethoden. Europäischer Film kann (im Sinne von Produktion und Marketing) demnach aufgefasst werden als Gegenstück zum Hollywoodfilm. Dies ist eine zunächst diffuse ex-negativo-Definition, zudem eine Einordnung, die einen vergleichenden Blick ‹von außen› auf die europäische Filmlandschaft wirft. Hollywood dient als Bezugspunkt, weil die dort produzierten Filme immer noch den Hauptmarktanteil in Europa haben, was der Grund für die wirtschaftspolitischen Bemühungen ist, einen ‹europäischen Film› zu erschaffen und als Marke zu etablieren[52]. Eines der größten Probleme dabei ist

---

52 Vgl. Alexander Loskant: *Der neue europäische Großfilm*. Europäische Hochschulschriften, Bd. 88. Frankfurt (u. a.), 2005, S. 7.

die Fragmentierung der Märkte: Anders als in den USA gibt es in Europa viele einzelne, nationale Produktionen, die – aufgrund kultureller oder sprachlicher Eigenheiten – oft nur in bedingtem Maße exportiert werden können. Die finanziellen Mittel der kleinen, lokal operierenden Produktionsgesellschaften sind begrenzt[53], weshalb die Filme schon aus diesem Grund bei Ausstattung und Umsetzung oft nicht mit Hollywoodproduktionen mithalten können. In einem von ihr herausgegebenen Buch über das Europäische Kino schreibt auch Elizabeth Ezra genau dieser Marktlage großen Einfluss auf die europäische Filmlandschaft zu:

> European films are primarily seen by European audiences, whereas American Films reach a much larger share of the world market. It is this economic disparity, more than anything else, that has had a defining impact on the film industries of Europe.[54]

Seit Mitte der 1980er Jahre gibt es Bemühungen, die Fragmentarisierung der Märkte in Europa zugunsten der Bündelung von Ressourcen umzukehren. Neben ersten Überlegungen zu generellen Reformen innerhalb der EU, die den Handel stärken sollen (die etwa zur Einführung der gemeinsamen europäischen Währung, zum Schengen-Abkommen oder zur Einführung EU-weiter Normen führten) gibt es auch spezielle Initiativen im Bereich der Filmwirtschaft. 1990 wird etwa das europäische Filmförderungsprogramm MEDIA ins Leben gerufen. Dieses ist heute ist mit einem Gesamtetat von 755 Mio. Euro ausgestattet, der sich auf die Bereiche Vertrieb, Entwicklung, Training, Promotion und Pilotprojekte verteilt[55]. Das MEDIA-Programm unterstützt vor allem europäische Koproduktionen. Um eine öffentlichkeitswirksame gemeinsame Plattform zu schaffen, wird zudem seit dem Jahr 1988 der Europäische Filmpreis von der European Film Academy (EFA) vergeben. Die EFA gründete sich 1988 unter dem Vorsitz von Regisseur Ingmar Bergmann mit dem Ziel, den europäischen Film zu fördern. Finanziert wird die EFA hauptsächlich durch die Deutsche Nationallotterie. Auch das Medienboard Berlin-Brandenburg ist einer der Unterstützer, ebenso wie das MEDIA-Programm und weitere Sponsoren aus ganz Europa[56]. Deutschland ist also ein geschätzter Partner der EFA, den Hauptpreis gewann allerdings erst im Jahr 2003 ein deutscher Film: GOOD BYE, LENIN! (D 2003). Im darauf folgenden Jahr gewann dann ein weiterer Film eines deutschen Regisseurs den Preis als bester Film: Fatih Akins GEGEN DIE

---

53 Vgl. ebd., S. 44.
54 Elizabeth Ezra (Hrsg.): *European cinema.* Oxford (u.a.) 2004, S. 1: «Europäische Filme werden hauptsächlich von europäischen Zuschauern angeschaut, wohingegen amerikanische Filme einen weit größeren Teil des Weltmarktes abdecken. Mehr als alles andere ist es diese ökonomische Ungleichheit, die einen maßgeblichen Einfluss auf die Filmindustrien Europas hat. » – Übers. d. Verfasserin.
55 Zahlen entnommen aus einer Informationsbroschüre des MEDIA-Programms, unter http://bit.ly/29vQFtj (10.07.2016).
56 Angaben entnommen aus dem Info-Bereich der offiziellen Homepage der EFA, unter http://bit.ly/29xqx2x (10.07.2016)

WAND. Laut der Definition des MEDIA-Programms und der EFA ist GEGEN DIE WAND also als europäischer Film zu betrachten. Mit derlei grenzüberschreitenden Förderungsprogrammen nähert sich die europäische Filmproduktion wieder ihren Wurzeln an. Zu Beginn der Filmproduktion in Europa spielten nationale Märkte zunächst keine wesentliche Rolle, wie Valentina Vitali und Paul Willemen feststellen:

> The economic institutions that make up an industrial sector – a film industry – were not always co-extensive with what we now call national cinemas. At the start of cinema the nationality of a cinema production company, and of the films it made, were not particularly pertinent.[57]

Weniger stark konzentriert auf die finanziellen Aspekte, gibt es weitere Argumente, die den europäischen Film vor allem über die Abgrenzung zum Hollywoodfilm definieren. Der europäische Film hat zwar weltweit gesehen einen geringen Marktanteil, dies charakterisiert ihn aber auch im positiven Sinne. Für den europäischen Film ist eine Nische geschaffen. Er steht in der Tradition europäisch-nationaler Kinokulturen wie dem italienischen Neorealismus, der französischen Nouvelle Vague, des Neuen Deutschen Films oder dem skandinavischen Dogma-Kino, die Filmgeschichte schrieben und den filmischen Ausdruck progressiv erweiterten. Er wird in Verbindung gebracht mit Arthouse-Kino und Autorenfilm, gerade in Opposition zu der publikumswirksamen Massenware aus Hollywood[58]. Auch deutsche Produktionen werden bewusst als Qualitätsfilme mit Autorenanspruch vermarktet[59], der Dualismus Hollywood/Europäische Arthouse-Produktion ist also als Marketinginstrument gewollt und sichert so den europäischen Produktionen zumindest eine Existenz als Nischenprodukt. Oberflächlich betrachtet tun sich weitere Punkte auf, an denen der Dualismus Hollywood/Europa aufgezeigt werden kann[60]. Wie schon erwähnt gibt es Unterschiede bei den Produktionsbedingungen; während in Hollywood Filme traditionell von den großen Studios produziert wurden, gibt es in Europa mehr kleine, unabhängige Produktionsfirmen. Hollywoodfilme werden produziert, um Gewinn zu erwirtschaften, sie finanzieren sich über Werbekampagnen, Einspielergebnisse und Merchandising. Europäische Filme werden hingegen meist mit staatlichen Filmfördergeldern und mit der Unterstützung durch öffentlich-rechtliche Sendeanstalten (für die spätere TV-Vermarktung)

57　Valentina Vitali, Paul Willemen: Introduction. In: dies. (Hrsg.): *Theorising National Cinema.* London 2006, S. 1: «Die ökonomischen Institutionen, die einen industriellen Sektor – eine Filmindustrie – ausmachen, waren nicht immer deckungsgleich mit dem, was wir heute nationalen Film nennen. Zu Beginn der Filmproduktion waren die Nationalität der Produktionsfirma und die der Filme, die sie herstellte, nicht im Besonderen relevant.» – *Übers. d. Verfasserin.*
58　Vgl. Krämer 2008, S. 13 f.
59　Vgl. Nicodemus 2004, S. 336.
60　Vgl. Thomas Elsaesser: *European Cinema. Face to Face with Hollywood.* Amsterdam 2005, S. 491 f.

gedreht. Auch im Bereich des Fernsehens gibt es europäische Zusammenarbeit, etwa bei Gemeinschaftsproduktionen von ARTE oder 3Sat. Das Gesamtbudget ist zwar oft kleiner, allerdings ist auch der Druck der Refinanzierung geringer.

Thomas Elsaesser gibt diese zunächst sinnfälligen Attribute wieder, hinterfragt jedoch den strikten Dualismus[61]. Räumliche und nationale Bezüge lassen sich schwer fassen, denn Europa ist keine statische Größe. Die Europäische Union wird stetig erweitert, und auch Länder, die nicht zur Europäischen Union zählen, gehören geografisch gesehen zu Europa. Auch nationalkulturelle Parameter lassen sich nur bedingt anführen, denn durch Migration und Integration entstehen neue nationale Selbstbilder. Zudem sind viele junge europäische Filmemacher vom amerikanischen Kino beeinflusst und integrieren diese Vorbilder in ihre Filme[62]. Wie sich zeigen wird, sind diese Punkte auch in Bezug zu Fatih Akin von besonderem Interesse.

Elsaesser beschreibt die vielen Wechselwirkungen, die europäischen und US-amerikanischen Film ausmachen, sodass weniger von einem statischen Dualismus als vielmehr von einer sich in ständiger Bewegung befindenden, interdependenten Beziehung gesprochen werden sollte. So liefern europäische Produktionen häufig Stoffe, die in Hollywood neu verfilmt werden[63], wie etwa LA CAGE AUX FOLLES (F/I 1978, Regie: Edouard Molinaro), der als THE BIRDCAGE (USA 1996) unter der Regie von Mike Nichols mit Robin Williams in der Hauptrolle eine erfolgreiche Neuauflage erfuhr. Manche europäischen Filme werden, nachdem sie in den Filmkunstkinos der USA liefen, ‹re-importiert›, um dann in Europa – erfolgreicher als beim ersten Start – noch einmal in den Kinos gespielt zu werden[64]. Elsaesser schreibt: «All this is to underline an obvious fact: the dualistic schemes outlined above for the relation Europe-Hollywood can have no objective validity [...].»[65]

Elsaesser unterstellt einen eurozentrischen Blick auf das Thema, der versucht, sich in der Abgrenzung zum Hollywood-Film selbst ein Gesicht zu geben. Wie bereits erwähnt, ist dies eine marketingtechnisch durchaus gewollte Strategie. Die Definition des europäischen Films als Gegenstück zum Hollywood-Film bleibt daher an vielen Stellen zu vage und ähnelt mehr einer trotzigen Schutzreaktion. Einzig die Realität der Marktanteile, der Verkaufs- und Zuschauerzahlen bleibt als Fakt bestehen. Auf Ebene dieser ‹außerfilmischen› Realitäten wie Förderung, Marketing und Vertrieb agiert Fatih Akin also ‹europäisch›. Abgesehen davon, dass er den europäischen Filmpreis erhielt und Mitglied der EFA ist, wurden fast alle seine

---

61 Vgl. ebd., S. 492.
62 Vgl. ebd., S. 493.
63 Vgl. ebd.
64 Vgl. ebd.
65 Ebd., S. 494: «Dies soll eine offensichtliche Tatsache unterstreichen: Die dualistischen Strukturen, die weiter oben für die Beziehung Europa-Hollywood skizziert wurden können keine objektive Gültigkeit haben.» – *Übers. d. Verfasserin.*

1.1 Fatih Akin und das Gegenwartskino

Filme auf europäischen und internationalen Festivals gezeigt. Er verortet und vermarktet sich also in diesem nicht mehr lokalen, sondern postnationalen Netzwerk der Filmfestivals[66]. Es erscheint daher – im Rahmen von Produktion, Förderung und Vermarktung – sinnvoll, in seinem Fall von europäischem Film zu sprechen. Dieser Fokus auf außerfilmische Elemente allein ist jedoch zu einseitig.

Eine andere Art der Definition des europäischen Films lässt den Faktor ‹Hollywood› als funktionellen Gegenpart aus und bezieht sich nicht auf außerfilmische Aspekte wie Produktion und Vermarktung. Vielmehr wird versucht, auch an innerfilmischen Punkten wie Inhalten, Schauplätzen, Sprach- und Kulturenvielfalt eine europäische Perspektive festzumachen.

Man kann Europa als ökonomisches Projekt zur Stärkung der Wettbewerbsposition europäischer Länder im globalisierten Marktgeschehen betrachten. Dabei wird schnell vergessen, dass Globalisierung – und somit auch ‹Europäisierung› – nicht nur auf ökonomischer, sondern auch auf kultureller Ebene stattfindet[67]. Deniz Göktürk betont beispielsweise, dass neben den Finanzierungs- und Förderungsaspekten des europäischen Filmmarkts auch die Filme an sich «perspektivenreicher»[68] werden. Eine europäische Perspektive zeichnet sich demnach auch durch eine Bereicherung der Filmhandlung, des Bilder- und Geschichtenvorrates, aus. In einem anderen Aufsatz, im Bezug auf Homi K. Bhabha, schreibt Göktürk:

> Traditional concepts of culture assume a locally rooted, self-contained system of shared practices, rituals and beliefs. The mobility of migrants stands in critical contrast to any such closed system and opens up what Bhabha terms a ‹third space› of transnational translation.[69]

Die globalisierte – europäische – Kultur wird dadurch bereichert, dass lokal beschränkte und selbstzentrierte Kulturpraktiken durch Migrationsbewegungen ausgetauscht, vermischt und erweitert werden. Innerhalb der Argumentationslinie, die sich auf die kulturelle Ebene (definiert durch Themenwahl, Handlungsorte etc.) bezieht, scheint es angebrachter, nicht von europäischem, sondern von einem transnationalen, globalisierten Kino zu sprechen. Gerade Fatih Akins Filme reproduzieren keine nationalen Stereotype. Seine Figuren und ihre Handlungen zeich-

---

66 Vgl. Krämer 2008, S. 17.
67 Vgl. Konrad Köstlin: Kulturen im Prozeß der Migration und die Kultur der Migrationen. In: Carmine Chiellino (Hrsg.): *Interkulturelle Literatur in Deutschland*. Stuttgart (u. a.): Sonderausg. 2007, S. 379.
68 Göktürk 2007, S. 344.
69 Göktürk 2002, S. 248: «Traditionelle Konzepte von Kultur gehen von einem lokal verwurzelten, in sich geschlossenen System gemeinsamer Praktiken, Rituale und Überzeugungen aus. Die Mobilität von Migranten steht in einem kritischen Kontrast zu jeglichen solcher geschlossenen Systeme und eröffnet, was Bhabha als ‹dritten Raum› transnationaler Übertragungen bezeichnet.» – *Übers. d. Verfasserin.*

nen sich durch Komplexität[70] aus; eine Vielfalt an Lebensentwürfen, eine Vielfalt an Vorbildern, Interessen und Beziehungen, die nicht mehr in einer lokal beschränkten Kultur zu verorten sind. So schreibt der Soziologe Valentin Rauer über den Film AUF DER ANDEREN SEITE: «AUF DER ANDEREN SEITE ist also keine klassische Erzählung von Fremdheit, Wurzellosigkeit und Heimatverlust, sondern ein Film über De- und Relokalisierungsprozesse in einer sich zunehmend globalisierenden Welt.»[71]

Fatih Akins Figuren erscheinen eher als Weltbürger denn als einer Nation zugehörig, und darum steht auch weniger die Frage von nationalen Eigenheiten und sich daraus ergebender Konflikte im Vordergrund, sondern eher die Frage, wie jedes Individuum sich in der globalisierten Welt zurechtfinden kann. Özkan Ezli bestätigt dies:

> In seinen [Akins, Anm. d. Verfasserin] Filmen GEGEN DIE WAND (2004) und besonders in AUF DER ANDEREN SEITE (2007) wird eine Komplexität des «Deutsch-Türkischen» Alltags exemplifiziert, die jenseits einer dichotomischen Kulturunterscheidung, einer deutschen Leit- und einer traditionell-archaischen «türkischen» Kultur steht. Vielmehr hat sich spätestens mit AUF DER ANDEREN SEITE (2007), auch wenn der Film topografisch zwischen Deutschland und der Türkei spielt, Fatih Akins Kino vom Deutsch-Türkischen Konnex' gelöst und ist nun als internationales und globales Kino zu verhandeln.[72]

Das heißt nicht, dass lokale Besonderheiten und Bezüge vollkommen wegfallen. Sie bleiben auch bei Akin bestehen, sind aber nur ein Teil eines wesentlich größeren Bedeutungsraums. Die in den Filmen nicht mehr nur auf das Nationale festgelegte Identität sollte daher nicht wieder durch eine weitere einschränkende Kategorie wie ‹Europa› gedeckelt werden, sondern der bereits erwähnten Vielfalt genug Raum geben.

Zusammenfassend ist festzustellen, dass die Kategorie ‹Europäischer Film› beim Sprechen über Produktions-, Vermarktungs- und Vertriebskontexte durchaus sinnvoll ist. Sie spiegelt ein Selbstverständnis innerhalb der Filmbranche wieder, in welches sich Fatih Akin – zumindest bis zum jetzigen Zeitpunkt – einordnen lässt. Bezogen auf innerfilmische Aspekte wie Themenwahl, Figurenzeichnung und Plot jedoch wirkt die Bezeichnung ‹europäisch› im Kontext einer – auch kulturell – zunehmend globalisierten Welt zu beschränkt. Es bleibt abzuwarten, wo Akins zukünftige Filme spielen, zwischen welchen Orten sich seine Figuren dann bewe-

---

70 Vgl. Ezli 2009, S. 211.
71 Valentin Rauer: Transversale Spuren durch Generationen und Nationen. In: Özcan Ezli: *Kultur als Ereignis*. 1. Auflage, Bielefeld 2010, S. 119.
72 Ezli 2009, S. 211.

gen und wie sich damit Produktion und Vertrieb weiter internationalisieren. Die Frage nach Europa könnte dann gänzlich hinfällig werden, ebenso wie die Frage nach der Einordnung ‹Deutsch› oder ‹Deutsch-Türkisch› hinfällig ist. Erste Anzeichen für eine zunehmende Internationalisierung lassen sich bereits beobachten: Für seinen Film THE CUT hat Akin einen französischen Schauspieler mit maghrebinischen Wurzeln als Hauptdarsteller verpflichtet. Der Handlungsraum des Films erstreckt sich vom Nahen Osten (Türkei, Syrien, Libanon) bis in die Karibik (Kuba) und die USA (Die realen Drehorte sind andere, etwa Jordanien, Malta und Kanada)[73]. Als Produktionsländer werden Deutschland, Polen, Frankreich, die Türkei, Kanada, Russland und Italien genannt[74].

1.1.4 Zusammenfassung : Fatih Akin – Der Grenzgänger

Fatih Akin lotet Grenzen aus und überschreitet sie. Er bewegt sich mit seiner Arbeit in einem Spannungsfeld, dessen Pole sich aus ökonomischen, kulturellen und filmästhetischen Fragen zwischen Kunst und Kommerz ergeben. Die Komplexität seiner Figuren und Narration löst die Dichotomie zweier aufeinander prallender Kulturen auf und geht damit über simple Zuschreibungen wie ‹Deutsch-Türkischer› Film hinaus. Zitate und Bezüge zu populären Genre-Filmen und berühmten Vorbildern verorten seine Filme im unterhaltenden Mainstream-Kino, sein Interesse am Spiel mit filmischem Möglichkeiten, die komplexe Narration, das ökonomische Umfeld, in dem er sich bewegt und nicht zuletzt sein Selbstmarketing und Selbstverständnis ordnen ihn einem Autorenkino zu. Ökonomisch und produktionstechnisch hat er die Grenzen eines nationalen Kinos bereits überschritten und nutzt die Strukturen des europäischen Filmmarktes.

Die vorliegende Arbeit soll dieser großen Vielfalt produktionstechnischer und ästhetischer, inner- und außerfilmischer Art Rechnung tragen. Dabei ist es wichtig, die Grundprämisse, die vielen skizzierten Aufsätzen und Arbeiten zu Fatih Akin zugrunde liegt, endlich zu verwerfen. Es ist die Vorstellung eines Verschmelzens zweier in sich abgeschlossener Kulturen, der deutschen und der türkischen Nationalkultur. Dieses Denken in Monokulturen liegt den Begriffen Multi- und Interkulturalität zugrunde. Daher wird mit dieser Arbeit vorgeschlagen, den Ansatz der Transkulturalität zu wählen. Wie sich zeigen wird, lassen sich mit diesem Ansatz im Sinne von Wolfgang Welsch nicht nur ästhetische, sondern auch produktionstechnische, konzeptuelle und nicht zuletzt selbstinszenatorische Strategien im Schaffen von Fatih Akin fassen. Der Ansatz ermöglicht auch, die durchaus vorhandenen Reflektionen über das deutsch-türkische Zusammenleben als lediglich ein Element

---

73 Drehorte laut IMDb: http://imdb.to/29w6pBY (10.07.2016).
74 Vgl. offizielle Internetseite des Films THE CUT unter http://the-cut.pandorafilm.de/ (07.12.2014) sowie Produktionsdaten unter IMDb: http://imdb.to/29w6pBY (10.07.2016).

von vielen anzusehen. Ziel ist es, die philosophisch-gesellschaftswissenschaftliche Theorie von Welsch als Grundlage für die Filmanalyse zu nutzen, sie also als ästhetische Theorie zu denken und so Transkulturalität als filmisches Strukturprinzip zu definieren. Im Vorfeld der Filmanalyse sollen die zentralen Begriffe Transkulturalität und Autorenschaft zunächst noch einmal theoretisch reflektiert werden.

1.2 Theoretisches Spannungsfeld

Die in Kapitel 1.1 bereits angedeuteten theoretischen Ansätze, die als Analysegrundlage bei der detaillierten Auseinandersetzung mit Fatih Akins Filmen Anwendung finden sollen, werden hier im Einzelnen näher vorgestellt und zur Arbeit des Filmemachers in Beziehung gesetzt. Die Auswahl der theoretischen Ansätze hat sich aus der Sichtung des Filmmaterials und der ersten Lektüre von wissenschaftlichen und journalistischen Texten ergeben. Aufgrund der oftmals übertriebenen Betonung des Migrationshintergrundes des Regisseurs erscheinen viele Arbeiten zu seinem Schaffen voreingenommen. Postkolonialismus und Transnationales Kino sind Stichworte, unter denen Akins Filme betrachtet werden können. Als Prämisse für die analytische Auseinandersetzung vermögen sie jedoch nicht, alle Facetten von Akins Schaffen zu fassen. Sie beruhen auf gedanklichen Dualismen, die einer unvoreingenommenen Auseinandersetzung mit dem Filmmaterial im Wege stehen, wie im Folgenden gezeigt wird.

Statt diese Ansätze weiter zu verfolgen, soll mit dieser Studie vielmehr vom tatsächlich vorliegenden Filmmaterial her gedacht werden. Wichtig ist dabei ein theoretischer Rahmen, der offen genug ist, sowohl formalästhetische Besonderheiten der Filme als auch äußere Realitäten wie Vermarktungsstrategien und Selbstpositionierung einzubeziehen.

1.2.1 Von Dualismen zur Transkulturalität

Die Filme von Fatih Akin zeigen und verbinden durch ihre inhaltliche Ausrichtung und die Figurenkonstellation unterschiedliche kulturelle Prägungen und Praktiken. Damit sind jedoch nicht etwa unterschiedliche Nationalkulturen gemeint, die sich als das ‹Eigene› und ‹Fremde› gegenüberstehen. Vielmehr reicht diese Darstellung und Vermischung unterschiedlicher kultureller Phänomene bis in eine Mikroebene alltäglicher Handlungen und Lebensgestaltung hinab[75]. Es werden diverse Arten der Jugendkultur, der Musikkultur, der Wohnkultur oder der Esskul-

---

[75] Diese Auffassung von Kultur als die das ganze Leben beziehungsweise den Lebensstil umfassenden Praktiken, Bedeutungen und Werte auch des Alltäglichen bezieht sich auf Ansätze der Cultural Studies. Vgl. dazu S. 52 bzw. Raymond Williams weiter Kulturbegriff, in: Raymond Williams: *Innovationen. Über den Prozeßcharakter von Literatur und Kunst.* Frankfurt am Main 1977, S. 45f.

tur gezeigt, ebenso wie unterschiedliche Lebensentwürfe in den Bereichen Beruf, Religion, Bildung oder Freizeitgestaltung. Nationalitäten werden dabei zur Nebensache. Es gibt außerdem Anspielungen auf zahlreiche Phänomene der Filmkultur und -geschichte, die selbstreflexiv verhandelt werden. Die Kategorie ‹Deutsch-Türkisch› ist daher unangebracht, denn sie vermag die ganze Breite der Themen und Bezugspunkte, die die Filme von Fatih Akin aufweisen, nicht zu umfassen. Noch einmal sei betont: Es ist richtig, dass der Regisseur Fatih Akin selbst ein in Deutschland aufgewachsener Sohn türkischer Eltern ist. Ebenfalls trifft es zu, dass die Mehrzahl der hier untersuchten Filme Figuren unterschiedlicher Nationalitäten vereint, dass Dreh- und Handlungsorte über ganz Europa verteilt sind (wobei Hamburg und Istanbul besonders häufig im Blickpunkt stehen), dass viele türkische bzw. türkischstämmige Schauspieler besetzt werden – kurz: Auch die Themen deutsch-türkische Identität, Migration oder Integration spielen eine Rolle. Sie dürfen jedoch nicht Prämisse und einziger Fokus der analytischen Auseinandersetzung werden, denn die grundsätzliche Verortung der Filme und der in ihnen agierenden Personen geht weit darüber hinaus. Auch produktionstechnisch sind die Filme von einer Vielfalt geprägt. Eine breite Mischung aus deutschen und europäischen Finanzierungsstrategien liegt ihnen zugrunde, das Marketing bewegt sich zwischen Mainstream und Arthouse.

Der Begriff der Transkulturalität bietet die geeigneten Ansätze, um diesen vielfältigen Phänomenen auf allen Ebenen (inner- und außerfilmisch, technisch und ästhetisch) Rechnung zu tragen. Dabei soll sich dem Begriffsverständnis von Wolfgang Welsch angeschlossen werden, denn seine Definition von Transkulturalität – gerade auch in Abgrenzung zu den Konzepten der Multi- und Interkulturalität – lässt sich bei einer Auseinandersetzung mit den Filmen Fatih Akins fruchtbar machen, ohne dass Stichworte wie Migration und Integration den Blick für andere Zusammenhänge verstellen. In den folgenden Unterkapiteln wird dies, auch im Hinblick auf den aktuellen Forschungsstand, näher begründet.

1.2.1.1 Film und Migration

Im globalen Kontext, abseits der eher lokal geprägten Diskussion um den Deutsch-Türkischen Film, findet das Thema Film und Migration weitläufige Beachtung. Die theoretische Strömung des Postkolonialismus, die sich seit Mitte des letzten Jahrhunderts in den Geisteswissenschaften zunächst im Bereich der Literaturwissenschaft entwickelte, hat auch die Medien- und Filmwissenschaft beeinflusst. Anschließend an zentrale Theorien des Postkolonialismus wie Edward Saids «Orientalism»[76] (1978) entstanden neue Ansätze, um das Filmschaffen in ehema-

---

76 Edward Said nutzt die Mittel der Diskursanalyse, um das Verhältnis des sogenannten zivilisierten Westens zum sogenannten Orient zu charakterisieren. Für ihn ist der Orient dabei ein eurozentrisches Konstrukt. Diese konstruierte Vorstellung des Orients konfiguriert sich im gesamten Wissen des Westens, etwa in Literatur, Kunst und Wissenschaft. Das ermöglicht es dem Westen in

1 Thematisches Spannungsfeld und Forschungsstand

ligen Kolonialstaaten, aber auch anderer von Delokationserfahrung (Exil, Diaspora, Migration) geprägter Regisseure unter Berücksichtigung von Stichworten wie Hegemonialstrukturen, Globalisierung, Ehtnizität und kultureller Identität zu beschreiben. Es gibt unterschiedliche Ansätze, die sozio-politische, ethno-nationale oder linguistische Fragen fokussieren oder Konzepte von Raum und Verortung in den Vordergrund stellen[77].

Hinzu kommt eine generelle Öffnung der Märkte und eine Internationalisierung, die sich in der Rede vom Post-Nationalen und Transnationalen Kino niederschlägt: Nicht nur im ökonomischen Bereich, sondern unter anderem auch in den Bereichen Kommunikation und Kultur lässt sich eine fortschreitende Globalisierung beobachten[78]. So wie sich die innerfilmischen Handlungsräume in den Filmen Fatih Akins ausdehnen (von Norddeutschland auf die Türkei, quer durch ganz Europa, in den gesamten östlichen Mittelmeerraum und schließlich bis in die Karibik und die USA), so dehnen sich auch die realen Orte der Zusammenarbeit an den Filmen aus. Drehorte weltweit, der damit stets verbundene Fluss von Produktionsmitteln in die entsprechenden Länder sowie der Erhalt von Fördergeldern aus ihnen, dies führt auch bei Filmen von Akin automatisch zu einer immer größer werdenden Kooperation außerhalb nationaler und auch europäischer Kontexte, trotz des Hauptproduktionssitzes in Deutschland (Hamburg).

Der Regisseur Fatih Akin wird immer wieder in der Literatur zum Thema Migranten- beziehungsweise Diasporakino und Post-/Transnationalem Kino genannt. Beispielhaft werden daher im Folgenden drei Ansätze näher beleuchtet, an denen deutlich gemacht werden soll, warum die vorliegende Studie davon absieht, mit einem Theorie- und Begriffsinstrumentarium aus diesem Bereich zu arbeiten.

Ein zentrales, linguistisch argumentierendes Werk zum Thema Film und Migrations- beziehungsweise Delokalisierungserfahrung, das sich differenziert mit die-

---

Abgrenzung zum ‹Orient› als dem Anderen sich selbst als höherwertig zu definieren und so eine Machtposition als Kolonisator zu legitimieren. «In the system of knowledge about the Orient, the Orient is less a place than a topos, a set of references, a congeries of characteristics, that seems to have its origin in a quotation, or a fragment of a text, or a citation from someone's work on the Orient, or some bit of previous imagining, or an amalgam of all these. Direct observation or circumstantial description of the Orient are the fictions presented by writing on the Orient [...]».
In: Edward Said: *Orientalism*. London 1978, S. 177. «In einem Wissenssystem über den Orient ist dieser weniger ein Ort als ein Topos, eine Sammlung von Bezugspunkten, ein Konglomerat von Charakteristika, das seinen Ursprung in Zitaten, Textfragmenten, einem Textauszug aus einer Arbeit über den Orient, vorgeprägter Einbildung oder einer Mischung aus allem zu haben scheint. Direkte Beobachtungen oder detaillierte Beschreibungen des Orients sind eigentlich Fiktionen, die durch durch das Schreiben über den Orient präsentiert werden [...]».– *Übers. d. Verfasserin.*

77 Vgl. Daniela Berghahn, Claudia Sternberg: Locating Migrant and Diasporic Cinema in Contemporary Europe. In: Dies. (Hrsg.): *European Cinema in Motion. Migrant and Diasporic Film in Contemporary Europe.* Basingstoke 2010, S. 12.

78 Vgl. Johannes Kessler, Christian Steiner (Hrsg.): *Facetten der Globalisierung. Zwischen Ökonomie, Politik und Kultur.* Wiesbaden 2009, S. 19.

1.2 Theoretisches Spannungsfeld

sem Thema auseinandersetzt, ist Hamid Naficys «An accented cinema» aus dem Jahr 2001[79]. Naficy teilt Filmemacher, die durch Migrationserfahrung, Delokalisierung[80] und daraus resultierender Wurzellosigkeit geprägt sind (*accented filmmakers*), in drei Kategorien ein. Sie stellen keine homogenen Gruppen dar, teilen aber gewisse Grundvoraussetzungen. Die drei Kategorien überschneiden sich teilweise. *Exilic filmmakers* sind demnach solche, die freiwillig oder unfreiwillig ihr Heimatland verließen, aber den Wunsch hegen, zurückzukehren, was in ihren Filmen zum Ausdruck kommt[81]. Sie beschäftigen sich intensiv mit der Situation im Heimatland, die sie von außen betrachten[82]. *Diasporic filmmakers* hingegen definieren sich bei Naficy hauptsächlich dadurch, dass sie einer Gruppe von Personen des gleichen kulturellen Hintergrundes angehören, die eine kollektive Migrationserfahrung teilen und diese pflegen, häufig bis hin zu einer Idealisierung der verlassenen alten oder einer erträumten zukünftigen Heimat[83]. Ihre Filme befassen sich häufig mit der Beziehung zwischen alter und neuer Heimat und dem Leben ‹dazwischen›[84]. *Postcoloinal ethnic and identity filmmakers* sind Filmemacher, die sich auf eine Auseinandersetzung mit dem Land, in dem sie nun Leben, konzentrieren. Häufig sind diese Filmemacher auch Einwanderer der zweiten Generation, deren Eltern einst die Heimat verließen[85]. Naficys Beobachtungen beziehen sich hauptsächlich auf den anglo-amerikanischen Raum, doch die Grundfrage danach, inwiefern sich die Delokalisierung im Stil eines Filmemachers niederschlägt, lässt sich zunächst auf Fatih Akin übertragen. Von den drei genannten Kategorien ließe er sich am ehesten in die letzte, die der *postcoloial ethnic and identity filmmakers*, einordnen, auch wenn sich seine Filme gelegentlich auch mit den Vorgängen in der Türkei beschäftigen, etwa CROSSING THE BRIDGE oder MÜLL IM GARTEN EDEN. Wie auch Naficy betont, sind diese Kategorien nicht statisch, sondern können sich vermischen[86].

Als Ergebnis seiner Untersuchungen benennt Naficy konkrete stilistische Marker, die die Filme der *accented filmmakers* ausmachen. Genau an diesem Punkt greifen Naficys Ausführungen aber zu kurz, um die Filme von Fatih Akin umfassend zu beschreiben. Dabei zeigen sich durchaus einige der Marker, die Naficy als typisch für einen *accented style* anführt, in Akins Filmen. Vielsprachigkeit[87], Verwendung von Musik aus der ‹alten› Heimat[88], filmische Selbstreflexivität oder das

---

79 Hamid Naficy: *An accented cinema*. Princeton, NJ (u. a.) 2001.
80 Vgl. ebd., S. 10.
81 Vgl. ebd., S. 12.
82 Vgl. ebd., S. 15.
83 Vgl. ebd., S. 14.
84 Vgl. ebd., S. 15.
85 Vgl. ebd.
86 Vgl. ebd., S. 17.
87 Vgl. ebd., S. 289.
88 Vgl. ebd.

1 Thematisches Spannungsfeld und Forschungsstand

häufige Zeigen von Transferräumen wie Flughafen, Bahnstationen, Verkehrsmitteln und Brücken oder Grenzen[89]. All diese Marker kommen in Akins Filmen durchaus auch einmal vor. Das soll jedoch an dieser Stelle nicht näher ausgeführt werden, in den analytischen Kapiteln 2 und 3 werden solche Elemente ausführlich besprochen und mit konkreten Beispielen belegt. Wichtiger ist die Feststellung, dass – wie sich ebenfalls zeigen wird – ebenso viele Elemente zu finden sind, die sich anderen Kategorien zuordnen lassen. Es gibt einen starken Bezug zu klassischem amerikanischem Genrekino. Durch Zitate und Verweise verorten sich viele Filme Akins immer wieder in europäischer oder US-amerikanischer Filmtradition. Es wird eine stilistische und thematische Vielfalt exemplifiziert, die gewiss viele der Marker des *accented style* einschließt, aber eben auch darüber hinausgeht. Es werden grundlegendere Fragen des Lebens, des Mensch-Seins und menschlicher Beziehungen verhandelt, die tiefer reichen als die Auseinandersetzung mit individuellen, durch Migrationserfahrung geprägten Lebensläufen. Der Theologe Magnus Striet fasst dies folgendermaßen zusammen:

> Meines Erachtens geht es in diesen Filmen alles andere als nur um eine Auseinandersetzung zwischen kultureller Tradition und Moderne, zwischen einer als islamisch identifizierten Lebenspraxis und pluralisierter, auf individuelle Freiheits- und Selbstbestimmungsrechte setzender Moderne, auch nicht nur um die filmische Auseinandersetzung mit Fragen von Identität und Fremdwahrnehmung. Solche Fragen spielen eine gewichtige Rolle. Ihre ästhetische Kraft aber beziehen die Filme Akins, weil in ihnen die normative Frage verhandelt wird, wie überhaupt der Mensch sich verstehen kann.[90]

Diese inhaltlichen Konfigurationen und die stilistische Vielfalt lassen sich nicht auf einen *accented style* eingrenzen.

Einen weiteres Argument zur Klärung der Frage, wie sinnvoll es ist, Fatih Akins Filme im Rahmen der Theorie des *accented cinema* zu betrachten, liefert Naficy selbst – ausgerechnet mit dem kurzen Kapitel über türkische und kurdische Filme in Deutschland. Die Beispiele, die er heranzieht, um seine Thesen zu stärken, sind die Filme 40M² DEUTSCHLAND von Tevfik Başer und LANGER GANG von Yilmaz Arslan (D 1992). Diese Filme beschäftigen sich inhaltlich mit dem Gefühl der Eingeengtheit und das Kapitel in Naficys Buch heißt passend dazu auch «Exile as Prison»[91]. Wie in Kapitel 1.1.2 dargelegt, ist vor allem Tevfik Başers Film ein Beispiel des Betroffenheitskinos, das sich mit den Problemen und der Zerrissenheit der Einwanderer auseinandersetzt. Diese Art der Darstellung ist nicht mit der

---

89 Vgl. ebd., S. 290.
90 Magnus Striet: Ideengeschichte und Interkulturalität. In: Michael Staiger, Joachim Valentin, Stefan Orth: *Filmbilder des Islam*. Marburg 2014, S. 119.
91 Ebd., S. 191.

1.2 Theoretisches Spannungsfeld

Darstellung der emanzipierten Figuren in den Filmen Fatih Akins zu vergleichen. Naficy versäumt es, in seinem Buch diese neue Entwicklung des Kinos von Einwandererkindern – die «fresh breeze»[92] (Thomas Elsaesser), beziehungsweise die neuen «Impulse aus der anderen Ecke»[93] (Katja Nicodemus) – zu erwähnen. Dies spricht dafür, dass ein Filmemacher wie Fatih Akin, bei dem die Auseinandersetzung mit dem Thema Migration nur ein inhaltlicher Punkt unter vielen ist, nicht uneingeschränkt zu den *accented filmmakers* zu zählen ist. So bietet Naficys Ansatz zwar stimmige Erklärungsansätze für Teile von Akins Erzählungen und seiner Ästhetik, vermag jedoch nicht, Inhalte und Ästhetik in ihrer Komplexität und Stilvielfalt in Gänze zu durchdringen. Elemente eines *accented style* stehen Elementen, die sich dem nicht zuordnen lassen, gleichberechtigt (demokratisiert) gegenüber. Für die Bereiche der Sprache und der Musik hat dies Berna Gueneli in ihrer 2011 in Austin/Texas erschienen Dissertation beschrieben:

> Akın takes Naficy's theory a step further. In his films, be it in IN JULY, HEAD-ON, or THE EDGE OF HEAVEN, protagonists from all cultural backgrounds speak with «accents» or dialects. As I will discuss further below, Akın democratizes «accented» languages in the filmic depiction of linguistic sounds in THE EDGE OF HEAVEN.[94]

Andere Ansätze stellen die Themen Raum, Verortung und Mobilität in den Vordergrund, um Migrations- und Delokationserfahrungen und deren gesellschaftliche und individuelle Konsequenzen theoretisch zu beschreiben. Ein zentrales[95] Konzept ist dabei Homi K. Bhabhas *third space*, weniger ein tatsächlicher Raum als ein abstraktes Raumkonzept. In seinem 1994 veröffentlichen Buch «The Location of Culture»[96], taucht das Konzept des dritten Raums zum ersten Mal auf. Es handelt sich dabei um einen kulturellen Zwischenraum, in dem die Auseinandersetzung mit kulturellen Differenzen ohne bestimmende Hierarchisierung (koloniale Machtstrukturen) möglich ist[97].

---

[92] Elsaesser (Hrsg.) 1999, S.3.
[93] Nicodemus 2004, S. 340.
[94] Berna Gueneli: *Challenging European Borders. Fatih Akın's filmic visions of Europe*. Dissertation. Austin: University of Texas, 2011, S. 135: «Akin hebt Naficys Theorie eine Stufe höher. In seinen Filmen, egal ob in IM JULI, GEGEN DIE WAND oder AUF DER ANDEREN SEITE, sprechen Protagonisten aller kulturellen Hintergründe mit ‹Akzenten› oder Dialekten. Wie später noch ausgeführt wird, demokratisiert Akin «aktzentuierte» Sprachen in der filmischen Auseinandersetzung mit linguistischen Klängen in AUF DER ANDEREN SEITE.» – *Übers. d. Verfasserin.*
[95] Vgl. Berghahn, Sternberg 2010, S. 30.
[96] Homi K. Bhabha: *The Location of Culture* (1994). London, 2004.
[97] Als Beispiel kann das Bild des Treppenhauses (in Bezug auf die afrikanisch-amerikanische Künstlerin Renée Green) dienen. Das Treppenhaus als ‹Zwischen- und Verbindungsraum› zwischen den höheren und niederen Ebenen steht symbolisch für den kulturellen Raum, der es ermöglicht, sich zwischen den beiden Enden (in diesem Fall Oben und Unten) ohne Hierarchisierung zu bewegen und somit eine hybride Identität hervorzubringen. Vgl: Bhabha 1994/2004, S. 5.

Bhabha versucht mit seiner Theorie, die strikten Dualismen (Kolonisator/Kolonist oder auch das Eigene/das Fremde) zu durchbrechen:

> Bhabha versucht, die theoretischen Konflikte und internen Widersprüche des Kolonialdiskurses ans Licht zu fördern. Dabei befreit er die Analyse der kolonialen Beziehungen von einem begrifflichen System, das aus binären Oppositionen besteht. Er entgegnet Edward Said (1995) und seinem Orientalismuskonzept, dass das Verhältnis zwischen dem Kolonisator und Kolonialisierten komplexer und nuancierter ist, als Saids Darstellung erlaube. [...] Bhabha greift auf Bakhtins Begriffe der subversiven und dialogischen Hybridität zurück, um auf diese Weise dichotomische Gegensätze bei der Beschreibung und Diskussion kolonialer Beziehungen und Begegnungen hinter sich zu lassen.[98]

Zwar ist es gerade Bhabhas Absicht, das Bild zweier sich gegenüber stehender kultureller Räume zu durchbrechen, jedoch kann der *third space*, der dritte Raum, ja nur dann entstehen, wenn die Existenz zweier anderer, in sich geschossener beziehungsweise sich gegenüberstehender Räume gegeben ist. Beim Übergang einer Person oder Personengruppe vom ersten (eigenen) in den zweiten (fremden) Raum, etwa durch Kolonisation oder Migration, werden kulturelle Muster und Strukturen übergestülpt, die die Personen daran hindern, ihre eigene Identität zu artikulieren beziehungsweise in die vorherrschenden kulturellen Muster performativ einzuschreiben[99]. Der *third space* erlaubt als eine Art Übergangs- oder Zwischenraum hingegen den gleichberechtigten kulturellen Austausch jenseits von Hierarchisierung: «This interstitial passage between fixed identifications opens up the possbility of a cultural hybridity that entertains difference without an assumed or imposed hierachy.»[100]

Somit erschließt Bhabha mit seinem *third space* eine Alternative, in der Gedankenaustausch und Interaktion sowie eine gleichberechtigte Teilhabe an kulturellem Ausdruck möglich sind. Der dritte Raum hat jedoch einen utopischen Charakter: Marginalisierte Gruppen (etwa Einwanderer) in Gesellschaften existieren noch immer. Der postkoloniale Dualismus (Kolonisator/Kolonist, Herrscher/Beherrschter) wird im *third space* zwar aufgelöst, bleibt als gedanklicher Ausgangspunkt aber doch erhalten. Eine analytische Auseinandersetzung mit den Filmen Fatih Akins würde unter diesem Gesichtspunkt Fragen nach kultureller Teilhabe, Auflehnung gegen vorherrschende kulturelle Muster der deutschen Gesellschaft und dem performativen Einschreiben türkischer Einflüsse stellen. Wenn zuvor ange-

---

98 Yasar Aydin: *Zum Begriff der Hybridität*. Diplomarbeit. Hamburg: Hamburger Universität für Wirtschaft und Politik, 2003, S. 20.
99 Vgl. Bhabha 1994/2004, S. 2–5.
100 Ebd., S. 5: «Diese Zwischenraum bildende Passage zwischen fixierten Identifikationen öffnet die Möglichkeit kultureller Hybridität, die Differenz ohne jegliche angenommene oder ausgeübte Hierarchie in Betracht zieht.» – *Übers. d. Verfasserin*.

1.2 Theoretisches Spannungsfeld

deutet wurde, dass Fragen der deutsch-türkischen Identität als gleichberechtigtes inhaltliches Element neben etwa Verweisen auf die deutsche Filmgeschichte stehen, so könnte man argumentieren, dies sei die filmische Umsetzung der gleichberechtigten kulturellen Teilhabe in einem *third space* nach Bhabha. Akin würde in einer solchen Betrachtung jedoch, aufgrund des Migrationshintergrundes seiner Eltern, zunächst die Rolle des vom marginalisierten Rand der Gesellschaft aus Handelnden zukommen. Dieser Blickwinkel als Grundhaltung bei der analytischen Auseinandersetzung mit den Filmen Fatih Akins soll in der vorliegenden Studie jedoch vermieden werden, wenngleich Bhabhas Ansätze an einigen Stellen Erwähnung finden werden.

Auch in der Diskussion um Transnationales Kino wird das Filmschaffen von Regisseuren mit Migrations- und Delokationserfahrungen eingebracht. Zunächst stehen ökonomische Aspekte wie die Zunahme internationaler Co-Produktionen oder grenzüberschreitender Filmförderung[101] im Vordergrund (siehe dazu auch Kapitel 1.1.3). Während zu Entstehungszeiten der Filmindustrie nationale Zuschreibungen nicht gebräuchlich waren, lag es im Interesse diverser Produktionsfirmen, eine nationale Filmindustrie zu fördern und sich somit Monopolstellungen zu sichern[102]. Es waren demnach ökonomische Interessen, die das Nationaldenken in der Filmindustrie beförderten[103]; gleichzeitig ist es dem Film als diskursiver kultureller Praxis möglich, thematisch und inhaltlich nationale Themen und Vorstellungen zu konstruieren[104]. Somit ist ein sogenanntes nationales Kino mehr als Konstrukt denn als natürlich gewachsene, evidente Kategorie anzusehen. Daraus kann man schließen, dass Begriffe wie Deutsch-Türkischer Film oder Europäischer Film ebensolche Konstrukte sind, die von einzelnen Interessengruppen zu Vermarktungs- und Kategorisierungszwecken geschaffen und genutzt werden.

Mit der zunehmenden Globalisierung und der damit einhergehenden Internationalisierung der Märkte, der größeren Mobilität, der Zunahme von Migrationsbewegungen und der größeren medialen Vernetzung[105] setzt die europäische Filmindustrie heute wieder stärker auf internationale Zusammenarbeit. Erneut spielen dabei ökonomische Interessen eine Rolle. Je mehr kulturelle Vielfalt in den Filmen exemplifiziert wird, desto größer wird auch die Zahl potenzieller Adressaten der Filme, die in ganz Europa und darüber hinaus vermarktet werden[106]. Hinter dem Begriff des Transnationalen Films stehen also häufig, ebenso wie hinter der

---

101 Vgl. Berghahn, Sternberg 2010, S. 22.
102 Vgl. Vitali, Willemen 2006, S. 1.
103 Vgl. Berghahn, Sternberg 2010, S. 22.
104 Vgl. Vitali, Willemen 2006, S. 7 ff.
105 Vgl. Andreas Hepp: *Netzwerke der Medien. Medienkulturen und Globalisierung.* Wiesbaden 2004, S. 210 ff.
106 Vgl. Berghahn, Sternberg 2010, S. 22.

1 Thematisches Spannungsfeld und Forschungsstand

Zuschreibung des Nationalen, die Interessen der Industrie: «Their sometimes bland transnational aesthetics and submerged national-cultural idenity are programmatic, since they are expected to travel European borders and capture audiences across Europe and elsewhere.»[107]

Daniela Berghahn und Claudia Sternberg weisen darauf hin, dass in einigen Kontexten der Begriff des Transnationalen Kinos gleichbedeutend mit Begriffen wie «migrant and diasporic cinema»[108] genutzt wird. Sie stellen sich jedoch gegen eine solche austauschbare Verwendung der Begriffe:

> [...] we argue that transnational cinema is a more generic category that comprises different aspects of film production, distribution and consumption which transcend national film cultures. While «Euro-Puddings» and certain international co-productions downplay issues of national, ethnic and and cultural identity in an attempt to capitalise on (a perhaps synthetic) Europeanness, migrant and diasporic cinema resists homogenising tencencies and focuses on issues of identity and identity politics, making the experience of minority social groups and individuals ist prime concern.[109]

Der Begriff des Transnationalen Films, so aufgefasst, soll daher hier keine Analysekategorie darstellen. Es wird sich im Folgenden zeigen, dass bei den Filmen Fatih Akins schlicht nicht die Rede davon sein kann, dass die Belange und die Identitätssuche gesellschaftlicher Minderheiten sein «prime concern»[110] sind. Wieder herrscht ein Denken in Dualsimen vor, wenn Elizabeth Ezra das Transnationale Kino aufteilt in die Dominanz des US-Amerikanischen (Hollywood-)Films auf der einen und das Schaffen von Regisseuren aus ehemaligen Kolonial- und Dritte-Welt-Länder als Antwort darauf auf der anderen Seite: «The transnational comprises both globalization – in cinematic terms, Hollywood's domination of world film markets – and the counterhegemonic responses of filmmakers from former colonial and Third World countries.»[111]

---

107 Ebd.: «Ihre gelegentlich plumpe transnationale Ästhetik und verschüttete national-kulturelle Identität sind programmatisch, weil von ihnen erwartet wird, europäische Grenzen zu überschreiten und über Europa hinaus Zuschauer überall auf der Welt anzusprechen.» – *Übers. d. Verfasserin.*
108 Ebd.
109 Ebd.: «[...] wir argumentieren, dass transnationales Kino eine eher generische Kategorie ist, die verschiede Aspekte der Filmproduktion, -Distribution und des Filmkonsums vereint, die über nationale Filmkultur hinausgehen. Während Euro-Puddings und gewisse internationale Koproduktionen Themen nationaler, ethnischer und kultureller Identität in einem Versuch, von einer (vielleicht künstlichen) ‹Europäischness› zu profitieren, herunterspielen, widersteht Migranten- und Diasporakino homogenisierenden Tendenzen und fokussiert Themen von Identität und Identitätspolitik und macht so die Erfahrung von gesellschaftlichen Minderheiten und marginalisierten Individuen zu ihrem obersten Interesse.» – *Übers. d. Verfasserin.*
110 Ebd.
111 Elisabeth Ezra, Terry Rowden (Hrsg.): *Transnational Cinema. The Film Reader.* Milton Park, 2006, S. 1: «Das Transnationale vereint beides, Globalisierung – in kinematografischem Sinn Holly-

1.2 Theoretisches Spannungsfeld

In ihrer Definition des Begriffs des *transnational cinema* heißt es später:

> Because of the hybridized and cosmopolitan identities of so many contemporary filmmakers, it could be argued that binary oppositions and tertiary relations have lost even their heuristic value in the complexly interconnected world-system with which even the most marginalized of them must now contend.[112]

Ezra und Rowden sehen den Begriff des Transnationalen Films als Möglichkeit, das Filmschaffen marginalisierter Gruppen flexibler zu beschreiben als Konzepte im Rahmen des Postkolonialismus es tun können[113]. Doch auch sie sprechen von marginalisierten Gruppen – eine Kategorie, in die Fatih Akin hier ja nicht von vorneherein eingeordnet werden soll.

Die vorliegende Studie also nicht direkt an die in diesem Kapitel skizzierten linguistischen und ökonomisch orientierten Modelle anzuknüpfen, stellt eine bewusste Entscheidung dar. Sie begründet sich in dem bereits benannten Versuch, die Filme Fatih Akins nicht unter der Prämisse des Migrationshintergrundes zu betrachten, sondern die Auseinandersetzung damit nur als eines von vielen, gleichberechtigt nebeneinanderstehenden Themen der Filme zu begreifen. Fatih Akin als in Deutschland aufgewachsener und lebender Regisseur ist das Kind türkischer Arbeitsmigranten, die sich entschieden haben, in Deutschland zu bleiben. Er gehört damit zur ‹zweiten Generation› von Einwanderern – er hat einen deutschen Pass, einen deutschen Schul- und Universitätsabschluss und durch seine Sozialisation in deutschem Umfeld hat er mit keiner Sprachbarriere[114] zu kämpfen. Es ist ihm jederzeit möglich, sich zwischen seiner Wahlheimat Deutschland und dem Herkunftsland seiner Eltern, der Türkei, frei zu bewegen. Das heißt, er lebt in keiner Zwangssituation wie dem Exil. Die Eltern kamen als Gastarbeiter auf Zeit nach Deutschland, der Entschluss, auch das restliche Leben hier zu verbringen, war ein freiwilliger, mittlerweile haben auch die Eltern die deutsche Staatsbürgerschaft angenommen[115]. Obwohl im Hinblick auf Selbstinszenierung und -stilisierung unter Vorbehalt zu betrachten, sei hier auch noch eine Selbstaussage Akins angeführt:

> Gegen Ende des Films stellt mir meine Cousine die Frage: «Willst du irgendwann zurück?» [In die Türkei, Anm. der Autorin] Und ich sagte: «Nein». Wohin gehöre

---

woods Dominanz über den globalen Filmmarkt – und die kontrahegemonialen Antworten von Filmemacher früherer Kolonial- und Dritte-Welt-Staaten.» – *Übers. d. Verfasserin.*

112 Ebd., S.4: «Wegen der hybridisierten und kosmopolitischen Identität so vieler gegenwärtiger Filmemacher kann argumentiert werden, dass binäre Oppositionen und tertiäre Relationen sogar ihren heuristischen Wert verloren haben in der Komplexität der vernetzten Welt, mit der selbst die marginalisiertesten unter ihnen sich nun auseinander setzen müssen.» – *Übers. d. Verfasserin.*

113 Vgl. ebd., S. 5.

114 «Solange ich denken kann, denke ich auf Deutsch». Fatih Akin im Exposé zu WIR HABEN VERGESSEN ZURÜCKZUKEHREN. Vgl. Volker Behrens, Michael Tötenberg (Hrsg.): *Im Clinch. Fatih Akin – Die Geschichte meiner Filme*. 1. Auflage. Reinbek bei Hamburg 2011, S. 10.

115 Vgl. ebd., S. 11.

ich? Für mich gab es diese Fragestellung eigentlich nie. Für mich als Künstler spielen Nationalitäten keine so große Rolle. Typisch deutsche Bilder gibt es doch nicht. Heute kann ich sagen, dass das Kino meine Heimat ist.[116]

Dieses Selbstverständnis und die Selbstverständlichkeit, mit der Akin sich verortet, und die den familiären Hintergrund der Migration nicht als Akt der Entwurzelung und des Identitätsverlustes, sondern als schlichte Änderung der Lebensumstände erscheinen lässt, spiegelt sich in den Figuren von Akins Filmen wieder (schon bei dem Spielfilmdebut KURZ UND SCHMERZLOS, siehe Kapitel 2.2.1). In den ersten Kapiteln dieser Studie wurde der Versuch unternommen, den Dualismus Deutsch-Türkisch in Bezug auf Fatih Akin theoretisch aufzubrechen. Dementsprechend ist es auch für die globale Ebene wichtig, keine ähnlichen Dualismen als Prämisse für die Auseinandersetzung mit Akins Filmen zu übernehmen. Begriffspaare wie Kolonisator/Kolonist, Westen/Orient, Herrscher/Beherrschter, Unterdrücker/Unterdrückter beziehungsweise schlicht Einheimischer/Migrant wirken wie ein Korsett. Im schlimmsten Fall wird der Filmemacher in diesem Szenario zum Opfer sozialer und kultureller Verhältnisse stilisiert, was sich wiederum vermeintlich in seiner Kunst manifestiert, oder aber sich in künstlerischen Strategien ausdrückt, mit denen er diese Verhältnisse anprangert und unterwandert. Allgemeiner ausgedrückt, stünde bei einer solchen Herangehensweise die Frage nach der (bewussten oder unbewussten) Verarbeitung der Migrationserfahrung mit den Mitteln des Films im Vordergrund.

Diese Studie ist der Versuch, die Analyse der Filme Fatih Akins aus einem Denken in Dualsimen zu lösen. Daher wird im Folgenden der Begriff der Transkulturalität nach Wolfgang Welsch als zentrale Grundlage für die analytische Auseinandersetzung mit Akins filmen gewählt.

1.2.1.2 Der transkulturelle Ansatz

In seinem 1992 erstmals veröffentlichten Artikel «Transkulturalität. Zur veränderten Verfassung heutiger Kulturen» versucht Wolfgang Welsch zunächst, sich von etablierten Beschreibungsmodellen der Kultur abzugrenzen, da diese sich in der heutigen globalisierten Welt als nicht mehr tragfähig erweisen[117]. Klassische Texte gehen von in sich homogenen und nach außen hin abgeschlossenen Nationalkulturen aus. Definiert und gefestigt wurde dieses Verständnis von Kultur unter anderem von Johann Gottfried Herder Ende des 18. Jahrhunderts[118]. Es zeichne sich, so Welsch, hauptsächlich durch drei Charakteristika aus: ethnische Fundierung, sozi-

---

116 Ebd., S. 31.
117 Vgl. Wolfgang Welsch: Transkulturalität. Zur veränderten Verfassung heutiger Kulturen (1992). In: Irmela Schneider, Christian W. Thomsen: *Hybridkultur. Medien Netze Künste.* Köln 1997, S. 67–90.
118 Vgl. Johann Gottfried Herder: *Auch eine Philosophie der Geschichte zur Bildung der Menschheit* (1774). Frankfurt 1967.

1.2 Theoretisches Spannungsfeld

ale Homogenisierung und Abgrenzung nach außen[119]. Kultur meint also in diesem Fall die Kultur eines spezifischen Volkes, die sich von den Kulturen anderer Völker unterscheidet und auch geografisch abgrenzen lässt. Kulturen formieren sich nach diesem Verständnis – bildlich gesprochen – als eine Art in sich geschlossener Kugel. Ein solcher Kulturbegriff ist in Zeiten der globalen, politischen-ökonomischen Vernetzung nicht haltbar. Kultureller Austausch in Form von Gütern, medialen Produkten und durch erleichterte Transport-, Reise- und Migrationsbedingungen findet heute ganz selbstverständlich statt. Neue, angepasste Ansätze der Beschreibung liefern die Konzepte der Inter- und Multikulturalität. Wolfgang Welsch legt jedoch deren Schwachstellen offen. Er zeigt, dass beide Begriffe es nicht schaffen, die alte Vorstellung der ‹kugelförmigen› Kultur zu überwinden. Diese Vorstellung verhindert per se, dass sich zwei Kulturen austauschen oder zu etwas Neuem verbinden können, da jede ‹Kugel› ein abgeschlossenes Element ist. Dies führt zwangsläufig zum «Sekundärproblem der strukturellen Kommunikationsunfähigkeit und schwierigen Koexistenz dieser Kulturen»[120]. Auch das Konzept der Multikulturalität, so Welsch, «geht von der Existenz klar unterschiedener, in sich homogener Kulturen aus – nur jetzt innerhalb ein und derselben staatlichen Gemeinschaft»[121]. Es werden zwar Ansätze geliefert, um das Miteinander zu umschreiben, aber eine Lösung zur Überwindung der auftretenden Probleme bietet keiner der theoretischen Begriffe. Welsch schlägt eine neue Perspektive vor, um die «veränderte Verfassung der Kulturen»[122] Rechnung zu tragen: das Transkulturalitätskonzept. Anstelle der alten Kulturbegriffe, gekennzeichnet durch Homogenität und Regionalität, treten individuelle Lebensformen[123].

Viele Filmfiguren von Fatih Akin, so wird in den Filmanalysen deutlich werden, weisen genau jene individualisierten Lebensentwürfe auf, die sich frei durch Nationalität, Bildungsschicht, Religion und regionales Brauchtum hindurch bewegen. «Das neue Leitbild», so Welsch, «sollte nicht das von Kugeln, sondern das von Geflechten sein»[124].

Das Bild des ‹Geflechts› bzw. des ‹Gewebes› hat der Anthropologe Clifford Geertz bereits 1983 in seinem semiotischen Kulturbegriff bemüht: «Ich meine mit

---

119 Vgl. Wolfgang Welsch: Transkulturalität. Lebensformen nach der Auflösung der Kulturen. In: Kurt Luger, Rudi Renger (Hrsg.): *Dialog der Kulturen. Die multikulturelle Gesellschaft und die Medien. Neue Aspekte der Kunst- und Kommunikationswissenschaft*. Bd. 8. Wien/St.Johann 1994, S. 150.
120 Ders.: Transkulturalität. In: Institut für Auslandsbeziehungen (Hrsg.): *Migration und Kultureller Wandel. Zeitschrift für Kulturaustausch*, 45. Jg., Nr. 1, 1995, S. 40.
121 Ebd.
122 Welsch 1994, S. 147.
123 Vgl. ebd.
124 Ders.: Was ist eigentlich Transkulturalität? In: Lucyna Darowska, Thomas Lüttenberg, Claudia Marchold (Hrsg.): *Hochschule als transkultureller Raum? Kultur, Bildung und Differenz in der Universität*. Bielefeld 2010, S. 42.

Max Weber, daß [sic] der Mensch ein Wesen ist, das in selbstgesponnene Bedeutungsgewebe verstrickt ist, wobei ich Kultur als dieses Gewebe ansehe.»[125]

Die große Ähnlichkeit beider Ansätze besteht darin, Kultur nicht nur als Ausdruck einer gesellschaftlichen Prägung zu sehen, sondern ihren prozesshaften Charakter zu betonen, in der die einzelnen Akteure selbst ihre Sinn- und Bedeutungszusammenhänge schaffen.

Welsch setzt den Begriff jedoch in einen anderen Zusammenhang, ihm geht es dabei nicht um einen neuen Ansatz der kulturwissenschaftlichen Analyse, sondern darum, einen philosophisch-theoretischen Ansatz zum Verständnis der Entwicklung, der Kommunikation und Vernetzung der Kulturen untereinander zu liefern. Zwar wirkt Welschs Entwurf einer transkulturellen Gesellschaft stellenweise utopisch, etwa wenn er schreibt, vielleicht kämen «wir im Zeitalter der Transkulturalität tatsächlich dem alten Traum von einer ‹Family of Man› ein Stück näher»[126], doch es findet sich genau die von ihm beschriebene hybridisierte kulturelle Ausrichtung von Individuen in den Drehbüchern von Fatih Akin wieder.

Wie sich in den Filmanalysen zeigen wird, ist ein entscheidendes Merkmal der Filme Fatih Akins das einer Diversifikation – und dies auf allen Ebenen: Es finden sich ebenso eine Vielzahl filmästhetischer Stilmittel wie auch unterschiedliche Arten der Narration. Es gibt auf der Dialogebene die Vermischung mehrerer Sprachen, es werden auf der akustischen Ebene verschiedenste Musikstile aufgegriffen, die Filmfiguren haben unterschiedlichste gesellschaftliche Positionen, Ambitionen und Verhaltensmuster. Ricarda Strobel spricht im Zusammenhang mit den Filmen Fatih Akins von diversen «Grenzüberschreitungen»[127] (etwa Ländergrenzen, Sprachgrenzen, Grenzen einzelner Musikkulturen). Es sind genau diese Grenzüberschreitungen, die zu einer Verwässerung und schließlich Auflösung der Grenzen führen.

Nun erinnert das Vermischen und neu anordnen unterschiedlichster Einflüsse an das, was man sich unter dem Begriff der *bricolage* vorstellt[128]. Später wurde der Begriff in den Bereich der Cultural Studies übernommen, wo er dazu diente, jugendkulturelle Stilschöpfung zu beschreiben (bereits vorhandene Symbole werden aufgegriffen und durch Jugendliche in einen neuen Kontext gestellt, etwa die Sicherheitsnadel in der Punkmode)[129]. Auch der Sozialwissenschaftler Ronald Hitz-

---

125 Clifford Geertz: *Dichte Beschreibung*. Frankfurt am Main 1983.
126 Welsch 2010, S. 64.
127 Ricarda Strobel: Grenzgänge. Die Filme von Fatih Akin. In: Ricarda Strobel, Andreas Jahn-Sudmann (Hrsg.): *Film transnational und transkulturell. Europäische und Amerikanische Perspektiven*. München 2009, S. 143–152.
128 Der Begriff wurde geprägt durch den Ethnologen und Strukturalisten Claude Lévi-Strauss, der damit Denkschemata beschreibt, welche vorhandene Zeichen aufgreifen und durch Reorganisation in neuen Kontexten nutzbar machen. Vgl.: Claude Levi-Strauss: *Das wilde Denken*. Erste Auflage, Frankfurt/Main 1973.
129 John Clarke, Mitglied einer Arbeitsgruppe zur Erforschung von Subkulturen am Centre for Contemporary Cultural Studies in Birmingham schreibt in einem Aufsatz über Stilschöpfung

1.2 Theoretisches Spannungsfeld

ler greift den Begriff der *bricolage*, der Bastelei, auf, und weitet ihn auf den gesamten Bereich menschlicher Lebensführung aus: «Der Einzelne trifft auf eine Vielfalt von Sinnangeboten, aus denen er mehr oder minder frei wählt. Aus heterogenen symbolischen Äußerungsformen ‹bastelt› er dann gleichsam seinen Lebensvollzug, seine persönliche Identität zusammen.»[130]

Hitzler beschreibt das ‹Sinn-Basteln›, das das Leben des modernen Menschen strukturiert. Der moderne Mensch produziert beständig den Sinn, den die Welt für ihn hat, es scheint, er «könne gar nicht anders»[131].

Diese Ansätze decken sich in gewisser Hinsicht mit dem, was Wolfgang Welsch unter der Prämisse der Transkulturalität als Identitätsbildung auf individueller Mikroebene versteht, bei der sich die Menschen «eine Vielzahl von Elementen unterschiedlicher Herkunft aufgreifen und verbinden»[132]. Laut Welsch ist die «kulturelle Identität der heutigen Individuen eine *patchwork*-Identität»[133]. Dies schließt nicht aus, dass es innerhalb einer *patchwork*-Identität Flecken gibt, die größer sind als andere, also besonders ausgeprägte oder dominante kulturelle Muster. Auch bei Fatih Akin gibt es solche dominanten Stellen, etwa in einer kulturellen Verbundenheit zur Heimatstadt Hamburg und auch zu den türkischen Wurzeln. Dass sich dies in den Filmen niederschlägt, bei denen er die Drehbuchvorlage geliefert und Regie geführt hat, gleich, wie viel persönliche Einzelleistung in einem Film nachweisbar ist oder nicht, steht außer Frage. Aber auch auf höherer Ebene zeichnen sich die Filme, wie oben erwähnt, durch Diversifikation aus, die Ausdruck eines (bewussten oder unbewussten) transkulturellen Denkens der an der Produktion beteiligten Individuen ist.

Wolfgang Welschs Transkulturalitätsbegriff soll übertragen werden auf die Wirkung und Ästhetik, aber auch auf produktionstechnische Aspekte der Filme von Fatih Akin. Transkulturalität bildet das Strukturprinzip der Filme auf inhaltlicher und formaler Ebene. Laut Welsch sind heutige Kulturen intern gekennzeichnet durch Hyb-

---

im Rückbezug auf Claude Lévi-Strauss: «Um den Prozeß [sic] der Stilschöpfung zu schildern, gebrauchen wir ein wenig eklektisch Lévi-Strauss' Begriff bricolage (Bastelei – die Neuordnung und Rekontextualisierung von Objekten, um neue Bedeutungen zu kommunizieren, und zwar innerhalb eines Gesamtsystems von Bedeutungen, das bereits vorrangig und sedimentierte, den gebrauchten Objekten anhaftende Bedeutungen enthält). Objekt und Bedeutung bilden zusammen ein Zeichen, und in jeder Kultur werden solche Zeichen immer wieder zu charakteristischen Diskursformen gruppiert. Wenn aber der bricoleur (Bastler) das signifikante Objekt innerhalb dieses Diskurses in eine andere Position versetzt, ...) dann entsteht ein neuer Diskurs, und eine andere Bedeutung wird vermittelt.»
Vgl. John Clarke: Stilschöpfung. In: Peter Kemper, Thomas Langhoff, Ulrich Sonnenschein (Hrsg.): „*but I like it*". *Jugendkultur und Popmusik*. Stuttgart 1998, S. 375 f.

130 Ronald Hitzler: Sinnwelten. *Ein Beitrag zum Verständnis von Kultur. Beiträge zur sozialwissenschaftlichen Forschung*, Band 110. Opladen 1988, S.133.
131 Ebd., S. 147.
132 Welsch 2010, S. 46.
133 Ebd.

1 Thematisches Spannungsfeld und Forschungsstand

ridisierung[134], durch einen kulturellen Mix[135]. Ein ebensolcher Mix, auch innerhalb der bei Akin häufig zitierten Film- oder Musikkultur, zeichnet die Filme aus.

Es muss hier aber noch einmal das Prinzip der *bricolage* angesprochen werden, da es in seiner allgemein-sozialwissenschaftlichen Auffassung als sehr nützlich für das Beschreiben der durch Diversifikation und das Mischen unterschiedlicher Elemente geprägten Filme erscheint. Wolfgang Welsch selbst greift den Begriff nämlich in einem seiner Aufsätze zur Transkulturalität auf, lehnt ihn aber als dem alten (interkulturellen) Paradigma verhaftet ab. Die Zusammensetzung der «viel gepriesenen Bricolage» entspreche «typologisch dem interkulturellen Paradigma.»[136]

Eine *Bricolage* ist, so lässt sich Welsch interpretieren, nicht transkulturell, weil ihre einzelnen Bestandteile noch deutlich erkennbar sind. Auf das Kulturverständnis bezogen hieße das, es sind in der *Bricolage* noch deutlich Elemente von Einzelkulturen («Kugeln») erkennbar. Egal, was durch die Rekombination ‹Neues› entsteht, es verweist immer noch auf die Existenz des ‹Alten›, in dem Fall das alte Kulturverständnis von zwei in sich geschlossenen Kulturen.

Der Mix in Fatih Akins Filmen ist so komplex, dass sich kein Rückschluss auf ein zugrunde liegendes Verständnis von in sich geschlossenen Kulturen ziehen lässt. Es werden so viele Eindrücke vermischt, dass sich nicht mehr einzelne Zuschreibungen – «deutsch» oder «türkisch», «Genre A» oder «Genre B», «traditionelle» oder «moderne» Musik – machen lassen. Noch einmal sei darauf hingewiesen, was Özkan Ezli formuliert:

> In seinen [Akins] Filmen GEGEN DIE WAND (2004) und besonders in AUF DER ANDEREN SEITE (2007) wird eine Komplexität des ‹Deutsch-Türkischen› Alltags exemplifiziert, die jenseits einer dichotomischen Kulturunterscheidung, einer deutschen Leit- und einer traditionell-archaischen «türkischen» Kultur steht. Vielmehr hat sich spätestens mit AUF DER ANDEREN SEITE (2007), auch wenn der Film topografisch zwischen Deutschland und der Türkei spielt, Fatih Akins Kino vom Deutsch-Türkischen Konnex' gelöst und ist nun als internationales und globales Kino zu verhandeln.an die Stelle der interkulturellen Kompetenz rückt die kulturelle Kompetenz, die nicht mehr allein Deutsch-Türkische Geschichten erzählt, sondern zugleich auch transnationale und transkulturelle.[137]

Zudem sind viele der Elemente von Akins Mix nicht an eine bestimmte Vorstellung von Nationalkultur gebunden, sondern bewegen sich im Rahmen einer international ausgerichteten Populärkultur. Bei Fatih Akin geht es, wie sich in den Analysen zeigen wird, auch gar nicht darum, durch *bricolage*, also das Kombinieren

---

134 Vgl. ebd., S. 43.
135 Vgl. ebd., S. 62.
136 Welsch 1994, S. 165.
137 Ezli 2009, S. 211.

1.2 Theoretisches Spannungsfeld

verschiedener Elemente, etwas ganz Neues hervorzubringen. Vielmehr sind einzelne Elemente gleichwertig nebeneinander gestellt, häufig nicht wertend, sondern offen für Interpretation und sich selbst stets hinterfragend. Diese Gleichwertigkeit und Offenheit der Elemente bringt, trotz des vordergründigen Bricolage-Charakters, eine Form der transkulturellen Ästhetik hervor. Ebenso wichtig wie die Frage, aus welchem ‹kulturellen Topf› einzelne der Elemente stammen, ist die Frage, an wen sie sich richten. Durch die Vielfalt der verarbeiteten Elemente entsteht auch eine Vielfalt an Adressaten, die sich von dem breiten Angebot an Referenzpunkten angesprochen fühlen. Die Filme wirken dabei als verbindendes, integratives Element und spiegeln so den transkulturellen Gedanken an die Rezipienten zurück.

Die Filme von Fatih Akin weisen in ihrer formalen und ästhetischen Ausgestaltung transkulturelle Elemente auf. Diese zeichnen sich durch eine ausgesprochene Stil- und Adressatenvielfalt aus, die so viele Referenz- und Anknüpfungspunkte bietet, dass sie die Grenzen des ‹alten› Kulturverständnisses aufsprengt und dadurch Transkulturalität hervorbringt.

Wenn hier der Ansatz der Transkulturalität nach Wolfgang Welsch gewählt wird, darf nicht unterschlagen werden, dass an diesem Modell begründete Kritik geübt wurde. Ein zentraler Kritikpunkt an Welschs Ausführungen ist, dass das Modell das Gefüge gesellschaftlicher Machtverhältnisse und die damit verbundenen ungleich verteilten Zugangsmöglichkeiten zum kulturellen Kapital[138] vollkommen ignoriert (im Gegensatz zum Postkolonialismus). Der transkulturelle Lebensentwurf, der individuelle Stilmix, ist in Realität nicht für jeden frei verfügbar, vielmehr ist es ein idealtypisches Modell[139], das von weitgehend gleichen Grundvoraussetzungen ausgeht, die so nur selten vorhanden sind. Er ist abhängig vom politischen System, von finanziellen Möglichkeiten, infrastrukturellen Gegebenheiten oder Bildungschancen, um nur einige wichtige Bereiche zu nennen. Für die vorliegende Arbeit sind diese – berechtigten – Kritikpunkte jedoch von weniger starker Bedeutung, da es hier darum geht, Welschs philosophisches Gesellschaftsmodell in ein ästhetisches Modell zu überführen, beziehungsweise aus ihm heraus eine ästhetisches Beschreibungsmodell zu entwickeln. Transkulturalität, gerade in ihrer idealtypischen Form, soll gedacht werden als ästhetisches Strukturprinzip der Filme, sowohl auf formaler als auch auf inhaltlicher Ebene. Auch in diesem Verständnis bleibt der Begriff in gewisser Weise ein idealtypisches Modell. Analog zu den Kritikpunkten an Welschs Gesellschaftstheorie wäre demnach hier zu fragen, inwiefern die Filmästhetik bei Akin von äußeren Faktoren und Diskursen überlagert und eingeengt wird. Auch Filmprojekte sind abhängig von Möglicheiten der Finanzierung und dem Zugang zu nötiger Infrastruktur. Wer entscheidet nach welchen Gesichtspunkten über För-

---

138 Vgl. Hendrik Blumdentrath, Julia Bodenburg, Roger Hillman, Martina Wagner-Engelhaaf: *Transkulturalität*. Münster 2007, S. 18.
139 Vgl. ebd., S. 17.

dermittel, was ist mit einem festgelegten Budget ausstattungstechnisch umsetzbar? Auch rechtliche Fragen spielen eine Rolle, die sich auf die Gesamtästhetik eines Films auswirken können: Wo darf gedreht werden? Was darf gezeigt werden, wo gibt es Zensur, etwa bei Gewaltdarstellung oder politischen Statements?

Die an der Entstehung eines Films beteiligten Personen agieren nicht vollkommen frei, können den individuellen Stilmix nur innerhalb der oben angedeuteten Grenzen ausprägen.

Ein weiterer Vorwurf gegenüber Welschs Theorie ist, dass seine Vorstellung von Transkulturalität – zu Ende gedacht – zu einer kompletten Homogenisierung der Kulturen führe[140]. Auch diesen Gedanken kann man – beim Transfer der Gesellschaftstheorie in eine ästhetische Theorie – analog auf das Filmschaffen Fatih Akins übertragen. Es bedeutet, danach zu fragen, ob bei Genremix, Zitatenreichtum, Stil- und Themenmix sowie Aussagen- und Adressatenvielfalt nicht alles homogenisiert wird und somit in Beliebigkeit abdriftet. Wolfgang Welsch selbst geht in einem seiner Hauptwerke, «Unsere postmoderne Moderne», auf dieses Problem ein. Er warnt vor der Gefahr der Beliebigkeit[141], vor einer «feuelletonistischen Postmoderne»[142], die dazu neigt, «Vielheit durch Mischmasch zu vergleichgültigen»[143].

Beide Kritikpunkte an Welschs Transkulturalitätstheorie, oder genauer, ihre auf diese Arbeit übertragenen Fragestellungen, sollen nicht ignoriert werden. Vielmehr bietet sich eine Betrachtungsebene ganz besonders an, um ebenjene Fragen zu integrieren. Vermarktungs- und Finanzierungskontexte, technische und infrastrukturelle Gegebenheiten, aber auch Selbstdarstellung oder der kreative Umgang mit Beschränkungen werden ebenso thematisiert wie die Frage, ob zuviel Vielfalt in eine unspezifische Beliebigkeit mündet. Unter dem Gesichtspunkt der Autorenschaft lassen sich diese wichtigen Punkte verhandeln und finden so Eingang in die die analytischen Betrachtungen.

1.2.2 Autorenschaft

Wenn man sich mit den Filmen eines bestimmten Regisseurs auseinandersetzt und ihn somit ins Zentrum der Betrachtungen rückt, impliziert dies die Frage: Wird der Regisseur hier als alleiniger kreativer Urheber, als ‹Autor› der Filme gesehen? Lässt sich im Gesamtwerk eine distinktive Handschrift erkennen, die man zweifelsfrei auf den Regisseur zurückführen kann und die ‹seine› Filme von allen anderen unterscheidbar macht? Vorab: Die Antwort darauf lautet erst einmal «Nein». Einen alleinigen kreativen Urheber bei einem schon produktionsbedingt auf die Mitarbeit

---

140 Vgl. ebd.
141 Vgl. Wolfgang Welsch: *Unsere postmoderne Moderne*. Weinheim 1987, S. 41.
142 Ebd., S. 3.
143 Ebd.

vieler angewiesenen Film zu suchen, ist realitätsfern, und eine ‹Handschrift› wird sich vor allem erst einmal dem offenbaren, der bewusst nach ihr sucht. Dennoch lassen sich diverse Bestrebungen beobachten, eine Art Autorenschaft zu etablieren, und zwar sowohl von Seiten des Marketings und des Regisseurs Fatih Akin selbst, als auch von Seiten der Rezipienten.

Doch der Reihe nach: Der Autorenbegriff wurde im Zusammenhang mit dem Medium Film viel diskutiert und kann daher nicht unhinterfragt gebraucht oder bestritten werden. An dieser Stelle sollen darum zunächst die wichtigsten Positionen zum Autorenbegriff knapp rekapituliert werden. Anschließend wird versucht, eine eigene Position zu entwickeln, die zum einen die Auseinandersetzung mit Fatih Akin als zentralem Bezugspunkt legitimiert, die zum anderen aber auch eine praxisorientierte Alternative zum ‹alten› Autorenbegriff bereitstellt.

1.2.2.1 Der Autorenbegriff im Film

In Verbindung mit dem filmischen Medium scheint der Begriff des Autors zunächst in einer recht beschränkten und eher umgangssprachlichen Bedeutung auf. Zu Beginn des 20. Jahrhunderts, als versucht wird, den Film von seiner Vergangenheit als Jahrmarkts- und Varietéattraktion zu lösen und ihn als gehobene Kunst- und Unterhaltungsform für die bürgerliche Schicht zu etablieren[144], ist mit dem Begriff ‹Autor› schlicht der Verfasser des Drehbuches gemeint. Dies ist insofern bemerkenswert, als dass über das Drehbuch und den Namen seines Verfassers versucht wird, den Film aufzuwerten[145]. Der ‹Autor› wird demnach bereits in den 1910er Jahren zu einem zentralen Mittel der Vermarktung. Jürgen Felix beschreibt diese Phase folgendermaßen:

> Vorbild für die frühen deutschen ‹Autorenfilms› [sic] war vielmehr ein Modell, das die französische Produktionsgesellschaft Film d'art vorgegeben hatte. Agierten in dem Historiendrama L'ASSASSINAT DU DUC DE GUISE (1908) erstmals renommierte Theaterschauspieler als Filmdarsteller, so konnte man wenige Jahre später auch in Deutschland renommierte Künstler für das kinematografische Massenmedium gewinnen, und zwar nicht nur prominente Theaterschauspieler wie Albert Bassermann und andere Mitglieder aus Max Reinhardts Ensemble, sondern auch Dichter wie Arthur Schnitzler und Gerhardt Hauptmann. Literarische Kunstwerke wurden nun zur ‹Verfilmung› freigegeben, und so mancher berühmter Schriftsteller verfasste sogar Originaldrehbücher.[146]

---

144 Vgl. Heinz-B. Heller: Massenkultur und ästhetische Urteilskraft. In: Norbert Grob, Karl Prümm (Hrsg.): *Die Macht der Filmkritik*. München 1990, S. 26 f.
145 Vgl. Anette Brauerhoch: Der Autorenfilm. Emanzipatorisches Konzept oder autoritäres Modell? In: *Abschied vom Gestern. Bundesdeutscher Film der 60er und 1970er-Jahre*, Frankfurt: Katalog des Deutschen Filmmuseums, 1991, S. 155.
146 Jürgen Felix: Autorenkino. In: Ders. (Hrsg.): *Moderne Film Theorie*. 3. Auflage. Mainz 2007, S. 19.

Der Regisseur nimmt dabei produktionstechnisch nur die Rolle eines ‹Handwerkers› an, der die Schauspieler anleitet und den vorgegebenen Stoff entsprechend des Drehbuchs szenisch umsetzt. Immer schon ist die Frage nach der kreativ dominanten – soll heißen, in der Öffentlichkeit als solche wahrgenommene – Person an finanzielle Fragen gekoppelt. Mit dem Namen eines bekannten Schriftstellers als Drehbuchlieferant kann ein fertiger Film in der entsprechenden Rezipientenschicht platziert und vermarktet werden. Doch auch im Vorfeld der Produktion scheint Geld ein wichtiger Faktor für die Steuerung kreativer Prozesse zu sein. Richtet man den Blick auf Hollywood, wo im Studiosystem die Filmproduktion vor allem unter ökonomischen Gesichtspunkten optimiert wurde, wird dies besonders deutlich. Hier waren es vor allem berühmte Produzenten, etwa Cecil B. DeMille (der auch als Regisseur arbeitete) oder David O. Selznick, die ihre finanziellen Investitionen stets im Auge behielten und durch ihr Mitspracherecht stark an Entstehung und Ausprägung der Filme mitwirkten[147]. Schließlich erhält der Autorenbegriff eine neue Gewichtung, und die Entwicklung, die er nun nimmt, lässt sich mit Susan Hayward rückblickend in drei Phasen einteilen[148].

Die erste der drei Phasen ist geprägt durch einen recht unreflektiert gebrauchten Autorenbegriff, der den ‹Autor› als eigenständig-schöpferische und somit für das Werk zentrale Kategorie festlegt. 1948 veröffentlicht der französische Filmkritiker Alexandre Astruc einen Aufsatz, in dem er den Film als Sprache definiert, deren der Regisseur[149] sich bedient und die er mit der «Kamera als Füllfederhalter»[150] gleichsam niederschreibt. Der Regisseur macht den Film zu seiner Sprache, mit der er als «Künstler seine Gedanken, so abstrakt sie auch seien, ausdrücken»[151] kann. Astruc macht damit den Regisseur zum Autor, die *mise en scène* zur zentralen Ausdrucksform. Das Drehbuch und der Drehbuchschreiber geraten aus dem Fokus.

Diesen Anspruch bauen andere Filmkritiker der Cahiers du Cinéma weiter aus. François Truffaut veröffentlicht 1954 seinen wirkmächtigen Aufsatz «Une certaine tendance du cinéma français». Hierin geht es Truffaut zunächst um die Kritik an der «Tradition der Qualität»[152], in der er die meisten im Frankreich jener Zeit produzierten Filme stehen sieht. Gemeint sind Adaptionen literarischer Werke, die zwar eine gewisse Werktreue aufweisen, aber die Möglichkeiten des filmischen Mediums nicht

---

147 Vgl. Claus Tieber: *Schreiben für Hollywood: Das Drehbuch im Studiosystem*. Reihe Filmwissenschaft, Bd. 4. Wien 2008, S. 179 f. als Beispiel für den Arbeitsstil und die Einflussnahme David O. Selznicks und Sumiko Higashi: *Cecil B. DeMille and American Culture. The Silent Era*. Berkeley u. a. 1994, S. 5 zur Autorenschaft DeMilles.
148 Vgl. Susan Hayward: *Cinema Studies. The Key Concepts*. 3rd Edition. London 2006, S. 32.
149 Vgl. Alexandre Astruc: Die Geburt einer neuen Avantgarde. Die Kamera als Federhalter. In: Theodor Kotulla (Hrsg.): *Der Film. Manifeste Gespräche Dokumente*. Band 2, München 1964, S. 114.
150 Ebd.
151 Ebd., S. 112.
152 Francois Truffaut: Eine gewisse Tendenz im französischen Film (1954). In: Ebd., S. 116.

nutzen, und somit weder der literarischen Vorlage gerecht werden, noch eine gelungene filmische Umsetzung ermöglichen. Kritisiert wird das zu stark literarische und zu wenig filmische Denken beim Verfassen der Drehbücher. Der Regisseur schließlich wird bei dieser Art von Filmen bloß als «der Herr, der den Bildrahmen dazu liefert»[153] betrachtet. Truffaut möchte den Regisseur gegenüber den Drehbuchschreibern emanzipieren. Ihm schweben Filme vor, die gemacht werden von «Regisseuren und nicht von Literaten»[154]. Damit wird die wahre schöpferische Kraft beim Dreh eines Films auf den Regisseur übertragen. Truffaut liefert so die Blaupause für das Selbstverständnis der zukünftigen Nouvelle-Vague-Regisseure, zu denen er neben Jean-Luc Godard oder Claude Chabrol (um nur einige zu nennen) selbst zählen wird. Wieder lässt sich feststellen, dass der Autorenbegriff einerseits von Seiten der Filmkritik (Truffaut als Kritiker) instrumentalisiert wird, zudem kommt der Aspekt der Selbstzuschreibung (Truffaut als Regisseur) hinzu. Der Autor ist eine «kritische Strategie»[155]. Die Herangehensweise ‹Regisseur-als-Autor› verschließt natürlich nicht per se die Augen davor, dass Filme rein institutionell ein Gemeinschaftsprodukt darstellen. Vielmehr wollen die Cahiers-Kritiker zeigen, dass der persönliche Stil eines Regisseurs, der Autorqualitäten hat, gerade auch innerhalb dieses Systems sich durchzusetzen weiß[156]. So rechtfertigt sich auch die Hinwendung der Cahiers-Kritiker zu bestimmten in Hollywood arbeitenden Regisseuren, die es möglich macht, auch Genrefilme aufzuwerten, die bislang als uninspirierte Fließbandprodukte abgetan wurden[157]. Regisseure wie Alfred Hitchcock, Howard Hawks oder John Ford werden als Autoren, als schöpferische Genies, gekennzeichnet und so kanonisiert[158]. Die Schreiber der Cahiers du Cinéma machen den *auteur* zum Instrument der Kritik und Analyse[159].

Einen Nachklang findet dieses Denken aus Frankreich[160] auch in der Wandlung des deutschen Begriffs Autorenfilm. Im Neuen Deutschen Film ab Mitte der 1960er Jahre ist mit dem Schlagwort nun nicht mehr die Verfilmung des Stoffes eines bekannten Literaten gemeint, sondern im Zentrum der Betrachtung steht nun ebenfalls der Regisseur (der zumeist auch das Drehbuch selbst verfasst). Verbunden ist der Wandel in Deutschland (neben diversen filmästhetischen Neuerungen) zugleich mit einem institutionellen Umbruch, womit einmal mehr die Nähe des

---

153 Ebd., S. 126.
154 Ebd., S. 128.
155 Werner Kamp: Autorenkonzepte in der Filmkritik. In: Fotis Jannidis (Hrsg.): *Rückkehr des Autors: zur Erinnerung eines umstrittenen Begriffs*. Tübingen 1999, S. 441.
156 Vgl. dazu etwa der bereits 1953 erschienene Artikel «Genie des Howard Hawks» von Jacques Rivette (deutsche Fassung in: Institut Français de Munich (Hrsg.): Revue Cicim Nr. 24/25, 1989).
157 Vgl. Felix 2007, S. 29.
158 Vgl. Hayward 2006, S. 33.
159 Vgl. John Caughie (Hrsg.): *Theories of Authorship. A Reader*. London 1981, S. 35.
160 Vgl. Hans Günther Pflaum, Hans Heinrich Prinzler: *Film in der Bundesrepublik Deutschland*. Erw. Neuausgabe. München 1992, S. 16 f.

1 Thematisches Spannungsfeld und Forschungsstand

Autorenbegriffs zu ökonomischen Aspekten der Filmproduktion sichtbar wird. In den 1960er Jahren ist die deutsche Filmindustrie durch die Konkurrenz des Fernsehens geschwächt. Eine wichtige Arbeitsvoraussetzung für die neuen Autorenfilmer sind die sich daraus neu ergebenden Produktionsbedingungen[161]. Zum einen investiert der Staat in Filmförderung (Filmförderungsgesetzt von 1967, Gründung der Filmförderungsanstalt 1968), zum anderen bieten die Rundfunkanstalten finanzielle Unterstützung bei der Produktion im Tausch gegen Senderechte. Diese Produktionssituation erlaubte den jungen Regisseuren den kreativen Neuanfang ohne allzu starken Publikumszwängen zu unterliegen.

In den USA führt Andrew Sarris das französische Konzept in die Filmkritik ein, er blähte jedoch die eher ideologische Ausrichtung der *politique des autuers* auf zu einer Theorie, der *auteur theory*[162]. Da er sich mit amerikanischen Filmen auseinandersetzt, kommt bei ihm der Gedanke der Produktionsbedingungen, unter denen ein *auteur* sich zu behaupten hat, ebenfalls zum Tragen[163]. Er ist bemüht, die strukturellen Bedingungen, die die Arbeit des *auteurs* bestimmen und ausmachen, zu reflektieren. Dennoch stellt er den Regisseur in den Mittelpunkt seiner Analysen – er nutzt den *auteur* vor allem dazu, Filme zu kanonisieren, zu bewerten und somit eine bestimmte Art der Filmgeschichte zu schreiben[164].

Die zweite Phase nach Hayward, die der Autorenbegriff zunächst in Europa durchläuft, ist vom Strukturalismus geprägt. In England wird der Autorenbegriff nicht verworfen, sondern lediglich den neuen theoretischen Bedingungen angepasst. Statt den Autor als ein aus sich selbst schöpfendes Genie zu verklären, konzentrieren sich die neuen Ansätze weniger auf die Person, sondern darauf, bestimmte wiederkehrende Strukturen im Werk eines Regisseurs ausfindig zu machen und den ‹Autor› darüber festzumachen (etwa bei Geoffrey Nowell-Smith)[165]. Zudem werden die sozialen und institutionellen Bedingungen, denen die Filmproduktion unterliegt, mit reflektiert. Dies ist bei genauerer Betrachtung jedoch nur ein Umgehen des eigentlichen Problems, das Ausblenden der kritischen Stelle, um sie anhand nachweisbarer Strukturen indirekt zu konstituieren. Trotzdem bleibt[166] der ‹Autor›, der Regisseur, als Instrument der Auseinandersetzung und der Kritik erhalten – er bildet nun allerdings nicht mehr den Ausgangspunkt der Analyse, sondern wird durch nachträgliche Zuschreibung der Analyseergebnisse dazu gemacht[167]. Die «strukturalistische

---

161 Vgl. Ebd., S. 210–234 und Thomas Elsaesser: *Der Neue Deutsche Film. Von den Anfängen bis zu den neunziger Jahren*. München 1994, S. 21 ff.
162 Vgl. Hayward 2006, S. 34.
163 Vgl. Caughie 1981, S. 61.
164 Vgl. ebd.
165 Vgl. ebd.
166
167 Vgl. Kamp 1999, S. 448.

1.2 Theoretisches Spannungsfeld

Wende» brachte zudem eine «Verwissenschaftlichung» der Diskussion mit sich[168]. Da bislang recht vehement auf den ‹Autor› als funktionalen Selbstzweck der Filmkritik oder der Filmschaffenden hingewiesen wurde, muss an dieser Stelle eingewandt werden, dass der Autorenbegriff bisweilen auch in der Filmwissenschaft als Selbstzweck herhält – man denke nur an die zahlreichen Werkmonografien, die selbige hervorgebracht hat. Nicht zu sprechen davon, dass die vorliegende Arbeit prinzipiell ebenfalls dazu zählt (allerdings in der Hoffnung, dies sinnvoll zu begründen und weder einem Personenkult noch einem unreflektierten Autorenbegriff zu verfallen).

Ende der 1960er Jahre, im Übergang zur dritten Phase, geht man subjektkritisch mit dem Autor um. Wichtigster theoretischer Text ist mit Sicherheit Roland Barthes «La mort de l'auteur» aus dem Jahre 1968. Barthes Kritik richtet sich dagegen, dass die Erklärung eines Werkes bei seinem Urheber gesucht wird[169]. Für Barthes ist ein Text (und somit auch der ‹filmische Text›) lediglich ein «Gewebe von Zitaten»[170], wodurch die Frage nach dem alleinigen Urheber irrelevant wird. Der ‹Urheber›, und damit die bedeutungsstiftende Instanz, ist niemals in nur einer Person zu finden. Stattdessen macht Barthes den Leser zu dem Ort, an dem Bedeutung entsteht – was zu bezahlen sei mit dem «Tod des Autors»[171]. Diese Herangehensweise entmachtet nicht nur den bisherigen Autorenbegriff, sondern damit verknüpft auch den des Kritikers[172] (um ein weiteres Mal auf die gegenseitige Abhängigkeit dieser ‹Instanzen› hinzuweisen).

Die dritte Phase nach Susan Hayward ist die des Poststrukturalismus der 1970er Jahre[173]. Hier tritt nun das Interesse an der Person des Regisseurs, an einem *auteur*, eher in den Hintergrund, auffällig weniger Werkmonografien werden verfasst[174]. Beeinflusst von Theorien der Psychoanalyse, des Dekonstruktivismus und des Feminismus schwenkt das Interesse nun um auf die Seite des Rezipienten der filmischen Texte. Freilich verschwindet das Konzept ‹Autor› niemals ganz. Es wird lediglich verändert und angepasst, selbst der wohl pointiertesten Aussage, Barthes ‹Tod des Autors» (1968), kann man vorwerfen, dass sie nur umdeutet, die Perspektive verschiebt, nicht jedoch das Konzept des Autoren an sich widerlegt (um seinen Tod zu fordern, muss Barthes zumindest anerkennen, dass der ‹Autor› vormals in irgendeiner Form existiert hat). Der Todesstoß war offenbar nicht konsequent genug, der

---

168 Felix 2007, S. 38.
169 Roland Barthes: Der Tod des Autors (1968). Übersetzt v. Matias Martinez. In: Fotis Jannidis, Gerhard Lauer, Matias Martinez, Simone Winko (Hrsg.): *Texte zur Theorie der Autorschaft*. Stuttgart 2003, S. 186.
170 Ebd., S. 190.
171 Ebd., S. 193.
172 Vgl. Felix 2007, S. 38.
173 Vgl. Hayward 2006, S. 32.
174 Vgl. Felix 2007, S. 39.

Autor erweist sich bis heute als kaum zu beseitigender «Wiedergänger»[175]. Dies liegt daran, dass der Autor von Anfang an keine autonom aus sich selbst erwachsende, natürlich existierende Größe ist. Er hat keine Wurzel wie das sprichwörtliche Übel, die man ausreißen und damit vernichten könnte. Das Etikett ‹Autor› wird vielmehr vergeben, es wird zugeschrieben (durchaus auch vom Autor selbst), und so lange es diese Zuschreibung, zu welchem Zweck auch immer, gibt, wird die Kategorie Autor Bestand haben. Michel Foucault stellt bereits 1969 fest, dass der Autor lediglich das Ergebnis einer Projektion ist[176], «er geht den Werken nicht voran, er ist ein bestimmtes Funktionsprinzip, mit dem, in unserer Kultur, man einschränkt, ausschließt und auswählt [...]»[177]. Dieses Verständnis des Autorenbegriffs, als eine durch Fremdzuschreibung, Vermarktung und Selbstdarstellung entstehende Kategorie, als ein Funktionsprinzip, wird der folgenden Argumentation zugrunde gelegt. Der Autor wird somit nicht als autarke Erzählinstanz verstanden, sondern als funktionales Konstrukt.

1.2.2.2 Der Autor als Funktionsstelle

In Weiterführung an Michel Foucaults Autorenverständnis soll die Funktionsstelle ‹Autor› näher theoretisiert werden. Die vorliegende Studie befasst sich mit einem Korpus an Filmen, die durch das Verfassen des Drehbuchs und das Führen der Regie Fatih Akin zugeordnet werden können. Wie kann damit möglichst reflektiert und auch ergebnisorientiert umgegangen werden, trotz der ‹Altlasten› des Autorenbegriffs? Ein sinnvoll erscheinender Vorschlag ist das von Jan Distelmeyer vorgeschlagene Modell der kontextorientierten Werkanalyse. Er löst sich von der linguistisch geprägten Vorstellung des Films als Text und spricht vom Film als Produkt[178]. Mit seinem Produktbegriff grenzt er sich dreifach von der Annahme einer immanenten, von einem Autor intendierten Bedeutung ab:

> Erstens verweist er [Der Begriff ‹Produkt›, Anm. d. Verfasserin] auf die industriellen Produktions- und Distributions-zusammenhänge (z. B. beim Hollywood-Film) sowie auf den synkretischen Charakter des Mediums. Film wird als Produkt einer Vielzahl Beteiligter und als Ware einer Industrie verstanden. Zweitens ist der Terminus Produkt ebenso hinsichtlich der gesellschaftlichen, film- und kulturhistorischen Bezüge zu verstehen. Film wird demnach zweitens als Produkt seines sozialen, politischen, medialen und kulturellen Umfeldes begriffen. Drittens deutet der

---

[175] Jan Distelmeyer: *Autor Macht Geschichte. Oliver Stone, seine Filme und die Werkgeschichtsschreibung.* Stuttgart 2005, S. 13.
[176] Vgl. Michel Foucault: Was ist ein Autor? (1969) In: Jannidis, Lauer, Marinez, Winko (Hrsg.) 2003, S. 195.
[177] Ebd., S. 228.
[178] Vgl. Distelmeyer 2003, S. 92 f.

1.2 Theoretisches Spannungsfeld

Produkt-Begriff auch auf die interpretatorische Rolle des Publikums, bzw. des Analysierenden hin.»[179]

In Anlehnung an diese theoretische Vorgabe werden die Filme von Fatih Akin analysiert, auch wird überprüft, ob sich tatsächlich eine Art Gesamtbild ergibt. Somit werden auch die im vorhergehenden Kapitel angesprochenen Fragen (die sich durch die Kritik an Welschs Transkulturalitätstheorie ergeben) integriert. Dabei muss stets bewusst bleiben, dass Bedeutung sich nicht nur durch das Filmmaterial an sich (und damit im Rückschluss durch seine Produzenten) konstituiert und vorgegeben wird, sondern durch Rezeption und Analyse entsteht. Bedeutung setzt sich also in diesem Verständnis zusammen aus Vorgabe (durch das filmische Material) und Rezeption, womit ich Roland Barthes widerspreche, der mit der Eliminierung des Autors alle Bedeutungsproduktion allein in die Hand des Lesers legt. Reflektiert werden soll im Anschluss an die filmanalytischen Kapitel auch, wie von Distelmeyer vorgegeben, die Beziehung zwischen der Inszenierung der Filme und der Inszenierung der Medienfigur Fatih Akin, also der Beziehung zwischen «Werk» und «Etikett»[180]. Nachgegangen wird dabei auch der Frage, inwieweit hier der Begriff der Transkulturalität eine Rolle spielt. Der große Vorteil dieser Vorgehensweise liegt darin – und das ist der entscheidende Schwachpunkt vieler werksbezogener Arbeiten – dass die Vorstellung des ‹Autors› nicht mehr als zentrales Analyseinstrument genutzt wird, sondern im Kontext marketing- und rezeptionstechnischer Realitäten betrachtet wird.

Bei der Analyse künstlerischer und kreativer Werke gleichzeitig auch ihren Produktcharakter zu untersuchen (ohne ihnen ihren künstlerischen Wert abzusprechen) ist kein neuer Ansatz. Die empirische Literaturwissenschaft bettet den kreativen Prozess der Literaturproduktion, der im Kern ja durchaus vorhanden sein mag, ein in ein weiteres Umfeld, das Produktionsbedingungen und ökonomische Gesichtspunkte mit einbezieht: «Die Empirische Literaturwissenschaft ist weithin nicht allein fixiert auf «das literarische Kunstwerk» und seine «Interpretation», sondern interessiert sich für die menschlichen Handlungen, die mit literarischen Phänomenen im weitesten Sinne zu tun haben.»[181]

Die Empirische Literaturwissenschaft greift zurück auf systemtheoretische Ansätze und fasst Literatur als gesellschaftliches Handlungssystem auf. Es kann in dieser Studie nun nicht um eine detaillierte systemtheoretische Herleitung der Eigenschaften des Mediums Film[182] oder die detaillierte Ausformulierung eines

---

179 Ebd., S. 93.
180 Ebd., S. 95.
181 Helmut Hauptmeier, Siegried J. Schmidt: *Einführung in die Empirische Literaturwissenschaft*. Braunschweig/Wiesbaden 1985, S. 5.
182 Eine Verknüpfung von Film und Systemtheorie findet sich zum Beispiel bei Lorenz Engell. Er versucht, Filmgeschichte beziehungsweise Filmgeschichtsschreibung systemtheoretisch zu beschrei-

‹Handlungssystems Film› gehen, so wie es die Empirische Literaturwissenschaft für die Literatur versucht. Das würde den Rahmen dieser Untersuchung sprengen und von ihrem eigentlichen Thema, der Auseinandersetzung mit den Arbeiten des Regisseurs Fatih Akin, zu weit abweichen. Die Empirische Literaturwissenschaft bietet aber mit ihrer Beschreibung des Literatursystems zwei theoretische Anknüpfungspunkte, die das hier beschriebene Bild eines durch Zuschreibungen und Funktionen entstehenden Autors stärken. Die grundlegende Frage danach, was den Untersuchungsgegenstand der Literaturwissenschaft ausmacht, kurz, was Literatur ist und was nicht, wird nicht an ästhetischen, stilistischen oder inhaltlichen Punkten festgemacht. Stattdessen gilt als ‹Literatur› und damit als Untersuchungsgegenstand das, was von einem der Aktanten des Handlungssystems Literatur dazu erklärt wird:

> Ein Handelnder (im folgenden Aktant genannt) handelt mit einem oder in bezug [sic!] auf ein sprachliches Gebilde, das er für literarisch hält, anderen als literarisch anbietet bzw. als literarisch bewertet. Der literarische Text spielt also nur da eine Rolle, wo er tatsächlich in Handlungen von Aktanten vorkommt: als produzierter, vermittelter, rezipierter oder verarbeiteter Text.[183]

Ein Text wird also literarisch in dem Moment, in dem einer der Aktanten ihn als solchen auffasst oder bezeichnet, er entsteht durch Zuschreibung. Dieses Denken, übertragen auf ein angenommenes ‹Handlungssystem Film›, würde einerseits die Handlungsrolle eines filmischen ‹Autoren› als Aktant im System als auch die Rezeption eines Films als ‹Autorenfilm› beziehungsweise mehrerer Filme eines ‹Autoren› als ‹Werk› legitimieren. Selbst- und Fremdzuschreibungen können einen Film zum ‹Autorenfilm› und einen Regisseur und Drehbuchschreiber zum ‹Autoren› machen.

---

ben. Dabei sieht er die frühe Filmgeschichte als Genese eines Sinn-Systems (Vgl. Lorenz Engell: *bewegen beschreiben. Theorie zur Filmgeschichte.* Weimar 1995, S. 99 ff.).

Das Herleiten eines ‹Handlungssystem Film› würde bedeuten, den Film zunächst anders zu verorten, als Niklas Luhmann es ursprünglich tat. Bei Luhmann ist Film lediglich Teil des Programmbereichs Unterhaltung innerhalb des Systems Massenmedien (vgl. Niklas Luhmann: *Die Realität der Massenmedien.* 4. Auflage, Wiesbaden 2009, S.75–80). Es wäre zu klären, wie sich ein Handlungssystem Film konstituiert, was seine Systemgrenzen und seine Funktionen sind. Fragen nach operativer Schließung und Codierung müssten sich anschließen. Die Codierung der Massenmedien, Information/Nichtinformation, wäre durch eine andere zu ersetzen.

Da sich diese Arbeit an Erkenntnisse der Empirischen Literaturwissenschaft anlehnt, sei hier kurz erläutert, wie diese mit den oben skizzierten Fragen umgeht. Die Differenzierung zu anderen Systemen und damit die Eigenständigkeit des Systems Literatur liegt in den Handlungskonventionen, an denen sich die Aktanten im Handlungssystem orientieren und sich von denen anderer Teilsysteme unterscheiden (vgl. Hauptmeier, Schmidt 1985, S. 16 f.). Im Gegensatz zu anderen Systemen werden im Literatursystem die Konventionen von Tatsache und Monovalenz sprachlicher Handlungen dominiert von zwei anderen Konventionen: der Ästhetik- und der Polyvalenz-Konvention. Das heißt, sprachliche Aussagen werden nicht nur im Hinblick auf ihren Wahrheitsanspruch, sondern auf ihren poetischen Gehalt hin geprüft, und einem als literarisch angesehenen Text kann, je nach Lesart, eine unterschiedliche Aussage und Bewertung zugeordnet werden (Vgl. Ebd., S. 17f.).

183 Hauptmeier, Schmidt 1985, S. 15.

1.2 Theoretisches Spannungsfeld

Wie bei literarischen Werken[184] lassen sich auch im Umgang mit dem Produkt Film vier typische Handlungsrollen ausmachen: Produktion, Vermittlung, Rezeption und Verarbeitung. Diese vier Handlungsbereiche bedingen sich gegenseitig, wobei die Rolle ‹Produktion› die des Autors ist. Dies ist nicht zwangsläufig eine Person; die Rolle Produktion würde in diesem Fall den gesamten Herstellungsprozess eines Filmes beinhalten (vom Verfassen des Drehbuchs über die Bereitstellung der Produktionsmittel bis zur Umsetzung).

Die vorläufige These dieser Studie lautet daher, dass die Handlungsrolle ‹Produktion› zwar den weiteren Handlungen teilweise vorausgeht, aber gleichzeitig auch von allen anderen Aktanten des Systems gefordert und dadurch wiederum bestärkt wird. Wenn dies, wie im Falle Fatih Akins, durch Fremd- und Eigenzuschreibung, in der Außenwirkung stark an eine Person gebunden wird (auch wenn ein Team dahinter steht), wird deutlich, warum der Autor als Funktionsstelle im Handlungssystem Film weiterhin existiert.

1.2.2.3 Fatih Akin: ein Autor?

Mit diesem kurzen Abriss über die Entwicklung der Autorentheorie im Film wurde beabsichtigt, Positionen zu erläutern, denen sich die Argumentation dieser Studie anschließt, beziehungsweise von denen Abstand genommen werden soll. Es wurde zudem deutlich, warum die Frage nach der Autorenschaft überhaupt aufgegriffen werden muss, beschäftigt man sich – wie in der vorliegenden Arbeit – zentral mit Filmen eines bestimmten Regisseurs[185].

Abgrenzen soll sich die nachfolgende Betrachtung vom längst veralteten Verständnis des Autors als Schöpfergenie. Dagegen spricht schon die Tatsache, dass es nicht möglich ist, die kreative Einzelleistung einer Person bei einem produktionsbedingt gemeinschaftlichen Projekt wie einem Film bis ins Einzelne nachzuvollziehen. Das «Regisseur-als-Schöpfergenie»-Denken der *politique des auteurs* diente, wie die Bezeichnung ‹politique› ja auch impliziert, einer gewissen Agenda, war also zweckgebunden. Dazu Jean-Luc Godard rückblickend:

> Wir sagten von Preminger und den anderen Regisseuren, die für Studios arbeiteten, wie man heute fürs Fernsehen arbeitet: ‹Sie sind Lohnempfänger, aber gleichzeitig mehr als das, denn sie haben Talent, einige sogar Genie …›, aber das war total falsch. Wir haben das gesagt, weil wir es glaubten, aber in Wirklichkeit steckt dahinter, dass wir auf uns aufmerksam machen wollten, weil niemand auf uns

---

[184] Vgl. ebd., S. 14 ff.
[185] Vgl. Jan Distelmeyer: Vom auteur zum Kulturprodukt. Entwurf einer kontextorientierten Werkgeschichtsschreibung. In: Andrea Nolte (Hrsg.): *Mediale Wirklichkeiten. Dokumentation des 15. Film- und Fernsehwissenschaftlichen Kolloquiums*. Schüren: Marburg, 2003, S. 88.

hörte. Die Türen waren zu. Deshalb mussten wir sagen: Hitchcock ist ein größeres Genie als Chateaubriand.[186]

Wenn es also keinen geniegleichen Schöpfer gibt – warum dann die Auswahlkategorie ‹Filme von Fatih Akin›, die ein konsistentes Œuvre impliziert? Der ‹Autor› ist lediglich eine Kategorie, die aus Zuschreibungen erwächst. Sie hat so lange Bestand, wie sie als diskursives Konstrukt in Gebrauch ist. Sie bildet, wie oben beschrieben, die Interessen der Filmkritik, der Filmschaffenden selbst, die der Filmindustrie (Vermarktung) und zuletzt auch die des Rezipienten[187] ab. Die Filme, bei denen Fatih Akin Regie geführt hat, werden konsequent als zusammengehörig vermarktet. Als Nachweis dafür genügt ein Blick auf die im Handel erhältlichen DVD-Ausgaben der Filme. Jede einzelne davon ist, zusätzlich zum Titel der Filme, an prominenter Stelle mit dem Satz «Ein Film von Fatih Akin» beschriftet. Dies ist marketingtechnisch nur dann sinnvoll, wenn der Name bereits zu einem Begriff geworden ist, wenn er bereits eine Marke darstellt. Zudem wird durch diese Bezeichnung ein ‹Gesamtwerk› markiert. Auch von der Filmkritik wird Akin bereitwillig in die Kategorie des Autorenfilmers gesteckt: «Der Leidenschaftliche. Fatih Akin arbeitet sich in den inneren Zirkel der europäischen Autorenfilmer vor»[188]. Hier ist die Trennung zwischen der Bezeichnung als ‹Autor› und der simplen Aussage, dass Herr Akin auch die Drehbücher zu seinen Filmen schreibt, natürlich unscharf. Der Effekt – der Filmemacher und seine Filme werden zu einer ‹Marke› – ist der gleiche. In einem angenommenen Handlungssystem Film (angelehnt an das Handlungssystem Literatur nach S.J. Schmidt) wäre die Rolle des Autoren also die einer Funktionsstelle, die nachfolgende Handlungen (Vermittlung, Rezeption, Verarbeitung) bedingt und sich gleichzeitig auch wieder aus ihnen speist[189]. Das Phänomen existiert, und dadurch legitimiert sich die Auseinandersetzung mit ihr.

Fatih Akin, so also die vorläufige These, ist ein Autor, weil er zu einem gemacht wird – seitens der Filmkritik, der am Marketing interessierten Filmindustrie mit ihrer Vorliebe für Kategorienbildung und durchaus, wie sich zeigen wird, auch durch Selbstpositionierung. Ob sich an diesen zunächst nur sehr technisch verstandenen Autorenbegriff auch Dinge wie ein persönlicher Stil, eine ‹Handschrift› oder ‹Weltsicht› aufzeigen lassen, die sich in den Filmen manifestieren, ist eine ganz andere Frage. Fest steht: Alle Drehbücher der bisher erschienen Filme (mit Ausnahme von SOLINO) wurden von Fatih Akin verfasst und anschließend von ihm

---

186 Jean-Luc Godard: *Einführung in eine wahre Geschichte des Kinos*. München: 1981, S. 34.
187 Vgl. ebd., S. 88. Vgl. auch Dana Polan (2001): «Auteur Desire». In: Screening the Past – An International, Refereed, Electronic Journal of Visual Media and History. Online unter http://bit.ly/29AQdwF (10.07.2016)
188 Rainer Gansera: Der Leidenschaftliche. In: epd Film, Nr. 10, 2007, S. 28.
189 Vgl. Hauptmeier, Schmidt 1985: Grafik, die die gegenseitigen Abhängigkeiten der Aktanten im Handlungssystem verbildlicht, S. 15.

als Regisseur umgesetzt. Die Themenwahl sowie die grundsätzliche Figurenzeichnung lassen sich daher mit recht großer Sicherheit der Person Fatih Akin zuordnen, womit jedoch nichts darüber gesagt ist, durch welche Vorbilder und Ideen er dabei beeinflusst wurde und wer am Schreib- und am Entstehungsprozess der Filme zusätzlich beteiligt war.

1.3 Zusammenfassung: Leitfragen und Methodik

Bevor die theoretischen Vorüberlegungen in den nachfolgenden Analysekapiteln angewendet beziehungsweise überprüft werden, sollen in diesem Kapitel noch einmal die wichtigsten Beobachtungen, Thesen und leitenden Fragestellungen resümiert werden. Zudem wird die analytische Vorgehensweise kurz vorgestellt. Die erste Feststellung, die sich aus der Lektüre von bislang erschienen Veröffentlichungen zu Fatih Akin und aus der Durchsicht des Filmmaterials ergeben hat, ist, dass sich Akins Filme zwischen den Polen ‹populäre Mainstream-Kultur›, ‹Autorendenken› und dem Einbringen einzelner Elemente aus dem Spannungsfeld Deutsch-Türkischen Zusammenlebens bewegen. Dabei hat sich gezeigt, dass die Kategorie ‹Deutsch-Türkischer Film› inhaltlich-ästhetisch nicht sinnvoll zu begründen ist. Auch die Kategorie ‹Europäischer Film›, die sich aus den Festival- und Förderungsaktivitäten des Regisseurs ergibt, wäre nur bei einer Betrachtung der produktions- und marketingtechnischen Ebene sinnvoll, da die dazugehörenden Filme inhaltlich und stilistisch keine heterogene Gruppe darstellen und man nicht von einer ‹europäischen Ästhetik› sprechen kann. Um sich bei der Werkanalyse nicht von vornherein von einem essenzialistischen Kulturverständnis einschränken zu lassen, dass die (oft konfliktbehaftete) Begegnung zweier Nationalkulturen ins Zentrum stellt, wird der Transkulturalitätsbegriff nach Wolfgang Welsch stark gemacht. Auch postkoloniales Denken in Dualismen soll als Ausgangspunkt für die Analysen so vermieden werden. Die von Welsch formulierten Thesen zu einer transkulturellen Verfassung der Gesellschaft bilden die Basis für eine ästhetische Beschreibung von Fatih Akins Filmen, da sich eine strukturelle Ähnlichkeit ausmachen lässt. Transkulturalität soll gedacht werden als ästhetisches Strukturprinzip. Dessen Hauptmerkmale sind ein postmoderner, individueller Stilmix auf der Produktions- sowie eine große Adressatenvielfalt auf der Rezeptionsseite. Aufgrund dieser Vielfalt ist die Darstellung des Aufeinanderprallens von Kulturen – die durchaus hin und wieder zutage tritt – lediglich ein Element unter vielen, und nicht Zentrum von Aussage und Analyse.

Die wichtigsten Kritikpunkte an Wolfgang Welschs Theorie werden dennoch mit einbezogen. Der Vorwurf, Transkulturalität führe letzten Endes zu einer Homogenisierung aller Kulturen, also zu Gleichförmigkeit und Beliebigkeit, wird – bezogen auf das Filmschaffen Fatih Akins – unter dem Gesichtspunkt der Autorenschaft verhandelt. Es wird zu zeigen sein, ob sich, trotz Zitat- und Stilvielfalt, noch eine eigene filmisch-ästhetische Aussage und Wertigkeit ausmachen lässt, oder ob alles in Austauschbarkeit und Beliebigkeit abdriftet. Ebenfalls unter dem Gesichtspunkt der Autorenschaft soll der Vorwurf, Welschs Theorie vernachlässige gesellschaftliche Machtdiskurse und Ungleichheiten, aufgegriffen werden. Übertragen auf den Versuch, die Tanskulturalitätstheorie als ästhetische Theorie zu denken, muss hier analog nach den äußeren Diskursen, die eine Filmproduktion umgeben, gefragt werden. Da der filmische ‹Autor› hier vor allem als Zuschreibung und Marketingkategorie verstanden wird, fließen all diese Fragen in die kontextorientierte Werkanalyse ein. Ob Begriffe wie ‹Handschrift›, ‹Œuvre› oder ‹Weltsicht›, die in enger Beziehung zum Autorenbegriff stehen, dennoch angebracht sind, sollen die Beobachtungen der Analysekapitel zeigen. Diese Beobachtungen werden anschließend im Kapitel 5 zusammengefasst, um die Frage nach einer Autorenschaft Fatih Akins endgültig zu klären.

Als Vorgehensweise bei der Analyse der Filme wurde eine Mischung aus formalästhetischer Filmanalyse und der im Rahmen der kontextorientierten Werkanalyse erforderlichen Betrachtung außerfilmischer Diskurse gewählt. So können sowohl der ästhetisch-inhaltliche Gehalt der Filme als auch ihr Status als ‹Produkt› einer medial vernetzten Konsumgesellschaft offen gelegt werden. Das Erkenntnisinteresse liegt dementsprechend hauptsächlich darin, transkulturelle Strukturen und Merkmale aufzuzeigen und ihre Bedeutung für Gesamtästhetik und -aussage der Filme zu diskutieren. Transkulturalität als ästhetisches Strukturprinzip – so die Ausgangsthese – zeigt sich sowohl auf inhaltlicher als auch formaler Ebene. Die beiden Analysekapitel 2 und 3 befassen sich jeweils mit einer dieser Ebenen. Die einzelnen thematischen Schwerpunkte ergaben sich aus der Sichtung der Filme, denn es ist angestrebt, möglichst nah am Material zu arbeiten. Um einzelne Beobachtungen und Thesen zu stützen, wird auf entsprechende filmtheoretische Auseinandersetzungen zurückgegriffen, etwa aus dem Bereich der Genretheorie oder Filmmusikforschung.

Ebenfalls zentral ist die Auseinandersetzung mit Strukturen, die im Zusammenhang mit dem Begriff der Autorenschaft stehen. Im vierten Kapitel soll anschließend im Sinne einer kontextorientierten Werkanalyse das ‹Produkt› Fatih Akin beschrieben und mit den Erkenntnissen aus den vorangegangenen Kapiteln rückgekoppelt werden.

2 Fallbeispiele: Transkulturelle Inhalte

Dieses Kapitel befasst sich mit innerfilmisch dargestellten Aspekten des menschlichen Zusammenlebens, der audiovisuell-narrativen Abbildung kultureller Praxis. Diese Darstellungen betreffen unterschiedlichste Bereiche wie Musik-, Wohn-, Ess-, Sprach- und auch Nationalkultur. Transkulturalität zeigt sich vor allem in der spezifischen Art, wie diese Dinge auf der Handlungsebene der Filme behandelt und dargestellt werden. Das zugrunde gelegte Verständnis von Transkulturalität nach Wolfgang Welsch wurde in den vorangehenden Kapiteln bereits dargelegt. Wenn hier nun zudem von ‹kultureller Praxis› die Rede ist – die vielfältigen historischen Bedeutungen des Kulturbegriffs außer Acht lassend – ist ein Verständnis von Kultur gemeint, wie es ab der zweiten Hälfte des 20. Jahrhunderts vor allem durch die Cultural Studies propagiert wurde: Weit und alle Bereiche des menschlichen Zusammenlebens betreffend. Raymond Williams war einer der Ersten, der Kultur (im Gegensatz zum Verständnis von Kultur als elitärer ‹Hochkultur›) auf alle Lebensbereiche ausweitete, darunter einen «whole way of life»[1] verstand. Dementsprechend sind es diese vielfältigen Bereiche des Lebens und die Art ihrer filmischen Repräsentation, die den Untersuchungsgegenstand dieses Kapitels bilden.

2.1 Transkulturelle Sujets

2.1.1 CROSSING THE BRIDGE – Transkulturalität am Beispiel Musik

Besonders auffällig und sehr direkt findet die Auseinandersetzung mit Transkulturalität in der Dokumentation CROSSING THE BRIDGE – THE SOUND OF ISTANBUL statt. Wenn Akin die unterschiedlichen Musikkulturen Istanbuls erforscht und

---

[1] Raymond Williams: Culture and Society. New York, 1983, S.43.

darstellt, was sie vereint, so wirkt es, als stelle er beispielhaft das Konzept der Transkulturalität selbst dar.

Istanbul ist ein Ort, der durch seine lange, wechselhafte Geschichte und gesellschaftliche Zusammensetzung und auch rein geografisch (als einzige Stadt der Welt, die sich über zwei Kontinente erstreckt) einen idealen Raum für transkulturelle Lebensentwürfe bietet. Es ist ein Ort der Gegensätze, an dem Arm und Reich, Tradition und Moderne, unterschiedliche Religionen und Weltanschauungen in einer Art Schmelztiegel aufeinander treffen. Der von dieser Konstellation ausgehende ‹kulturelle Mix›, der Transkulturalität ausmacht, und seine Manifestationen in der Musikszene der Stadt bilden das Zentrum des Interesses. Zugleich ist der kulturelle Mix auch auf filmästhetischer Ebene umgesetzt. Dokumentarische Stilmittel und narrative Elemente werden in ihrer Vielfalt ausgereizt, bilden ihrerseits einen ‹stilistischen Mix›, in welchem Form und Inhalt sich ergänzen.

In kurzen Interviewszenen sowie auch mit eingespieltem Archivmaterial werden Stimmungen und Meinungen bezüglich der Stadt eingefangen. «Istanbul ist eine Stadt der Gegensätze: schön – hässlich, kalt – heiß, alt – neu, reich – arm…Alles besteht hier aus Gegensätzen» ist da in einem Interview zu hören (ab TC 0:00:57). Die Pluralität der Stadt und ihrer Kultur wird direkt formuliert. In der Einführung kommen – wie um den Aussagen über die Vielseitigkeit der Stadt stilistisch zu entsprechen – bereits mehrere dokumentarische Stilmittel zum Einsatz: Landschaftsaufnahmen aus der Luft, unterlegt mit Originaltonaufnahmen, Interviewszenen in der Stadt und ältere Archivaufnahmen, die durch ihre Materialität als solche gut zu erkennen sind. Hierzu kommt etwa ab der zweiten Spielminute ein weiteres Stilmittel: Es gibt einen Protagonisten, der vor der Kamera agiert und an dessen Motivation, den Sound der Stadt einzufangen und zu entschlüsseln, sich die nachfolgende Handlung ausrichtet. Es ist Alexander Hacke, Bassist der Band Einstürzende Neubauten. Er wird nicht nur vor der Kamera zu sehen sein, sondern – als weiteres Stilmittel – auch als Ich-Erzähler aus dem Off die Filmhandlungen erläutern. Hier verwischen die Grenzen zwischen Dokumentation und dramatisierten, narrativen Elementen. CROSSING THE BRIDGE entzieht sich einer Zuordnung zu einer bestimmten dokumentarischen Schule und auch einem naiven Verständnis von Dokumentarfilm als Gegensatz zum Spielfilm. Vielmehr scheint man sich in CROSSING THE BRIDGE beim Einsatz der Stilmittel pragmatisch daran zu orientieren, was Aussage und Gesamtwirkung am besten unterstreicht. Trotz der offen wirkenden Form wird allerdings eine allzu starke Selbstreflexivität vermieden; außer Alexander Hacke sind keine Mitglieder des Filmteams oder gar Regisseur Fatih Akin selbst im Bild zu sehen. Klar ist jedoch von Beginn an die – schon allein durch Alexander Hacke vorgegebene – Subjektivität. Hacke ist involviert, er beobachtet nicht nur, sondern greift auch selbst zu Instrumenten und begleitet die türkischen Musiker. Gerade dadurch aber gewinnt der Film an Glaubwürdigkeit. Es ist längst klar, dass kein Dokumentarfilm unverfälschte Wirklichkeit zeigen kann: «Die überkommene oppositionelle Setzung – hier Fiktion, da selbstredende Wirklichkeit im Dokumentarischen – entbehrt im Film von Anfang an ihrer Grundlage.»[2]

Die erste Band, die der Zuschauer nach der Exposition kennenlernt, ist Baba Zula. Auf einem Bosporuskutter will die Gruppe einen ganzen Tag lang musizieren, und Hacke ist als Ersatz-Bassist mit dabei (ab TC 0:03:12). Schnell springt die Handlung jedoch um und die Szenerie auf dem Kutter wird verlassen: Einige Bandmitglieder berichten über Eigenheiten der türkischen Musik und ihre Einflüsse aus dem Westen und es folgt ein Exkurs über Istanbuls Lage zwischen «Ost» und «West», Interviewfetzen mit einigen Musikern, die sich zu diesem Thema äußern und Aufnahmen von Alexander Hacke in der Stadt. Dabei wird auch die politische Seite des Films deutlich. Der Saxophonist der Gruppe Orient Expressions weist darauf hin, dass die Band mit ihrer Musik nicht bloß eine ‹Brückenfunktion›, die ‹Ost› und ‹West› verbindet, annimmt. Vielmehr macht er auf die Naivität des Konzeptes aufmerksam, die Welt in Blöcke einzuteilen. Er ist der Meinung, dass nach Beendigung des Kalten Krieges schlicht ein neues Feindbild gesucht wurde, das man nun in der islamisch geprägten Welt gefunden zu haben glaubt. Besondere Wirkung erzielt die Aussage noch dadurch, dass Richard Hamer sehr gutes Englisch spricht und der Name auch darauf schließen lässt, dass er selbst aus einem ‹westlichen› Staat kommt. Natürlich handelt es sich bei Hamers Aussage um die subjektive Meinung eines Einzelnen. Jedoch wird dem Kommentar eine ganze Minute (TC 0:09:45 – 0:10:45) des Films eingeräumt und er scheint zumindest auf der auditiven Ebene ungeschnitten. Visuell beginnt das Segment mit einem Close-Up von Hamer, dann folgen einige Zwischenschnitte, die das Istanbuler Nachtleben zeigen, und am Ende wird wieder auf Hamer zurück geschnitten. Dies ist nicht das einzige politische Statement, das im Film gemacht wird. Auch die generelle Situation der Türkei, ihre Kulturpolitik und vor allem die Frage nach dem Umgang mit bestimmten kulturellen Gruppen, wie etwa den Kurden oder der Derwisch-Kultur, werden immer wieder angesprochen.

Schließlich widmet sich der Film der Istanbuler HipHop-Kultur. Im Zentrum steht Rapper Ceza, seine Familie und seine Freunde werden ebenfalls thematisiert. Die Sequenz wird eingeleitet von Alexander Hacke, der erklärt, dass er sich in Asien, der Istanbuler ‹East Side›, auf die Suche nach der ‹schwarzen› Musik Istanbuls macht (ab TC 0:20:24). Dazu sieht man Hacke, wie er ein Taxi anhält und dann zu seinem Ziel fährt. Schließlich der erste Eindruck von Rapper Ceza: ein Print mit seinem Gesicht darauf, stilisiert und schwarz-weiß. Auf der akustischen Ebene setzt ein – deutsch untertitelter – Song von ihm ein. Es folgen einige kurze Einstellungen von seinen Freunden, bevor die Kamera ihn selbst in den Fokus nimmt, und zeigt,

---

2 Heinz-B. Heller: Dokumentarfilm und Fernsehen. Probleme aus medienwissenschaftlicher Sicht und blinde Flecken. In: Heinz-B. Heller, Peter Zimmermann (Hrsg.): *Bilderwelten – Weltbilder. Dokumentarfilm und Fernsehen.* Aufblende. Schriften zum Film. Marburg, 1990, S. 21.

2 Fallbeispiele: Transkulturelle Inhalte

wie angestrengt und konzentriert er seinen Song vorführt. Zu sehen sind ebenfalls einige Mitschnitte eines Live-Autritts sowie Detailaufnahmen im Rhythmus mitwippender Hände und Füße (in Adidas-Schuhen – der Bezug zur US-amerikanischen Rapmusik und deren Statussymbolen ist also, bei aller Skepsis gegenüber dem ‹Westen›, gegeben). Schließlich wird die Aufnahme des Songs ausgeblendet und die Kamera zeigt Ceza in Nahaufnahme. Er vollendet das Stück nun live vor der Kamera ohne Begleitung, und seine Geschwindigkeit und Präzision sind erstaunlich und beeindruckend. Die schnellen kurzen Wortfetzen wirken aggressiv, und die Kamera unterstützt den Eindruck, weil sie dem Rapper fast unangenehm nahe kommt und immer leicht in Bewegung ist. Das Stück endet unter dem Applaus der Anwesenden. Als nächstes sieht man das Schaufenster eines Ladens, der die zur Musikszene passende Kleidung verkauft. Auffällig ist der Einbezug von Konsum beziehungsweise Statussymbolen in Form von Kleidung oder Tattoos. Schließlich widmet sich auch das Gespräch der amerikanischen HipHop-Kultur (ab TC 0:23:52). Der Sprecher behauptet, mit ‹Gangsta› habe man bei ihnen nichts zu tun, sie machten Politik. Ceza selbst schließt sich an – seine Themen hätten ernstere Hintergründe und seien damit mehr als bloße Unterhaltung (TC 0:24:20). Dennoch gehört eine gewisse Optik in der Szene einfach dazu, und manch einer übernimmt auch schlicht die Konsumtrends aus den USA, wie die anschließende Szene zeigt. C-Jay, der protzige Autofelgen importiert, zeigt sein Produkt voller Stolz und mit wenig Selbstironie (die der Film aber konstruiert, indem diese Szene direkt an die ernsten Worte von Ceza anschließt). Trotz aller Ironie und auch trotz der ernsthaften Ansätze von Ceza zeigt sich hier sehr schön die internationale Verschränkung und Verbindung von Musik, der Austausch von Kultur, der aber auch zum bloßen Austausch von Konsum oder Konsumgütern verkommen kann.

Die nächste Musikszene, die der Film genauer beleuchtet, ist die der Straßenmusik. Zunächst wird diese sehr romantisiert in Szene gesetzt. Hacke geht über einen Platz vor dem Hotel und bleibt dann bei der Musikgruppe stehen. Mit akustischen Gitarren wird der Sänger Murat Toktaş begleitet. Er war bereits ganz zu Beginn des Filmes zu sehen, von ihm stammte das den Film einleitende Konfuzius-Zitat. Die Stimmung ist friedlich, die Menschen schlendern durchs Bild, von der sonstigen Hektik der Stadt ist nichts zu spüren, das Licht ist weich durch die untergehende Sonne. Hinter dem Platz eröffnen sich Postkartenansichten von Istanbul und dem goldenen Horn. Gebrochen wird diese Stimmung einerseits durch den gesellschaftskritischen Liedtext, den deutsche Untertitel verständlich machen. Anderseits klingelt das Mobiltelefon des Sängers, und was sicher eine ungeplante Störung der Aufnahme war, nimmt dennoch vorweg, dass die schöne Stimmung nur Schein ist.

Im anschließenden Gespräch (wieder passend inszeniert: mit der Handkamera werden die Musiker durch die Straßen Istanbuls begleitet, später musizieren sie auf einem Dach) geht es um Drogen und die Lebensbedingungen auf der Straße. «Wer stoned ist, vergisst, wie er lebt», sagt Toktaş an einer Stelle (TC 0:50:15). Auch der Kommerz, der häufig mit Musik verbunden ist, wird angesprochen – die Gruppe legt Wert auf politische und gesellschaftskritische Texte und den Kontakt zu den Zuhörern, weswegen sie lieber auf der Straße spielen, als sich vermarkten zu lassen. «Musik ist nur eines der Spielzeuge, mit denen wir die Welt verändern können», meint Murat Toktaş (TC 0:53:03). Schließlich wieder ein politisches Statement: Er erzählt von den Legenden um die türkische Flagge. «Demnach», so Toktaş, «gehört die türkische Flagge allen: den Kurden, Lasen, Tscherkessen und Abchasen» (TC 0:57:41). Der letzte Teil des Films schließlich widmet sich den Größen der türkischen Musikszene. Zunächst steht Orhan Gencebay im Vordergrund. Der auch als Schauspieler berühmte Saz-Spieler ist bemüht, die Tradition der Arabesque-Musik zu erhalten und aufzuarbeiten. Alexander Hacke bereitet durch den Off-Kommentar den Zuschauer schon entsprechend vor. «Mit klopfendem Herzen» mache er sich auf zu Gencebay, «einem der größten türkischen Idole überhaupt» (ab TC 1:05:08). Gencebay ist, trotz vieler veröffentlichter Alben, niemals live aufgetreten, und so ist es tatsächlich als außergewöhnlich zu bewerten, dass er sich bereit erklärt hat, für CROSSING THE BRIDGE vor der Kamera unplugged zu spielen. Vorgestellt wird der Musiker und Schauspieler mittels Archivmaterial, zu sehen sind einige collageartig zusammengeschnittene Szenen aus seinen Filmen (TC 1:05:25–1:06:20). Danach sieht man Gencebay hinter seinem ausladenden Schreibtisch sitzend, und er erläutert die Geschichte seines Instruments. Dann folgt die Unplugged-Aufnahme mit Begleitmusikern. Ihr wird – dem Status von Gencebay entsprechend – viel Zeit eingeräumt, nur unterbrochen von einigen Kommentaren über Gencebays Verdienste. Im anschließenden Gespräch (ab TC 1:09:59) erläutert der Musiker die Geschichte der Saz-Musik in der Türkei, und auch hier wird wieder dezent die häufig repressive Kulturpolitik der türkischen Republik erwähnt. Der Film bleibt also nicht nur bei einer flachen Beschreibung der vielseitigen Istanbuler Musikszene, auch die damit verbundene kulturpolitische Situation wird mit reflektiert.

Gencebay spricht vom kulturellen Erbe, das geschützt werden muss, und nun ändert sich die Szenerie. In der später im Film AUF DER ANDEREN SEITE wieder auftauchenden Bar des Büyük Londra Hotels begleitet die festlich gekleidete Gruppe von Selim Sesler die Sängerin Müzeyyen Senar (ab TC 1:11:24). Auch hier findet sich wieder eine der Situation angepasste Inszenierung. Sowohl dem geschichtsträchtigen Hotel als auch der Sängerin merkt man ihr Alter an, doch wirken sie elegant und imposant. Im anschließenden kurzen Gespräch erwähnt Müzeyyen Senar die Sängerin Sezen Aksu und leitet damit die Sequenz ein, die sich mit ihr auseinandersetzt. Aksu ist in der Türkei ein großer Star, und ihr gebührt die letzte Sequenz, bevor der Film – rahmend – zu einer seiner ersten Sequenzen (Alexander Hacke mit Baba Zula auf dem Bosporuskutter) zurückkehrt. Die Sequenz beginnt mit Archivmaterial von Aksu und Hacke kommentiert aus dem Off: «Sezen Aksu wird wie eine Göttin verehrt» (TC 1:14:28). Es folgen Statements von Musikern, die das bestätigen, selbst Rapper Ceza sagt: «Ich liebe sie seit meiner Kindheit» (TC 1:15:24). Entsprechend ist die Aufnahmesession mit Aksu inszeniert. In durch goldene Vorhänge gedämpftem, weichem Licht sieht man zunächst Alexander Hacke, der Aksu mit der Gitarre begleitet, sowie einen anderen Musiker. Es wird eine Art Spannung erzeugt, man erwartet, endlich den Star, Sezen Aksu, zu erblicken. In dem Lied, das sie singen wird, geht es um ein altes Istanbul, das es so nicht mehr gibt. Die Stimmung des Liedes ist wehmütig, passend dazu werden hin und wieder schwarz-weiß-Fotografien von Ara Güler eingeblendet. Orhan Pamuk hat in seinem Buch *Istanbul. Erinnerungen an eine Stadt* diesem «schwarz-weiß-Gefühl», das er eng mit einem Foto Gülers verbindet, ein ganzes Kapitel gewidmet[3]. Endlich erscheint die Sängerin im Bild, leicht von der Seite aufgenommen in einer nahen Einstellung, in sanftem Gegenlicht, das durch die Vorhänge dringt, vor denen sie steht. Während sie singt, fährt die Kamera sehr langsam, fast andächtig um sie herum. Das Stück wird komplett ausgespielt, ohne Unterbrechungen. Am Ende verweilt die Kamera noch kurz auf Aksu, sie blickt direkt in Kamera, bis sie sich mit einem kleinen Lächeln abwendet (TC 1:21:00). Die Anbetung, die man Aksu entgegen bringt, ist in der Inszenierung deutlich zu spüren. Akin steht also – sowohl was kritische als auch positive Elemente angeht – seinem Thema keinesfalls neutral gegenüber.

Danach kehrt die Filmhandlung zurück zu der Band Baba Zula auf dem Bosporuskutter, die dokumentarische Erzählung wirkt dadurch rund und gerahmt (TC 1:21:02 – 1:23:36). Zu den Klängen von Baba Zula sieht man schließlich Alexander Hacke im Morgengrauen auf dem Weg zum Hotel. Dort packt er seine Koffer und im Off-Kommentar heißt es «Zeit zu gehen. Ich konnte die Magie dieser Stadt nicht entschlüsseln, ich habe nur die Oberfläche angekratzt. Doch eins ist sicher: Ich habe mich in die Musik Istanbuls verliebt» (ab TC 1:24:10). Zu den letzten Takten des Baba Zula-Stückes sieht man Hacke mit gepackten Koffern vor dem Hotel sitzen und der Film endet. Erwähnenswert ist jedoch auch noch der Abspann. Musikalisch begleitet wird er von Madonnas Song «*Music*», in der Version einer türkischen Sängerin. Damit wird ein passender Schlusspunkt gesetzt: Westliche und türkische Musik werden Eins, und der Text fasst die Botschaft der Dokumentation zusammen: «Music makes the people come together».

Zu Beginn dieses Unterkapitels stand die These, Fatih Akin stelle mit diesem Film das Konzept der Transkulturalität beispielhaft dar. In der dargestellten Vielfalt und Individualität der Musikkulturen, aber auch in deren Verbindungen und Interdependenzen und ihrer Konzentration auf Istanbul als örtlich und atmosphärisch verbindendes Element liegt die transkulturelle Aussage des Films. Formalästhetisch und inhaltlich wird eine ebensolche Vielfalt exemplifiziert, die den transkulturel-

---

3 Vgl. Orhan Pamuk: *Istanbul. Erinnerungen an eine Stadt*. 6. Auflage. Frankfurt/Main, 2011, S. 46–60.

len individuellen Stilmix audiovisuell umsetzt. Das Dargestellte gleitet jedoch nie in eine unübersichtliche Beliebigkeit ab. Als verbindendes Element verbleibt die Ausdrucksform Musik, ganz gleich, in welcher Ausprägung. Weiteres verbindendes Element ist die örtliche Anbindung an die Stadt Istanbul. Die narrative Rahmung (Alexander Hacke auf dem Bosporuskutter) sorgt für Geschlossenheit. Seine Ordnung und Bedeutung erhält der Film schließlich durch den Filter der Bearbeitung. Die Auswahl des verwendeten Materials sowie seine bewusste Anordnung durch die Montage führen den vielfältigen Mix zusammen zu einem filmischen Statement, für das ein Produktionsteam um die zentrale Figur des Regisseurs verantwortlich zeichnet.

2.1.2 Das Spiel mit Klischees und Doppelmoral

Der *culture clash* (etwa zwischen Nationalkulturen, Religionen, Subkulturen) ist Stoff vieler Filmkomödien. In letzter Zeit wird vor allem die Begegnung der ‹westlichen› Kultur mit dem ‹Islam› inszeniert[4]. Was diese Begegnungen in Fatih Akins Filmen über einen komödiantisch inszenierten *culture clash*[5] hinaushebt und transkulturelles Denken einschreibt, ist die Art der Inszenierung beziehungsweise der narrative Umgang mit Verhaltens- und Rollenklischees. Während CROSSING THE BRIDGE – THE SOUND OF ISTANBUL als Ganzes wirkt wie eine audiovisuelle Beschreibung des Transkulturalitätbegriffs, zeigt sich dieser in anderen Filmen darin, wie kulturelle Begegnungen dargestellt und dialogisch umgesetzt werden. Wichtig ist nicht mehr der Moment des Aufeinanderprallens und die sich daraus ergebende Situationskomik oder die Probleme der Konfrontation. Vielmehr werden diese Effekte narrativ genutzt und weiterentwickelt oder selbstreflexiv hinterfragt. Dieser Schritt – vom schlichten Zeigen, Parodieren oder Problematisieren hin zum Hinterfragen und selbstreflexiv-selbstbewussten Spiel mit Traditionen und Klischees – ist der Schritt, in dem sich der transkulturelle Gedanke zeigt.

Bereits in Akins erstem Spielfilm KURZ UND SCHMERZLOS zeigt sich die Tendenz aller späteren Filme, das Thema ‹Nationalkultur› zwar anzusprechen, es aber durch die weitere Handlung mehr oder weniger zur Nebensache oder Selbstverständlichkeit zu erklären und universellere Themen wie Freundschaft, Liebe, Trauer, Verlust oder Vergebung in den Vordergrund zu stellen. In neunundneunzig Minuten wird die Geschichte von drei Freunden aus Hamburg erzählt, dem Türken Gabriel (Mehmet Kurtuluş), dem Griechen Costa (Adam Bousdoukos) und dem Serben Bobby (Aleksandar Jovanovic). Die jungen Männer zeigen in keiner Szene, dass für sie ihre nationale Herkunft oder das Leben in Deutschland problematisch ist. Gabriel und Costa etwa verbindet eine tiefe Freundschaft, obwohl Türken und Griechen

---

4 Vgl. Joachim Valentin: Salami Aleikum?! In: Staiger, Valentin, Orth 2014, S. 99.
5 Vgl. ebd.

2 Fallbeispiele: Transkulturelle Inhalte

historisch gesehen eine eher wechselvolle Beziehung pflegten. Die Figuren machen sogar Witze über Klischees. Bei einem Gespräch über einen gestohlenen Computer, den Bobby Costa abkaufen will, kommt es zu Auseinandersetzungen wegen der Bezahlung. Bobby zählt die Geldscheine und sagt dabei zu Costa, dem Griechen: «Ah, die Bouzouki in deinen Ohren.» Costa, der sich bei der Summe betrogen fühlt, sagt «Du willst mich bescheißen, Alter...Jugo Betrugo....» Darauf antwortet Bobby in gespieltem ‹ausländischen› Akzent: «Kannst du machen nix, Lebbe geht weita!» (ab TC 0:12:30). Die Unterhaltung wird noch kurz in diesem gespielt-übertriebenen Slang fortgeführt. Selbstsicher und sich der Zuschreibungen, die häufig an sie gemacht werden, bewusst, spielen die Figuren mit Klischees und bewegen sich dabei ganz selbstverständlich durch die Straßen ihrer deutschen Wahlheimat Hamburg. Durch diesen selbstbewussten Umgang mit Klischees machen sie sich diese zu Eigen und verändern so ihren Status von der Rolle des Belächelten zur Rolle des Belächelnden.

Das Hinterfragen von Traditionen und der reflexive Umgang mit Klischeevorstellungen wird in Akins Filmen besonders auch da deutlich, wo die Doppelmoral, die einige der Figuren ausleben, entlarvt wird. Solche Momente tauchen immer wieder auf, am deutlichsten in GEGEN DIE WAND.

«Das ist mein Abschlussfilm, und die anderen drei waren meine Ausbildung»[6]. So kommentiert der Regisseur Fatih Akin seinen mit einem goldenen Bären prämierten Film GEGEN DIE WAND und stilisiert ihn damit zum ersten Film, bei dem er all seine eigenen Vorstellungen umsetzen konnte und seinen Stil gefunden hat. Der Film sorgte für viel Aufmerksamkeit, da er der erste deutsche Beitrag seit langem war, der den Hauptpreis der Berlinale gewonnen hat, zudem gab es viel Berichterstattung um die Hauptdarstellerin Sibel Kekilli, die in der Vergangenheit in pornografischen Filmen mitgewirkt hatte, wie die BILD-Zeitung skandalträchtig verbreitete (und dafür eine Rüge des deutschen Presserates erhielt)[7]. Schließlich gewann GEGEN DIE WAND auch den Europäischen Filmpreis, und Fatih Akin erlangte spätestens damit internationale Bekanntheit. Der Film besticht vor allem durch die inhaltlich scharfe Beobachtung des deutsch-türkischen Lebens durch das Aufzeigen sehr unterschiedlicher, individueller Lebensentwürfe. Anhand dieser unterschiedlichen Lebensentwürfe wird transkulturelle Vielfalt exemplifiziert, und mit Klischees wird gespielt oder sie werden gebrochen. GEGEN DIE WAND ist aber vor allem auch eine kluge Abhandlung über Identität, über kulturelle Identität, die sich eben nicht allein an nationalen Traditionen festmachen lässt. Die Figuren sind sich ihrer Identität zumeist sehr bewusst, formen sie aktiv und spielen mit ihr. Cahit (Birol Ünel), der Protagonist, hat sich aktiv und absichtlich von seinen türkischen Wurzeln gelöst. Dies wird dadurch markiert, dass er selbst kaum türkisch spricht

---

6 Katharina Dockhorn: Interview mit Fatih Akin. In: *epd Film*, Nr. 4, 2004, S. 35.
7 Vgl. Behrens, Tötenberg (Hrsg.) 2011, S. 240.

2.1 Transkulturelle Sujets

und von anderen Türken auf sein schlechtes Türkisch angesprochen wird. Die Protagonistin Sibel (Sibel Kekilli) ist hingegen in einer traditionellen türkischen Familie aufgewachsen und will dieser entfliehen. Sie und Cahit treffen sich in einer Nervenklinik, wo beide wegen eines Suizidversuchs untergebracht sind. Sibel erklärt Cahit, dass sie eigentlich nicht sterben, sondern leben möchte – nur anders, als ihre Familie das für sie vorgesehen hat. Sie lässt Cahit ihre Nase fühlen, die ihr Bruder ihr einst brach, weil er sie beim Händchenhalten erwischte. Anschließend verweist sie auf ihre «geilen Titten» (TC 00:12:32), und dann folgt der Satz, der oft zitiert wird und der die Situation, in der sie sich befindet, wortmächtig illustriert: «Ich will leben, Cahit. Ich will leben, ich will tanzen, ich will ficken – und nicht nur mit einem Typen. Verstehst du mich?» (TC 0:12:36). Sibel ist gefangen in einem fremdbestimmten Leben, sie will ausbrechen aus der Welt ihrer Eltern, will so leben, wie es ihrer Idee von einem modernen, westlichen Lebensstil entspricht. Eine Möglichkeit zum Ausbruch sieht sie in einer Hochzeit mit Cahit, den die Eltern akzeptieren würden, weil er Türke ist. Cahit lässt sich nach einigem Zögern auf die Scheinehe mit Sibel ein, und im Laufe der Zeit wird aus Ablehnung echte Zuneigung, die jedoch zu tragischen Ereignissen führen wird.

Zunächst versuchen Sibel und Cahit, nach außen das Bild des glücklichen Ehepaares zu wahren. Vor allem Sibels Familie muss überzeugt werden, und so kommt es zu einer kurzen Sequenz, in der das junge Ehepaar zu Besuch bei Sibels Eltern und ihrem Bruder ist. In einer der Szenen wird die bereits angesprochene Thematik der Doppelmoral deutlich. Cahit spielt mit seinem Schwager (Cem Akin) und dessen Freunden Rummy, dabei unterhalten sich die Männer über neue Mädchen in einem Bordell. Sie wollen, dass Cahit sie einmal dorthin begleitet, woraufhin dieser fragt: «Warum fickt ihr eigentlich nicht eure eigenen Frauen?» (TC 0:46:37). Dafür bekommt er fast Schläge, die Frage wird als schlimme Beleidigung empfunden. Wie die Männer ihre Frauen und Schwestern behandeln, steht in krassem Gegensatz zu ihrem eigenen Verhalten, wenn sie bereitwillig das Angebot der Bordelle nutzen. Ganz selbstverständlich werden hier verschiedene Identitäten – im negativen Sinne – vereint. Die des Vaters, Ehemanns oder Bruders mit traditionellem Verständnis von Familie und Ehe mit der eines Freiers, der die Freiheiten westlicher Sexualmoral nutzt und sich mit Prostituierten vergnügt.

Ähnliches findet sich auch im Film AUF DER ANDEREN SEITE. Er bildet den zweiten Teil der Trilogie «Liebe, Tod und Teufel» (GEGEN DIE WAND ist der erste Teil, THE CUT ist der dritte). Dementsprechend geht es um den Tod, um Verlust und Schuld, aber auch um Vergebung und neue Chancen. Sechs Menschen stehen im Mittelpunkt der Erzählung: Ali (Tuncel Kurtiz) und sein Sohn Nejat (Baki Davrak), Yeter (Nursel Köse) und ihre Tochter Ayten (Nurgül Yeşilçay) sowie Susanne (Hanna Schygulla) und ihre Tochter Lotte (Patrycia Ziółkowska). Die Schicksale dieser sechs Menschen stehen, obwohl sie sich zu Beginn nicht kennen, in enger Verbindung zueinander – dabei spielt auch der Zufall eine große Rolle. Die Erzählstruktur des Films ist ungewöhnlich: Zwar hängen alle Handlungen kausallogisch zusammen, sie werden jedoch teils zeitversetzt erzählt, je nachdem, welche der Figuren im jeweiligen Erzählstrang im Mittelpunkt steht. Die genaue zeitliche Abfolge der innerfilmischen Ereignisse erschließt sich dem Zuschauer oft erst im Nachhinein. Die Handlung ist dabei unterteilt in drei Kapitel, markiert durch Schwarzblenden und Überschriften («Yeters Tod», «Lottes Tod» und «Auf der anderen Seite»). Ali ist ein in Bremen lebender Türke fortgeschrittenen Alters. Sein ihm entfremdeter Sohn Nejat, der in Deutschland bei ihm aufwuchs, ist Germanistik-Professor an der Universität Hamburg. Zu Beginn des Films (ab TC 0:02:08) gibt es eine Szene, in der die Kamera Ali durch Bremen folgt. Er sucht die Helenenstraße auf, um zu einer Prostituierten zu gehen. Vor einem orangerot gestrichenen Haus bleibt er schließlich stehen und spricht Yeter an. Sie stellt sich als ‹Jessy› vor. Ali – zunächst noch sehr selbstbewusst – betritt ‹Jessys› Zimmer. Als diese dann jedoch türkische Musik auflegt, begreift Ali, dass er eine Türkin vor sich hat. Er fragt «Sind sie Türkin?» und als Yeter dies mit «kann sein» nicht verneint, fährt er auf Türkisch fort: «Jetzt schäm' ich mich aber.» Ähnlich wie bei dem zuvor genannten Beispiel aus GEGEN DIE WAND pflegt auch Ali eine Doppelmoral. Er hätte kein Problem mit einer ihm fremden deutschen Prostituierten, doch sexuelle Dienstleistungen von einer Türkin, einer Landesgenossin, anzunehmen, ist ihm peinlich. Es ist ein entlarvender Blick, der hier auf die Figuren geworfen wird, und solche Beispiele, die Klischees zunächst zu untermauern scheinen, stehen im Kontrast zu anderen Figuren, die Klischees brechen. Gerade dadurch entsteht eine Vielfalt, die ein Schubladendenken schließlich doch unterbindet.

Sehr selbstbewusst und reflexiv geht Sibel, die Hauptfigur aus GEGEN DIE WAND, mit ihrer Identität und mit Klischeevorstellungen um. Nicht nur spielt sie ihren Eltern die brave Tochter vor, die züchtig in einer Ehe lebt, während sie in Realität nur zum Schein verheiratet ist und jede Nacht bei einem anderen Mann verbringt. Sie versteht es auch, zu ihrem Vorteil mit den Klischees zu spielen, wenn es nötig ist. Sie trifft auf der Straße zufällig Niko, einen ihrer vielen Liebhaber. Er möchte sie gern öfter treffen und lässt nicht locker in dem Versuch, sie zu einer weiteren Verabredung zu überreden. Um ihn loszuwerden, zieht sie nun auf einmal ihre türkischen Wurzeln, denen sie eigentlich mit der Zweckehe entgehen wollte, heran. Sie macht ihm klar, dass sie eine verheiratete türkische Frau ist, und droht mit der Reaktion ihres Mannes (ab TC 1:03:09). Sie wechselt ganz selbstverständlich und selbstbewusst die Identität, so, wie es ihr gerade am besten passt. Diese beweglichen Identitäten sind Ausdruck transkultureller Lebensentwürfe. In GEGEN DIE WAND wird deutlich, dass Identität sich in ständiger Bewegung befindet, «prozesshaften Charakter»[8] hat und nicht allein von Tradition, Erziehung oder nationaler Abstammung abhängig ist. Akin bricht die Identitätsentwürfe noch weiter: Im Laufe des

---

8   Bettina Dennerlein, Elke Frietsch: Einleitung. In: Dies.: *Identitäten in Bewegung*. Bielefeld 2011, S. 7.

Films scheinen Sibel und Cahit, nachdem sie sich ihrer Liebe bewusst geworden sind, die Identität des Anderen zu übernehmen. Während der chaotische, ziellose Cahit im Gefängnis (er hat im Affekt einen von Sibels Liebhabern erschlagen) stärker wird und sein Leben ordnet, führt Sibel, nachdem ihre Eltern sie wegen ihrer Fehltritte verstoßen haben, in Istanbul ein zielloses, durch Drogen und Alkoholkonsum bestimmtes Leben. 1995 schreibt Stefan Reinecke noch:

> Denn was es im deutschen Kino nicht oder kaum gibt (...), sind Einwanderer als irdische Geschöpfe mit materiellen Problemen, selbstbewusste Charaktere, Türken, die sich über die Projektionen der Deutschen lustig machen, Fremde, die weder stumm noch Reminiszenzen blumiger Träume vom Morgenland sind. Der Einwanderer als Figur, die in einem gleichberechtigten Verhältnis zu uns steht – dies ist der blinde Fleck in der Darstellung des Einwanderers im deutschen Kino.[9]

Diesen blinden Fleck haben die Filme von Fatih Akin mit ihren Figuren, die selbstbewusst und reflexiv mit ihrer Identität umgehen, beseitigt.

In AUF DER ANDEREN SEITE werden Klischees und Rollenzuweisungen noch zugespitzt. Ali hat – nachdem er sie bei sich zu Hause aufgenommen hat – Yeter im Affekt erschlagen. Er muss ins Gefängnis und Nejat bricht daraufhin die Beziehung zu seinem Vater ab. Er fliegt nach Istanbul, um dort Yeters Tochter zu suchen. Im Laufe seiner Suche besucht er schließlich einen Deutsch-Türkischen Buchladen, der zum Verkauf steht (ab TC 0:32:28). Der deutsche Besitzer des Ladens (Lars Rudolph) will ihn verkaufen, weil er Heimweh nach Deutschland hat (es ist also in diesem Fall mal nicht, wie so oft dargestellt, der nach Deutschland emigrierte Türke, der sich nach der alten Heimat sehnt). Der Ladenbesitzer fasst, als Nejat sich nach dem Preis des Ladens erkundet, die schicksalhaft-zufälligen Verwirrungen treffend zusammen (TC 0:35:21): «Das wäre ja lustig...ein türkischer Germanistik-Professor aus Deutschland landet in einer deutschen Buchhandlung in der Türkei.» Verstärkt wird diese Rollen-Verwirrung noch dadurch, dass sich Nejat und der Ladenbesitzer auch rein optisch (Statur und Kleidungsstil) ähneln. Das ist so zugespitzt, dass es mit gängigen Klischees nur noch schwer fassbar ist und diese ad absurdum führt.

2.2 Figurenzeichnung

Was die Filme Fatih Akins besonders macht, sind die in ihnen auftretenden Figuren. Große Konflikte, Emotionen oder Probleme kultureller Begegnungen werden auf einzelne Figuren und Interaktionen zwischen den Figuren heruntergebro-

---

9   Stefan Reinecke: Projektive Übermalungen. Zum Bild des Ausländers im deutschen Film. In: Ernst Karpf: *Getürkte Bilder*. Marburg 1995, S. 16.

chen. So wird einerseits die bereits angesprochene Vielfalt an Lebensentwürfen und an transkulturellen individuellen Lebensformen anhand der Figuren vermittelt. Anderseits wird dadurch – wichtiger noch – ein Klischeedenken, das ganze soziale Gruppen (seien es Angehörige desselben Geschlechts, Berufsgruppen, Bildungsschichten, Nationalitäten oder Religionen) über einen Kamm schert, verhindert. Durch das Anbinden von bestimmten Lebensentwürfen, Moral- und Wertevorstellungen an eine Figur, der wiederum andere Figuren mit anderen Vorstellungen gegenüber gestellt werden, entsteht ein vielstimmiges Bild, das authentisch und glaubwürdig wirkt. Der Soziologe Levent Tezcan beschreibt in seinem Aufsatz *Der Tod diesseits von Kultur – Wie Fatih Akin mit dem großen Kulturdialog umgeht*[10] genau diesen Prozess des Herunterbrechens großer kultureller Fragen und Herausforderungen auf das ‹Kleine›, den alltäglichen Dialog zwischen zwei Personen beziehungsweise Figuren. Damit bieten die Filme zwar keine Lösung für den «großen Kulturdialog»[11], zeigen jedoch Möglichkeiten auf, wie auf der Ebene des ‹Kleinen›, der alltäglichen Auseinandersetzung von einzelnen Akteuren, Verständigung möglich ist: «Nur die Art und Weise, wie wir uns in einer Welt großer Einheiten und trotz aller Wurzeln, die es gibt, noch flott bewegen können, dafür sensibilisiert uns Akin.»[12]

Wichtig ist dabei auch das Selbstverständnis der Figuren. Durch ihre Handlungsmotivationen und Interessen gelingt es inhaltlich, den Fokus von den Problemen, wie sie für ein «Migrantenkino»[13] oder einen «accented style»[14] prägend wären, abzulenken. Im Vordergrund stehen nicht mehr Delokationserfahrung und Heimatlosigkeit. Stattdessen gewinnen Themen wie Freundschaft, Zusammenhalt und persönliche Reifung an Gewicht. Dabei wird auf klassische Erzählmuster, Genre-Vorbilder und populärkulturelle Phänomene verwiesen, was Authentizität, Glaubwürdigkeit und Konsistenz der Figurenzeichnung steigert. Zwei Beispiele dafür sind die Filme KURZ UND SCHMERZLOS und IM JULI.

Akin nutzt Figuren, um Brücken zu schlagen. Das ist ein ganz wesentliches Prinzip seiner Arbeiten. Indem der Zuschauer emotionale Beziehungen zu den Figuren aufbaut, treten Klischeevorstellungen in den Hintergrund. Es wird ein Stück Normalität geschaffen, eine Integration des Anderen in die Vorstellungswelt des Zuschauers und damit – zumindest für die Dauer des Films – ein Stück Transkulturalität. Akin selbst nennt dieses Vorgehen «Schmugglerprinzip»[15]: In seinen

---

10 Levent Tezcan: Der Tod diesseits von Kultur – Wie Fatih Akin mit dem großen Kulturdialog umgeht. In: Ezli (Hrsg.) 2010, S. 47–70.
11 Vgl. ebd., S. 47f.
12 Ebd., S. 68.
13 Siehe Kapitel 1.1.2.
14 Siehe Kapitel 1.2.1.2.
15 Diesen Ausdruck verwendete er in einem Interview zum Film THE CUT (2014), wo es darum ging, dass sich türkische Zuschauer emotional auf die armenische Hauptfigur einlassen und so

Geschichten transportiert (schmuggelt) er Fremdes im Gewand von Bekanntem, was dem Zuschauer erlaubt, eine emotionale Beziehung zum Fremden aufzubauen uns so Mitgefühlt und Akzeptanz zu entwickeln. Seien es Rückgriffe auf altbekannte Genremuster, auf universelle Emotionen (etwa Liebe, Freundschaft, Trauer), auf populäre Musikstücke – durch das Mischen von Bekanntem und Unbekanntem in einem individuellen transkulturellen Mix wird der transkulturelle Gedanke an die Zuschauer weitergegeben.

2.2.1 Nebensache Nationalität: KURZ UND SCHMERZLOS

KURZ UND SCHMERZLOS ist Fatih Akins erster abendfüllender Spielfilm, der in Deutschland im September 1998 in die Kinos kam. Das Drehbuch verfasste Akin bereits 1993. Es ist die Geschichte einer Freundschaft dreier junger Männer aus Hamburg. Gabriel wird aus der Haft entlassen und trifft seine beiden engsten Freunde, Bobby und Costa, wieder. Während Costa sich mit kleinen Diebstählen über Wasser hält und insgesamt recht ziellos wirkt, hat Bobby Ambitionen, es in der kriminellen Szene von Hamburg ganz nach oben zu schaffen. Gabriel hingegen ist nach seinem Aufenthalt im Gefängnis gereift und möchte seinen Lebensunterhalt fortan legal verdienen. Dies führt zu einigen Konflikten untereinander. Gabriel versucht, die beiden anderen zu beschützen und auf die richtige Bahn zu lenken, doch Bobbys ehrgeizige Ziele führen schließlich alle in die Katastrophe. Während Bobbys Machenschaften die äußere Handlung des Filmes auf das traurige Finale zusteuern, ist es die Beziehung der drei Protagonisten zueinander, die für emotionale Tiefe sorgt und die Dramatik des Geschehens ausmacht. Die folgende Analyse des Films setzt sich daher vor allem mit Szenen und Sequenzen auseinander, die die Figurenkonstellation und die Charakterzeichnung der Protagonisten betreffen.

Die Vorspanntitel werden eingeblendet, während im Hintergrund bereits Filmbilder zu sehen sind. Sie zeigen eine Schlägerei unter Jugendlichen, das Bild ist grobkörnig und verwackelt. Kleine Kratzer und Fehler auf dem Filmmaterial werden simuliert, um das Gezeigte als Vergangenes, als zeitlich zurückliegend einzuordnen, auch die Farben wirken bereits stark verblasst. Bildgröße, Materialbeschaffenheit und Kameraführung erinnern an das dokumentarische Direct Cinema oder an Amateuraufnahmen mit einer Super 8-Kamera. Durch diese spezielle Optik wird dem Betrachter verständlich, dass es sich um Geschehnisse handelt, die der Filmhandlung zeitlich vorgelagert sind. Einzelne Gesichter oder Handlungsziele sind schwer zu erkennen, die volle Bedeutung (es handelt sich vermutlich um den Vorfall, wegen dem Gabriel ins Gefängnis kam) erschließt sich erst später. Bereits

---

Akzeptanz und Mitgefühl für sie aufbringen können. Quelle: Patrick Bauer: Wie im falschen Film. Interview mit Fatih Akin. In: *SZ-Magazin* Nr. 40, 2014, online unter: http://bit.ly/29wSKYE (10.07.2016), S. 2.

2 Fallbeispiele: Transkulturelle Inhalte

hier erkennt man eine stilistische Referenz an Martin Scorseses MEAN STREETS (USA 1973), bei dem die Vorspanntitel ebenfalls auf diese Art mit Bildern unterlegt sind. Die Bilder dort werden jedoch von einem Projektor, der zu Beginn selbstreferenziell im Bild zu sehen ist, auf eine Leinwand geworfen und die Titel erscheinen unter dem projizierten Bild. Die Schrifttypen der eingeblendeten Titel ähneln einander. Beiden Filmen gemeinsam ist weiterhin, dass keine zu den Bildern passenden Geräusche zu hören sind, sondern nur extradiegetische Musik. Im Falle von MEAN STREETS handelt es sich dabei um den populären Titel «Be My Baby» von den Ronettes (1963), was zum einen eine zeitliche Verortung des Films ermöglicht, zum anderen die Handlung in einer kulturellen Sphäre einordnet (Jugend- und Populärkultur). Fatih Akin setzt Musik ein, die einige moderne Elemente beinhaltet (Beat und Rhythmus), aber auch traditionelle türkische Instrumente sind zu hören. Eine kulturelle Verortung findet also auch hier statt. Auch wenn der Zuschauer die Instrumente vielleicht nicht gleich eindeutig der türkischen Kultur zuordnen kann, so klingen sie doch ‹orientalisch›. Die Musik impliziert, dass sich die Filmhandlung vornehmlich in einem nicht traditionell-deutschen Milieu entfaltet. Ein bekanntes Muster oder Vorbild (MEAN STREETS) wird neu kontextualisiert. Somit kann beim aufmerksamen Betrachter sehr schnell die Bildung von Bedeutungs- und Sinnzusammenhängen evoziert werden. Dabei entsteht auch eine Art Bruch zwischen Erwartungshaltung und tatsächlichem Filmerlebnis. MEAN STREETS spielt im Italo-amerikanischen Gangster-Milieu in New York. Martin Scorsese ist einer der bekanntesten und erfolgreichsten amerikanischen Regisseure. Der Zuschauer ist sich – durch die Vorspanntitel – jedoch bewusst, dass er sich einen deutschen Film ansieht. Dieses Spiel mit Erwartungshaltungen des Zuschauers, wenn berühmte Vorbilder oder Genremuster zitiert, diese aber gleichzeitig mit neuen Attributen versehen werden, macht KURZ UND SCHMERZLOS auf einer zusätzlichen Ebene interessant.

Nach dem Vorspann lernt der Zuschauer als erstes Costa kennen. Er stiehlt ein Autoradio, schlägt den herbeieilenden Besitzer des Wagens nieder und will weglaufen, bleibt aber schließlich doch stehen, um sich nach dem Wohlbefinden des Wagenbesitzers zu erkundigen. An dieser Stelle (TC 00:02:23) wird das Bild zu einem Standbild eingefroren und Costas Name und Nationalität werden eingeblendet. Es folgt ein harter Schnitt und Bobby wird vorgestellt. Dessen Onkel konfrontiert ihn damit, dass er Gerüchte gehört habe, nach denen Bobby bei einem albanischen Kriminellen anheuern wolle. Bobby stammelt vor sich hin und sein Onkel wirft ihn schließlich auf die Straße. Wieder wird das Bild eingefroren und Bobbys Name und Nationalität werden eingeblendet (TC 00:02:50). Hier zeigt sich deutlich, wie wenig Bedeutsamkeit den Nationalitäten beigemessen wird – denn Bobby ist Serbe. Er hat jedoch keinerlei Hemmungen für einen Albaner zu arbeiten, und das gegen den Willen seiner eigenen Familie. Zuletzt, nach einem weiteren harten Schnitt, springt die Handlung zu der JVA, in der Gabriel eingesessen hat. Seine

2.2 Figurenzeichnung

Familie ist gekommen, um ihn abzuholen. Der gerade Entlassene wird von Mutter, Schwester und Bruder umarmt, der Vater ohrfeigt ihn zunächst, und umarmt ihn anschließend. Ein weiteres Mal folgt ein Standbild, und Gabriels Name und Nationalität erscheinen am unteren Bildrand (TC 00:03:24). Das Einblenden der Nationalitäten, die sich dann für die weiteren Handlungen der Charaktere als vollkommen unwichtig erweisen, kann man durchaus als Statement deuten: Zum einen wird deutlich, dass Freundschaften über ethnische Grenzen hinweg als selbstverständlich angesehen werden. Zum anderen zeigt sich, dass solche Zuschreibungen als Triebfeder für Handlungen und Entscheidungen nicht maßgebend sind, sondern dass diese auf einer viel tieferen, universalen Ebene entstehen, die zutiefst menschlich ist, nicht aber durch nationale Prägungen bestimmt.

Diese kurzen Szenen zu Beginn des Filmes deuten bereits viel von dem an, was der Zuschauer im Laufe der Handlung über die Protagonisten erfährt. Costa ist gutmütig, aber auch ein wenig einfältig – was ihn leicht zum Spielball der Interessen anderer werden lässt. Bobby ist hart im Nehmen und bereit dazu, für seine Karriere seine eigene Familie zu hintergehen. Dennoch landet er vor der Kneipe seines Onkels auf der Straße – er schätzt die Konsequenzen seines Handelns nicht richtig ein und wirkt daher unreif. Gabriel ist gefasst und ehrlich, seine Familie, die zu ihm steht, gibt ihm sicheren emotionalen Rückhalt. Interessant ist, wie diese unterschiedlichen Charaktere auch visuell angedeutet werden. Jedem der Drei wird ein eigener Kamerastil zugeordnet, sie unterscheiden sich subtil voneinander. Costa, der etwas begriffsstutzige, leicht zu beeinflussende aber eigentlich gutmütige Charakter wird mit statischer Kamera gefilmt, die Schnittfrequenz ist jedoch sehr hoch, was seiner sprunghaften Art entspricht. Bobby hingegen, der als draufgängerisch, stürmisch aber letzten Endes haltlos dargestellt wird, wird von einer leicht wackelnden Handkamera gefilmt. Bei Gabriel wiederum, nach dem Aufenthalt im Gefängnis in sich ruhend und gereift, bewegt sich die Kamera nur sanft und die einzelnen Einstellungen dauern länger.

Die nächste große Sinneinheit des Films (ab TC 00:03:26) ist die Hochzeit von Gabriels Bruder (übrigens gespielt von Cem Akin, Fatih Akins Bruder). Hier treffen sich die drei Freunde zum ersten Mal seit Gabriels Gefängnisaufenthalt wieder, daher soll die Szene genauer untersucht werden. Bereits hier deuten sich nämlich erste Brüche in den vormals engen Freundschaftsbeziehungen an. Nach einigen Einstellungen, die die Hochzeitsgesellschaft und das Brautpaar zeigen, wird Gabriel in einer Großaufnahme gezeigt, gleichzeitig ist zu hören, wie seine Schwester Ceyda (Idil Üner) ihm ihre Geschäftspartnerin und Freundin Alice (Regula Grauwiller) vorstellt. Halbnah zeigt die Kamera nun alle drei, Ceyda steht in der Mitte, Alice und Gabriel werden von der Seite gezeigt und sind zunächst zögerlich; Ceyda fordert sie jedoch auf, sich zur Begrüßung zu küssen. Schließlich überreichen Ceyda und Alice Gabriel ihr Geschenk: Es ist ein Schmuckstück, ein buddhistischer Phurba-Dolch an einem Lederband. Sie haben ihn in ihrem Schmuckladen

2 Fallbeispiele: Transkulturelle Inhalte

selbst für ihn angefertigt, er soll Glück bringen. Gabriel bedankt sich und plötzlich nähert sich Bobby von hinten – er begrüßt ihn stürmisch. Nachdem sie einige Worte gewechselt haben, will Bobby Gabriel seine Freundin vorstellen. Es ist Alice, die Gabriel nun eigentlich schon kennt. Wieder in einer halbnahen Einstellung werden die Personen in einer neuen Konstellation gezeigt. Ceyda steht, fast abseits, ganz am linken Bildrand. Ebenfalls links im Bild steht Gabriel, die rechte Bildhälfte nehmen Bobby und Alice ein. Alice steht vom Betrachter aus gesehen hinter Bobby, er wirkt dadurch größer und durch seine weit ausholende Gestik bestimmt er das ganze Bild. Gabriel und Alice sind durch diese Anordnung auch räumlich voneinander getrennt, Alice wirkt passiv. Dies kennzeichnet Bobbys Verhalten: Gegenüber Alice ist er besitzergreifend und dominant. In seiner Gegenwart muss sich Alice zurücknehmen, scheint kleiner zu werden. Auch wenn auf der Dialogebene Bobby ihre Qualitäten lobt, zeigt die Bildsprache hier deutlich, wie die Rollen verteilt sind – ein Vorbote des Kommenden, denn am Ende ist es Bobbys machohaftes Verhalten, das Alice später in die Arme von Gabriel treibt. Schließlich (ab TC 00:05:43) betritt Costa den Festsaal. Freudestrahlend nähert er sich Gabriel, der ihn sehr düster anblickt. Der Grund dafür ist Costas Kleidung: Während alle anderen Gäste im Anzug erschienen sind, trägt Costa seine Straßenkleidung. Costa umarmt Gabriel, der ihn lediglich in einen Nebenraum schubst. Er hält Costa seinen Kleidungsstil vor und erklärt ihm, dass er an diesem Abend für seine Freunde bürgt. Erst dann umarmen sich die beiden zur Begrüßung. Auch dieses Verhalten Gabriels nimmt spätere Entwicklungen vorweg: Gabriel will den chaotischen Costa beschützen und ihm gleichzeitig den richtigen Weg weisen, was jedoch oft bevormundend wirkt. Ceyda, die Costas Freundin ist, bringt ihm schließlich einen Anzug, damit er sich umziehen kann. Später erfährt der Zuschauer, dass Ceyda Costa nicht mehr liebt und sich trennen will. Die drei Freunde verlassen die Hochzeit kurzzeitig, weil Costa und Bobby für Gabriel als Willkommensgeschenk ein Treffen mit einer Prostituierten arrangiert haben. Zurück auf der Hochzeitsfeier sitzen Bobby, Costa, Gabriel, Alice und Ceyda an einem Tisch und unterhalten sich über Zukunftspläne (ab TC 00:15:03). Gabriel erklärt, dass er von nun an Taxi fahren will. Bobby bietet ihm an, für ihn zu arbeiten, wenn er bei den Albanern einsteigt. Hier offenbaren sich auf der Dialogebene die Spannungen unter den Freunden. Während Gabriel plant, ein ehrliches Leben zu führen und so genug Geld zu verdienen, um zurück in die Türkei zu gehen, versucht Bobby ihn davon zu überzeugen, dass sein Angebot doch viel besser sei. Es gipfelt darin, dass Bobby sagt: «Ich dachte, du wärst ein cooler Typ», worauf Gabriel kontert: «So wie du, oder was?» Alice muss lachen und Bobby ist verärgert, doch wie es seine Art ist, läuft er vor der endgültigen Konfrontation davon: Er nimmt Costa mit und geht tanzen. Dieses Verhalten ist ebenfalls sehr typisch für Bobbys Charakter und bildet im Kleinen ab, was an großen Konflikten noch bevorsteht. Das zeigt, wie dicht und konsistent die Figuren konzipiert sind, die Fatih Akin für sein Drehbuch erschaffen hat, eine der großen Stärken des

Films. Trotz deutlich spürbarer Spannungen innerhalb der Freundschaft markiert die Hochzeitsfeier gleichzeitig den letzten unbeschwerten Moment, den die drei zusammen haben. Als sie nach dem Gespräch über die Zukunftspläne zusammen tanzen, macht Alice ein Foto. Für diesen kurzen Moment (TC 00:17:26) ist die Welt der Drei noch in Ordnung. Sie posieren für das Foto und umarmen sich. Dabei stehen sie im Zentrum des Filmbildes, alle drei etwa gleich groß und in derselben Bildebene, sie bilden – auch visuell – eine untrennbare Einheit, die es so in der weiteren Filmhandlung nur noch in seltenen Momenten geben wird.

In der nächste Szene, die einer näheren Betrachtung unterzogen werden soll, treten Konflikte innerhalb der Gruppe offen zu Tage. Ceyda hat zuvor ihre Beziehung mit Costa beendet und die drei Freunde ziehen zusammen um die Häuser, um Costa ein wenig zu trösten. Schließlich jedoch treffen sie auf Ceyda, die einen Fremden küsst (ab TC 0:24:32). Sofort stachelt Bobby Costa an, seinen Rivalen anzugreifen. Der will zunächst mit Ceyda sprechen, doch Sven, Ceydas neuer Freund, geht gleich dazwischen. Ein allgemeines Gerangel beginnt. Ceyda möchte mit Sven weggehen, und auch Gabriel versucht, Costa zurückzuhalten und die Situation zu entspannen. Unvermittelt verpasst Costa Sven schließlich einen Faustschlag ins Gesicht, woraufhin dieser Costa zu Boden schlägt. Trotz Ceydas und Gabriels Protest mischt sich nun auch Bobby ein. Sven schlägt auch ihn zu Boden. Gabriel, der sich nicht einmischen will, drängt Sven zur Seite, um nach Bobby zu sehen, doch Sven missversteht dies und schlägt Gabriel ins Gesicht. Dieser zögert einen kurzen Moment. Er wurde gereizt und will seine Freunde verteidigen – doch eigentlich will er sich von Ärger fernhalten. Diese innere Zerrissenheit ist visuell umgesetzt (ab TC 0:25:32). Zunächst sieht der Betrachter Gabriel, wie er sich aufrichtet, in einer halbnahen Einstellung. Dann gibt es einen abrupten Schnitt in eine Nahaufnahme von Gabriels Gesicht, die Bewegung ist dadurch nicht flüssig sondern erinnert an einen *jump cut*. Die Kamera verharrt einige Augenblicke auf Gabriels Gesicht, man sieht ihm fast an, wie es in seinem Inneren arbeitet. Es folgt ein kurzer Zwischenschnitt auf Ceyda, die Gabriels Namen ruft, und dann sieht man in halbnaher bzw. halbtotaler Einstellung, wie Gabriel die Kontrolle verliert und Sven zusammenschlägt. Er tritt auf ihn ein, selbst, als er schon am Boden liegt. Erst Ceyda, die sich an ihn klammert, um ihn am Schlagen zu hindern, scheint ihn wieder zur Besinnung zu bringen. Bestürzt, Sven noch einen letzten, jedoch leichten Tritt verpassend, läuft Gabriel davon. Ceyda kümmert sich um Sven, Bobby und Costa folgen Gabriel. Der wird zunächst alleine gezeigt, wie er zwischen den Backsteinmauer der Gasse hin- und herläuft, versucht sich zu beruhigen und gleichzeitig bereut, was er getan hat. Wieder ist visuell umgesetzt, wie Gabriel sich fühlen muss: eingeschlossen in einer engen Gasse, wohin er sich auch wendet, gibt es kaum einen Ausweg. Dann kommen Bobby und Costa hinzu, Bobby überglücklich, weil Gabriel sich nun wieder wie in alten Zeiten verhält. Doch Gabriel wehrt wütend ab – er macht seine Freunde mit dafür verantwortlich, dass er so ausgerastet ist. Die Trennung der Vorstellungswelten der Freunde wird hier visuell sehr geschickt umgesetzt. Die Kamera zeigt sie nie zusammen im Bild, sondern Gabriel am einen Ende der Gasse, Costa und Bobby am anderen Ende im Schuss-/Gegenschuss-Verfahren. Costa und Bobby verstehen nicht, warum Gabriel ihre Tat verurteilt. Schließlich geht Gabriel nach Hause, während Bobby und Costa ihm ratlos hinterherblicken. Die Szene endet mit einer prägnanten Dialogzeile (TC 0:26:55). Bobby fragt: «Was ist denn los mit dem?» und Costa antwortet: «Der will erwachsen werden. Und wir hindern ihn daran.» In der Gewalt der Szenen scheint sich das innere Zerwürfnis der Freunde körperlich auszudrücken, an dieser Stelle ist die Veränderung in der Beziehung der drei offen sichtbar und wird in Worte gefasst, während sie davor oft nur unterschwellig angedeutet wurde.

In einer späteren Szene wiederholt sich das Bild der drei Protagonisten als visueller Einheit, als sie zu dritt auf einer Couch sitzen und im Fernsehen einen Film anschauen (ab TC 00:52:14). Es wirkt jedoch seltsam künstlich, bedenkt man vorherige Entwicklungen. Bobby hat inzwischen bei Muhamer, dem Albaner, angeheuert. Bei einem gemeinsamen Treffen von Bobby, Muhamer und Alice hat Bobby Alice verärgert, weil er sie gegenüber Muhamers herablassenden Sprüchen nicht verteidigt hat. Costa hat derweil von Gabriel, der immer noch versucht, seine Freunde auf eine solide Bahn zu lenken, einen Job bei der Post vermittelt bekommen, den er aber nicht sonderlich ernst nimmt. Bobby hat mit Muhamer abgesprochen, mit einem Dealer ein Waffengeschäft abzuwickeln und erhofft sich dadurch, schnell aufzusteigen. Gabriel ist von Bobbys Verhalten wenig begeistert, hegt aber noch Hoffnung, zumindest Costa auf den rechten Weg zu führen.

Die Szene, in der die drei trotz dieser Entwicklungen, die sie weiter auseinander treiben, in Alices Wohnung gemeinsam den Film ansehen, wirkt wie ein letzter friedlicher Augenblick, wie ein retardierendes Moment, bevor es zur Katastrophe kommt. Sie sitzen nebeneinander auf dem Bett, gezeigt in halbnaher Einstellung. Sie starren auf einen Fernseher, der nicht im Bild zu sehen ist, der aber ungefähr dort stehen muss, wo sich die Kamera befindet, das heißt, sie blicken den Zuschauer frontal an. In der Wohnung ist es dunkel, nur das Fernsehbild beleuchtet die drei (Abb. 1). Eine ganz ähnliche Situation gibt es auch bei Scorceses MEAN STREETS. Die drei Protagonisten sitzen in einem dunklen Kinosaal, von vor aufgenommen, und werden lediglich durch das Licht, das von der Leinwand reflektiert wird, beleuchtet (Abb. 2). Während in MEAN STREETS ein Italo-Western im Kino läuft, ist es bei KURZ UND SCHMERZLOS der Film SIE NANNTEN IHN KNOCHENBRECHER (HK 1978), den Bobby und Gabriel zuvor in der Videothek besorgt haben.

Diese Szene, in die eine Vielzahl kultureller Bedeutungen eingeschrieben ist, kann als Kommentar zur verbindenden Kraft von Filmen gedeutet werden. Zum einen gibt es die Anspielung auf ein filmisches Vorbild (MEAN STREETS). Dies spielt in einem kulturell vollkommen unterschiedlichen Raum (USA) und zeigt zusätzlich wieder anderen kulturellen Raum (Italo-Western). Anderseits wird in

2.2 Figurenzeichnung

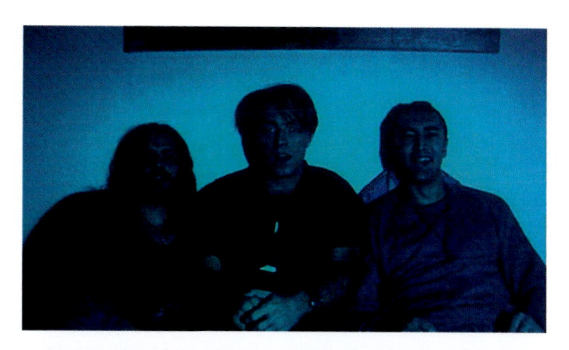

1 Kurz und Schmerzlos

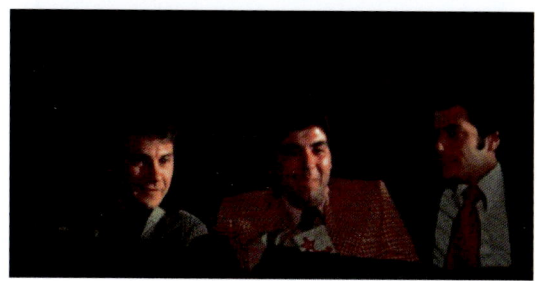

2 Mean Streets

der Filmhandlung von Kurz und Schmerzlos ein asiatischer Film gezeigt, der die drei Protagonisten unterschiedlicher Herkünfte und auch unterschiedlicher Weltanschauungen vereint. Dies ist eine weitere Stärke von Fatih Akins Filmen: Er schafft – ganz nebenbei – neue Verknüpfungen zwischen unterschiedlichen Kulturen, Kulturräumen, Szenen und Genres und zeigt dabei, wie kulturelle Vielfalt funktionieren kann, und wie bestimmte Dinge als verbindendes Element wirken, in diesem Fall der Film. Es geht sogar noch darüber hinaus: Im anschließenden Gespräch wird deutlich, wie Bobby in seinen Vorstellungen vom Leben und damit letztlich in seinen Handlungen geprägt ist durch das, was er in Filmen gesehen hat (als Referenz wird Al Pacino in Scarface (USA 1983) genannt). Die Szene endet damit, dass die Drei auf dem Bett übernachten. Costa, als einziger noch wach, singt ein griechisches Lied. Er wirkt zufrieden in der Situation, ist entweder nichtsahnend oder ignoriert die inneren Konflikte der Freundschaft. Doch Gabriel verlässt schließlich die beiden und trifft auf Alice, die zwischenzeitlich zurückgekommen ist. Bobby bemerkt die kurze Unterhaltung, was ihn in seiner Eifersucht befeuert, denn er hat die Nähe zwischen Gabriel und Alice bereits zuvor gespürt. Am nächsten Morgen behandelt er Alice dann so herablassend (er schlägt sie), dass sie ihn und Costa hinauswirft.

Direkt im Anschluss folgt eine Sequenz, in der die Loyalitäten der Freunde untereinander deutlich werden. Costa berichtet dem enttäuschten Gabriel von

Bobbys geplantem Waffendeal und dass er ihm dabei zur Hand gehen wird. Als Bobby und Costa sich abends mit Muhamer treffen, um über den Waffendeal zu sprechen, kommt Gabriel dazu (ab TC 0:59:07). Er möchte – wie es seiner Art entspricht – die beiden beschützen, indem er ihnen den Deal auszureden versucht. Vor allem Costa, den Bobby als Handlanger mit in den Deal hineingezogen hat, will er die Teilnahme ausreden. Costa und Bobby sitzen mit Muhamer an einem Tisch in dessen Kiez-Kneipe. Als Gabriel dazu kommt und die beiden mit sich nehmen will, schlägt Muhamer gleich auf ihn ein, unterstützt von einigen Schlägern. Zwischendurch zeigt die Kamera in Nahaufnahmen die Gesichter von Bobby und Costa. Bobby wird nur teilnahmslos von der Seite gefilmt (TC 01:01:06). Er ist wie besessen davon, den Waffendeal abzuschließen und in Muhamers Gunst aufzusteigen. Gabriel gefährdet diese Chance, und so zeigt er keinerlei Interesse mehr an seinem ehemals besten Freund, genau wie gegenüber Alice. Costa hingegen wird frontal von Vorne gezeigt, man sieht ihm sein Unbehagen an (TC 01:01:09). Schließlich steht er – trotz Bobbys warnender Worte – auf, um nach Gabriel zu sehen, der vor der Kneipe auf dem Boden liegt und brutal geschlagen wird. Costa bittet Muhamer inständig, von Gabriel abzulassen. Er ist hin- und hergerissen zwischen seiner Loyalität zu Gabriel und der zu Bobby, dem er die Mithilfe beim Deal zugesichert hat. Muhamer zu bitten, Gabriel nicht weiter zu schlagen, ist das Äußerste, was zu leisten er in dieser Situation imstande ist. Er entschuldigt sich bei Gabriel, dessen Gesicht blutüberströmt ist. Der entgegnet jedoch lediglich «Tolle Freunde seid ihr» und lässt Costa stehen. Der wird in einer leichten Untersicht gefilmt – als ob Gabriel noch am Boden läge und zu ihm aufsehe. Die Sympathie des Zuschauers wird in diesem Moment – durch den subjektiven Kamerablick, der durchgehalten wird, obwohl Gabriel bereits aufgestanden ist und davon humpelt – auf Gabriel gelenkt. Dennoch versteht man auch Costa, der zwischen den Interessen seiner Freunde aufgerieben wird und dessen hilflose Gesten (ab TC 01:02:53) seine Verwirrung und Verzweiflung andeuten.

Der Waffendeal geht schief, der Dealer nimmt das Geld und lässt Bobby und Costa ohne die Waffen stehen. Bobby reagiert panisch, ist er Muhamer doch die Waffen schuldig. Bobby und Costa beschließen, Geld aufzutreiben, um Muhamer auszuzahlen. Bobby will Alice überreden, ihren Laden zu verkaufen. Alice weigert sich, ihm die Tür zu öffnen und als Bobby davonläuft, spürt Muhamer ihn auf. Es kommt zum Handgemenge und Muhamer erschießt Bobby (TC 01:14:00). Nachdem sie von Bobbys Tod erfahren haben, gesteht Gabriel Costa, dass er mit Alice geschlafen hat (TC 01:17:31). Das lässt einen Riss in der Beziehung zwischen Costa und Gabriel entstehen, da Costa dies als Betrug gegenüber Bobby versteht. Er lässt Gabriel sitzen, ihre Wege trennen sich zunächst. Doch ein letztes Mal stehen die Freunde zueinander: Sowohl Costa als auch Gabriel beschließen, Bobbys Tod zu rächen. Gabriel hat einerseits Schuldgefühle gegenüber Bobby, andererseits ist es der letzte Versuch, die Loyalität untereinander über Bobbys Tod hinaus zu retten. Costa trauert um seinen

2.2 Figurenzeichnung

Freund und will Gerechtigkeit. Gabriel entschließt sich zur Rache, nachdem er sich zuhause ausgeruht hat. Er erwacht, und in schneller Schnittfolge sieht man zunächst in einer Nahaufnahme, wie er die Augen aufschlägt, es folgt eine Detailaufnahme seiner Augen und schließlich zeigt die Kamera von der Seite, wie er sich aufrichtet (ab TC 01:18:24). Auf diese Art wurde Gabriel schon einmal gefilmt, bevor er sich entschloss, seine Prinzipien zu vergessen und Sven zu verprügeln. So wie die flüssige Bewegung in einzelne kurze Einstellungen zerlegt wird, werden auch Gabriels Prinzipien durch die Realität zerlegt. Ein letztes Mal beschließt er, illegal zu handeln. Er entwendet heimlich die Waffe seines Vaters. Dann bucht er einen Flug nach Istanbul und verabschiedet sich von Alice. Costa besorgt sich ebenfalls eine Waffe, schaut ein letztes Mal bei Ceyda vorbei und macht sich dann auf den Weg zu Muhamer. Alice hat Gabriel zwischenzeitlich ausgeredet, Muhamer zu erschießen, doch von Ceyda erfahren die beiden, dass Costa eine Waffe hat und Muhamer aufsuchen will. So macht sich Gabriel doch auf den Weg. In einem Hinterhof kommt es zum tragischen Finale (ab TC 01:25:23). Costa hat Muhamer aufgelauert und auf ihn geschossen, der richtet sich jedoch wieder auf und sticht mit einem Messer auf Costa ein. Gerade will er ihn mit der erbeuteten Waffe erschießen, da erreicht Gabriel im Taxi seines Bruders den Hinterhof und überfährt Muhamer kurzerhand. Er kümmert sich zunächst um den schwer verletzten Costa, bevor er den ebenfalls verletzten Muhamer endgültig erschießt. Schließlich endet die Sequenz mit Gabriel, der den verletzten Costa im Arm hält. Die Freunde sind – nach den tragischen Ereignissen – auf einer Gefühlsebene wieder vereint: Bobbys Tod ist gerächt und Gabriel konnte Costa beistehen. Ob dieser überleben wird, ist unklar – doch zumindest ist Gabriel bei ihm, um ihn zu trösten und ihm ein Gefühl von Sicherheit zu geben. Die Szene endet daher auch ganz friedlich und leise: Zunächst befinden sich Gabriel und der verletzte Costa in der Bildmitte, doch die Kamera bewegt sich ganz langsam seitlich, sodass die beiden allmählich aus dem Bild verschwinden. Die Kamera verharrt schließlich auf einer neutralen Wand, und es wird langsam abgeblendet.

Der Film endet damit, dass Gabriel – sich seiner Sünden bewusst – einwilligt, mit seinem Vater zu beten (ab TC 01:30:53). Der Vater fragt Gabriel, ob er mit ihm beten wolle, und fügt an «Wie ein Film geht auch das Leben irgendwann zu Ende.» Diese Bemerkung kann unterschiedlich gedeutet werden. Zum einen denkt man sofort an Bobby, der in Gangsterfilmen seine Vorbilder fand und dessen Leben viel zu früh endete. Gleichzeitig markiert der Satz selbstreflexiv das bevorstehende Ende der Filmhandlung von KURZ UND SCHMERZLOS. Er impliziert aber auch, dass Religion ein Ausweg sein kann, Sünden vergeben werden können und vielleicht ein Leben nach dem Tod wartet. Sowohl Costa, der eine Kette mit Kruzifix-Anhänger findet, und sich danach moralisch bessern will, als auch Gabriel, der einen muslimischen Hintergrund hat, agieren nach moralischen Grundsätzen[16]. Sie versuchen

---

16 Vgl. dazu auch Mackuth 2007, S. 50f.

es zumindest. Bezeichnend ist, dass nur Bobby keine religiös-moralischen Ansichten hat und durch sein eigensüchtiges und kriminelles Handeln alle in die Katastrophe führt.

Auch bei MEAN STREETS gibt es wie in KURZ UND SCHMERZLOS ein Religionsmotiv, verbunden mit Fragen nach Schuld, Moral und Vergebung. Die Verbindung zu Scorseses Film geht über rein visuelle Ähnlichkeiten hinaus, sie umfasst auch zentrale Handlungsmotivationen der Figuren. Eine weitere große Ähnlichkeit besteht darin, dass sowohl Akin als auch Scorsese und auch ihre Filmfiguren einen Migrationshintergrund haben: Scorseses Eltern emigrierten von Sizilien in die USA, seine Filme spielen im italo-amerikanischen Milieu. Fatih Akin ist sich dessen bewusst, er zieht sogar selbst eine Parallele zwischen dem italo-amerikanischen und dem deutsch-türkischen Kino[17]. Von MEAN STREETS hat sich Fatih Akin möglicherweise abgeschaut, wie ein Umgang mit dem eigenen kulturellen Hintergrund im kommerziellen Kino funktionieren kann. Auch bei Scorsese hören die Protagonisten Musik aus dem Heimatland (Italien) und stellenweise wird in Originalsprache (italienisch) gesprochen, die Dialoge werden dann untertitelt. Musik und Sprache sind wichtige kulturelle Bausteine, die alte und neue Heimat verbinden können. In KURZ UND SCHMERZLOS werden sie ebenfalls verwendet. Ceyda und Gabiel sprechen untereinander türkisch, Gabriels Vater spricht ebenfalls türkisch. Costa singt gelegentlich griechische Lieder. Neben der für den Film komponierten Musik von Ulrich Kodjo Wendt, in der traditionelle Instrumente türkischer und arabischer Musik zu hören sind (Saz, Oud), ist auch unabhängig vom Film produzierte türkische Musik zu hören. Ihre emotionale Bedeutung ist hoch, denn sie kommt in einer sehr emotionalen, durch Körperlichkeit geprägten Szene zur Verwendung. Als Gabriel und Alice miteinander schlafen und sich in der körperlichen Handlung auch angestaute Gefühle entladen (Alices Enttäuschung über Bobbys Verhalten und Gabriels Ärger und Frustration über das Verhalten seiner Freunde), ist die Musik nicht nur leise im Hintergrund zu hören, sondern übertönt die diegetischen Geräusche (ab TC 01:02:58).

Die letzte Einstellung des Films zeigt Gabriel und seinen Vater in Gebetshaltung. Die Kamera zoomt schließlich über ihre Köpfe hinweg auf einen Bilderrahmen an der gegenüberliegenden Wand. Dort verharrt sie auf dem Foto, das Alice auf der Hochzeitsfeier von den drei Freunden geschossen hat. Dieses Bild rahmt die Handlung; trotz der Tragik des Handlungsverlaufes schließt es für den Betrachter das Gesehene in einer wehmütigen, aber versöhnlichen Geste ab. Zudem bildet es den visuellen Schlusspunkt einer geschlossenen Erzählform.

---

17 In einem Interview, zitiert nach Nicodemus 2004, S. 340.

2.2.2 Klassische Reifeprüfung: IM JULI

Der zweite Spielfilm von Fatih Akin unterläuft die Erwartungen, die nach dem erfolgreichen Debut KURZ UND SCHMERZLOS an ihn gerichtet wurden. Kritiker und Zuschauer erwarteten ein weiteres Drama, das sich im kriminellen Milieu entfaltet oder Figuren mit Migrationshintergrund ins Zentrum stellt[18]. Die Tatsache, dass als Kameramann Pierre Aïm engagiert wurde, der das vielfach ausgezeichnete Banlieu-Drama LA HAINE (F 1995, Regie: M. Kassovitz) filmte, hätte sich in diese Erwartungshaltung passend eingefügt. Doch IM JULI ist das genaue Gegenteil von KURZ UND SCHMERZLOS. Die Protagonisten, Daniel und Juli, werden gespielt von damals bereits etablierten deutschen Schauspielern (Moritz Bleibtreu und Christiane Paul). Die Story, eine Liebesgeschichte, ist durchmischt mit Elementen des Roadmovie und der Screwball-Komödie und schließt mit einem harmonischen Happy End. Die Gesamtstimmung des Films ist leichtfüßig und positiv, im Gegensatz zu der urbanen Enge und den düsteren, künstlich beleuchteten Schauplätzen von KURZ UND SCHMERZLOS dominieren bei IM JULI lichtdurchflutete Einstellungen und durch das Reisemotiv wird der Handlungsraum aufgeweitet.

Es findet eine vollkommene Abkehr von allen Themen statt, die auch noch entfernt an einem ‹Migrantenfilm› erinnern könnten. Klischees werden hier ins Gegenteil verkehrt. Nicht der entwurzelte Migrant mit seinen Problemen und seiner Sehnsucht nach der Heimat steht im Vordergrund. Stattdessen verfällt ein deutscher Lehrer dem Zauber einer (dem Namen nach türkischen) Frau und folgt ihr nach Istanbul. Doch auch hier werden Orte und nationale Eigenheiten als solche schnell zur Nebensache, zum Beiwerk. Wichtiger ist die innere Reise der Hauptfigur. Die ‹Traumfrau› ist Türkin, der ‹Sehnsuchtsort› ist Istanbul – dies entspricht vielleicht nicht der gängigen Vorstellung des deutschen Kinopublikums, das amerikanische Großproduktionen gewöhnt ist, doch durch die Einbettung dieser Details in eine klassische Coming-of-Age-Erzählung nach typischem Muster verlieren Nationalklischees ihre Bedeutung. Daher soll die Entwicklung der Hauptfigur im Folgenden nachvollzogen werden.

Diese erzähltechnisch zentrale Figur des Films, deren Handlungen den Plot vorantreiben, ist Daniel Bannier (Bleibtreu), ein schüchterner und biederer Physiklehrer aus Hamburg. Als Juli (Paul), eine extrovertierte und lebenslustige Schmuckverkäuferin, sich in ihn verliebt, prallen zwei Welten aufeinander (man beachte: Diese zwei ‹Welten› haben nichts mit Nationalität oder Nationalkultur zu tun). Juli verkauft Daniel einen Ring, der ihn zu der Frau seines Lebens führen soll. Natürlich möchte Juli selbst diese Frau sein, doch durch einige Verstrickungen denkt Daniel, diese Frau in Melek (Idil Üner) gefunden zu haben. Er kennt sie kaum, reist ihr aber

---

18 Vgl. dazu Nikola Bott: *Der Regisseur Fatih Akin. Eine kulturwissenschaftliche Untersuchung.* Unveröffentlichte Mag.-Arbeit, Institut für Europäische Ethnologie, Philipps-Universität Marburg, 2008, S. 38.

2 Fallbeispiele: Transkulturelle Inhalte

nach Istanbul hinterher. Juli begleitet ihn bei dieser Reise, an deren Ende Daniel schließlich feststellt, dass nicht Melek, sondern Juli die Liebe seines Lebens ist. Daniel entwickelt sich im Laufe seiner Reise quer durch Europa und mit Julis Unterstützung langsam vom verkrampften Eigenbrötler zum lebensbejahenden Draufgänger. Dennis Maciuszek erkennt darin typische Strukturen einer Coming-of-Age-Geschichte, genauer noch einer Unterform, der Reifeprüfung:

> In Reifeprüfungen ist immer ein Mentor vorhanden, der dem Helden hilft, die Entwicklungsschwelle zu überschreiten und sich von einem Coming-of-Age-Archetypen in einen anderen zu verwandeln. In Fatih Akins IM JULI bekehrt eine Mentorin (Christiane Paul) einen Streber (Moritz Bleibtreu) zum Hedonismus.[19]

Die Entwicklung, die Daniel durchlebt, und die damit verbundenen abenteuerlichen Ereignisse bilden den Kern der Filmhandlung: Seine innere Reise veräußerlicht durch die Reise nach Istanbul. Nach den Vorspanntiteln beginnt die Filmhandlung unvermittelt (ab TC 0:00:27). Die erste Einstellung ist eine Totale. Die Weite der Landschaft wird in Szene gesetzt. Es dominieren horizontale Linien mit klar definiertem Vorder,- Mittel- und Hintergrund. Im Vordergrund findet sich ein Stück dunkler Asphalt mit weißen Streifen in der Mitte, ein paar Grasbüschel am Rand. Zudem sieht man einen Strommast, die Stromleitungen verlaufen quer zum Bildraum und verlieren sich in der mittleren Bildebene. Diese zeigt grünes und braunes Ackerland, dazwischen verläuft die Straße, auf der ein Auto näher kommt. Im farblich schwächeren Hintergrund sind schemenhaft weitere Strommasten und Äcker zu erkennen. Die Einstellung ist lang und statisch, lediglich das Auto, das auf der Straße näher kommt, bewegt sich. Die Landschaft wirkt durch ihre Weitläufigkeit trist und leer. Durch eine Schrifteinblendung erfährt der Zuschauer, dass die Szene an einem Mittag im Juli stattfindet, «Irgendwo in Bulgarien». Diese Einstellungen sind typisch für Roadmovies, in denen häufig Landschaften für Innenwelten der Protagonisten stehen beziehungsweise diese veräußerlicht widerspiegeln. Es ist extradiegetische Musik zu hören, harmonische Gitarrenklänge dominieren. Das Auto nähert sich schnell, und der Himmel beginnt, dunkler zu werden. Kurz bevor es die Kamera erreicht, stoppt das Auto seitlich am Straßenrand. Es ist ein Mercedes mit deutschem Nummernschild. Der Fahrer steigt aus und sieht in den Himmel. Es wird sehr still, leichte Windgeräusche sind nun das einzige, was man hört. Schließlich wird der Wagen, wieder in einer totalen Einstellung, von der Seite gezeigt, dann von oben aus der Vogelperspektive. Dies ist ein angedeutetes Schuss-Gegenschuss-Verfahren, denn der Fahrer blickt auf zur Sonne, und in der nächsten Einstellung wird die Sonne gezeigt, die sich verdunkelt. Eine totale Sonnen-

---

19 Dennis Maciuszek: Erzählstrukturen im Filmgenre Coming of Age. In: Stephanie Grossmann, Peter Klimczak (Hrsg.): *Medien Texte Kontexte*. Film- und Fernsehwissenschaftliches Kolloquium Bd. 22. Marburg 2010, S. 225.

2.2 Figurenzeichnung

finsternis findet statt. Dann zeigt die Kamera wieder den Fahrer des Wagens. Er scheint einen schlechten Geruch wahrzunehmen, geht um das Auto herum und öffnet den Kofferraum. Darin erkennt man eine Leiche. Fliegen summen um sie herum. Der Fahrer des Wagens nimmt eine Dose Raumspray und sprüht den Kofferraum damit ein. Die Kamera – nun verwackelt, als würde sie subjektiv die Position eines Menschen einnehmen, der auf das Auto zuläuft – nähert sich dem Fahrer von hinten. Eine Hand legt sich ihm auf die Schulter, eine Stimme spricht ihn an. Blitzschnell schlägt der Fahrer zu, verschließt den Kofferraum und setzt das Raumspray in Brand, mit der brennenden Dose vertreibt er die Person, die sich ihm genähert hat. Der Mann strauchelt, fällt zu Boden und der Fahrer will von ihm wissen, wer er sei und warum er deutsch spreche. Der Mann auf dem Boden will mitfahren, doch der Fahrer lässt ihn einfach liegen, fährt schnell los. Der Mann rappelt sich auf und läuft vor das Auto, wird mitgerissen und stürzt. Aus Schuldgefühlen hält der Fahrer des Wagens schließlich doch und hievt den – nur scheinbar Bewusstlosen – ins Auto. Nach einigem hin und her darf der Mann, der sich beim Unfall nicht verletzt hat, doch mitfahren. Man erfährt, dass er Daniel heißt, der Fahrer des Wagens ist Isa (Mehmet Kurtuluş). Daniel erzählt, dass er wegen einer Frau unterwegs in die Türkei ist, und Isa bittet ihn, die Geschichte zu erzählen. Damit beginnt dann die eigentliche Handlung des Films, die ein Rückblick auf die Ereignisse ist, die zum Treffen von Isa und Daniel in Bulgarien geführt haben. Es gibt dabei keinen personifizierten Erzähler oder gar eine Off-Stimme, die die Bilder kommentiert, doch ist klar, dass die Erzählung eine identifikatorische Nähe zu Daniel aufweist, es ist ja seine Geschichte, die erzählt wird. Diese Sequenz zu Beginn, die zwar am Anfang der Erzählzeit, aber fast am Ende der erzählten Zeit steht, führt geschickt in Stimmung und Handlung ein. Sehr deutlich wird der Film durch die Inszenierung der Landschaft und der Natur als Roadmovie charakterisiert. Es wird angedeutet, dass die Sonne einen zentralen symbolischen Platz in der Erzählung einzunehmen scheint. Daniel, der Lehrer werden will, sieht sehr mitgenommen aus, seine Kleidung ist verdreckt und er hat keinerlei Gepäck dabei. Isa hat eine Leiche im Kofferraum und ist dennoch ein sympathischer Charakter. Es wird eine Grundspannung erzeugt, der Zuschauer hat nun ein Interesse daran, zu erfahren, wie es dazu kommt, dass ein Lehrer aus Deutschland unrasiert, dreckig und verlumpt mitten in Bulgarien strandet und warum die Leiche in Isas Kofferraum liegt.

Die folgende Sequenz (ab TC 0:06:57), Teil des bereits erwähnten Rückblicks, zeigt den Beginn der Handlungskette um Daniel, Melek, Juli und Isa. Sie ist deswegen so wichtig, weil sie Daniel zeigt, wie er vor seiner Reise war. Von einem blauen Himmel zoomt die Kamera zurück in ein Klassenzimmer. Daniel unterrichtet eine Physik-Klasse, seine Stimme ist im Hintergrund zu hören. Wieder werden Zeit und Ort eingeblendet, die Schule befindet sich in Hamburg, die Szene findet etwa eine Woche vor den Ereignissen in Bulgarien statt. Daniel ist das erste Mal im Bild zu

2 Fallbeispiele: Transkulturelle Inhalte

sehen. Er steht vor einer Tafel und zeichnet ein Tafelbild an, mit dem Rücken zur Klasse, in der ein beständiges Murmeln zu hören ist, keiner der Schüler scheint sich für Daniel zu interessieren. Er dreht sich schließlich zu seiner Klasse um und an seinem Gesichtsausdruck erkennt man, dass er verwirrt feststellt, dass ihm niemand zuhört. Verschüchtert fordert er eine Schülerin auf, etwas zum Unterricht beizutragen und die Kamera zeigt selbige, in ein Gespräch mit ihrer Freundin vertieft. Daniels Aufforderung wird schlichtweg ignoriert. Wieder ist Daniels Gesicht zu sehen, seine Augen blicken nervös umher. Als er die Schülerin ein zweites Mal auffordert erwidert diese nur, sie unterhalte sich gerade, das sehe er doch (TC 0:07:25). Daniel wird immer nervöser, schließlich meldet sich eine Schülerin freiwillig. Hoffnungsvoll fordert Daniel sie auf, zu sprechen, doch sie erklärt nur, man könne doch schlecht in der letzten Stunde vor den Ferien Unterricht machen. Auf Daniels Frage, was man denn sonst machen solle, antwortet sie: «Wir machen Schluss» (TC 0:07:40). Daraufhin fängt die ganze Klasse an, raschelnd einzupacken, steht einfach auf und verlässt den Raum. Daniel bleibt hilflos zurück. Während er noch mit betrübtem Gesichtsausdruck zu sehen ist, wird auf der auditiven Ebene schon in die nächste Szene übergeleitet. Schmuckverkäuferin Juli unterhält sich mit einer Freundin über einen Mann, der jeden Tag an ihrem Stand vorbeikommt und ihr gut gefällt. Schließlich sieht man die beiden auf dem Flohmarkt. Dann fixiert sich Julis Gesicht plötzlich auf einen Punkt in der Nähe der Kamera, und sie wispert «Das ist er, das ist er!» (TC 0:08:14). Die Kamera zeigt nun, wer Juli entgegenläuft. Es ist Daniel, der in einer leichten Zeitlupe zwischen den Marktständen hindurch läuft. Er kommt offenbar gerade von der Arbeit. Er trägt die gleiche biedere Bundfaltenhose, ein dunkles Poloshirt und eine Brille. Plötzlich reißt seine Papiertasche und seine Einkäufe purzeln umher. Juli ruft ihn zu sich, und sagt «Du siehst aus wie jemand, der Glück gebrauchen könnte.» Daniel erwidert: «Ich seh' wohl eher aus wie jemand, der eine neue Tüte gebrauchen könnte» (ab TC 0:08:41). Diese ersten Dialogzeilen, die die beiden austauschen, zeigen bereits viel von ihrem Charakter. Juli ist verspielt, glaubt an eine mythische Kraft wie ‹das Glück›. Daniel hingegen ist schlichtweg pragmatisch und ein wenig mürrisch. Auch optisch unterscheiden sich der unauffällig-bieder gekleidete Daniel und Juli: Sie trägt ihre Haare zu vielen kleinen Zöpfen geflochten und bunte Sommerkleidung. In diesem Stil geht es weiter: Juli zeigt Daniel einen Ring mit Sonnensymbol darauf. Sie fragt ihn, was das sei, und er antwortet mit einer physikalischen Erklärung. Juli jedoch sagt nur «Die Sonne macht Licht» (TC 0:08:58). Die Figurenkonstellation erinnert an eine klassische Screwball-Komöde. Daniel ist ein etwas vertrotteltes und «unbeholfener Mann, der von einer schlagfertigen, begehrenswerten Frau aus der Bahn geworfen wird»[20]. Die unterschiedlichen Weltanschauungen der beiden prallen aufeinander,

---

20 Volker Haefelde: Leoparden küsst man nicht. In: Heinz-B. Heller, Matthias Steinle: *Filmgenres: Komödie*. Stuttgart 2005. S. 172.

woraus eine bestimmte Art der Komik entsteht, ein beständiges «Oszillieren zwischen Ordnung und Chaos»[21].

Juli stößt die weiteren Handlungselemente an. Sie verkauft Daniel den Sonnenring, erklärt ihm, dass er ihn zu einer Frau führen wird, die ebenfalls ein Sonnensymbol trägt und ihm sein Glück bringt. Sie lädt ihn zu einer Party ein, mit dem Plan, dort selbst als Frau mit dem Sonnensymbol aufzutauchen. Auch wenn ihre Freundin sie erstaunt fragt, was Juli denn an Daniel finde, ist diese sich sicher, das etwas in ihm stecke, dass heraus will (ab TC 0:10:58). Damit macht sie sich selbst zu der von Maciuszek[22] genannten Mentorin, die den Protagonisten durch seine Entwicklung hin zum Helden begleitet. Daniel unterdessen geht nach Hause, wo er auf einen Nachbarn trifft, der ihn bittet, seine Cannabis-Pflanzen zu gießen, weil er, Daniel, ja nicht wie alle anderen in Urlaub fährt. In seiner Wohnung legt Daniel eine alte Jazz-Schallplatte auf und sieht anschließend vom Balkon hinab auf die Straße (ab TC 0:11:04). Mit seiner zugeknöpften Art, seiner altmodisch anmutenden Musik und durch seine wenig sommerlich wirkende Kleidung scheint es, als lebe er in seiner eigenen Welt und blicke von dort aus vorsichtig in die ‹richtige› Welt, in der das Leben tobt und die Menschen aufbrechen, um den Sommerurlaub zu genießen.

Abends geht er zu der Party, zu der Juli ihn eingeladen hat. Eine Band spielt lateinamerikanische Musik, viele Menschen tanzen. Daniel bewegt sich unsicher durch die Massen, er ist auf der Suche nach der Frau mit dem Sonnensymbol. Nachdem er sogar von der Getränkeverkäuferin ignoriert wird, will er frustriert die Party verlassen, trifft jedoch dabei auf Melek, die ihm entgegen geht (in Zeitlupe gefilmt), eine Sonne ist auf ihr schwarzes Top gestickt (ab TC 0:14:24). Daniels Gesicht wirkt erstaunt und fasziniert. Melek spricht ihn an, fragt, ob er wisse, wo man in der Gegend günstig übernachten könne. Daniel ist so verwirrt, dass er zunächst nicht antworten kann, läuft dann aber hinter Melek her und bietet ihr an, sie zu einer Jugendherberge zu bringen. Die beiden gehen zusammen fort, Daniel hält Melek für die Frau, die ihm das Glück bringt, und Juli, die gerade erst kommt, muss tatenlos zusehen.

Die nächsten Szenen, die Entwicklungsstufen in Daniels ‹innerer Reise› markieren, finden statt, nachdem Daniel beschlossen hat, Melek hinterherzureisen. Sie haben den Abend nach der Party miteinander verbracht, Melek hat bei Daniel übernachtet und er hat sie zum Flughafen gebracht, von wo aus sie in die Türkei aufgebrochen ist. Daniel weiß jedoch aus Gesprächen, dass sie am Freitag derselben Woche um zwölf Uhr Mittags in Istanbul, unter der Bosporus-Brücke, verabredet ist. Seine aufkeimenden Gefühle für Melek bringen ihn dazu, spontan mit dem Auto hinter ihr her Richtung Istanbul zu fahren. Zur gleichen Zeit hat Juli,

21 Ebd.
22 Vgl. Maciuszek 2010, S. 225.

2 Fallbeispiele: Transkulturelle Inhalte

nachdem ihr Plan, Daniel auf der Party zu treffen, misslungen ist, beschlossen, in Urlaub zu fahren – als Tramperin mit dem ersten Auto, das anhält. Zufällig ist dies Daniel – und Juli fährt bei ihm mit. Obwohl Daniel ihr gleich zu Beginn erzählt, dass er sich in Melek verliebt hat und sie in Istanbul finden will, behauptet Juli, auch nach Istanbul reisen zu wollen, und so machen sie sich gemeinsam auf die Reise. In Bayern bleibt ihr Auto liegen, und so fahren sie mit einem Trucker mit, der nach Budapest unterwegs ist.

In einer Trucker-Kneipe beim Donau-Hafen nahe Wien gehen Juli und Leo, der LKW-Fahrer, ein Bier trinken. Obwohl Juli ihn als Spielverderber bezeichnet, bleibt Daniel im Freien stehen und wartet (ab TC 0:30:14). Drinnen beginnt Leo, Juli Avancen zu machen, diese zeigt sich ablehnend und Leo versteht, dass sie für Daniel schwärmt. Er fragt Juli, ob Daniel für sie kämpfen würde und diese antwortet nach einem Überlegen: «Ich würd's mir wüschen» (TC 0:31:50). Daraufhin erhebt sich Leo, wirft eine Münze in die Music Box. Er fordert Juli zum Tanzen auf, die zunächst zusagt. Eine neue Einstellung zeigt Daniel draußen im Dunkeln, der die beiden durch eine Scheibe beobachtet. Leo verfolgt einen Plan – er wird zudringlich, und Juli beginnt, sich zu wehren, hat wirklich Angst und schließlich ruft sie Daniel um Hilfe. Ihr Schrei klingt nach draußen, der Ton bearbeitet, sodass er sehr hallend klingt. Mit dem Schall scheint die Kamera nun auf Daniel zuzurollen, zoomt bis auf sein Gesicht. Zurück im Lokal fliegt krachend die Tür auf und Daniel stürmt herein. Er bittet Leo zunächst noch schüchtern, Juli loszulassen. Er wiederholt die Aufforderung noch drei mal, immer lauter und am Schluss brüllend. Zum ersten Mal scheint er hier nun richtig aus sich herauszugehen. Leo schlägt ihn nieder (TC 0:33:47) und man fragt sich als Zuschauer, ob er den Mut findet, noch einmal aufzustehen. Doch er tut es und rammt Leo, der vor der Music Box zusammen sinkt. Daniel nimmt Julis Hand und verlässt mit ihr das Lokal. Leo zwinkert Juli zu – und sie versteht: Er hat Daniel dazu gebracht, sich für Juli zu prügeln. In dieser Szene geschehen zwei Veränderungen mit Daniel. Zum einen bricht er das erste Mal aus seinen gewohnten Mustern aus – mit seiner Stimme, die er laut gegen Leo erhebt, und körperlich, indem er Gewalt anwendet. Zum anderen gibt es auch eine kleine äußerliche Veränderung: Daniel verliert bei dem Handgemenge mit Leo seine unmodische Brille, die ihn stets streberhaft wirken ließ.

Die Veränderung Daniels geht zügig weiter. Er und Juli laufen ein Stück zu Fuß und sie beschließen dann, heimlich auf einem Donaufrachter Richtung Schwarzes Meer mitzufahren. Auf dem Schiff sitzen die beiden nebeneinander im Dunkeln vor der halbhohen Bordwand. Im Hintergrund zieht langsam vor dem dunkelblauen Nachthimmel die schwarze Landschaft vorbei, die Lichter am Ufer wirken wie Sterne und spiegeln sich in einem kleinen, sichtbaren Streifen Wasser. Mondlicht fällt von oben auf Juli und Daniel, die frontal und nah gefilmt werden. Licht und Landschaft wirken verträumt und romantisch. Juli rollt einen Joint (ab TC 0:34:37). Daniel – ganz nach seiner alten Gewohnheit – wehrt sich verbal, spricht von «Rauschgift» und «illegal». Daniel lässt sich aber doch zu einem Zug überreden, und es scheint ihm zu schmecken. Seine Körperhaltung entspannt sich zusehends. Die beiden beobachten die Sterne und unterhalten sich über ihre Lieblingsmusik, schließlich fangen sie an, den Oldie «*Blue Moon*» (Rodgers/Hart, 1933) zu singen. Langsam wird auf der akustischen Ebene übergeblendet in eine extradiegetische Aufnahme des Songs.

Schließlich liegen Juli und Daniel nebeneinander auf dem Deck des Schiffs und Juli möchte wissen, was Daniel Melek sagen will, wenn er sie in Istanbul trifft. Er hat sich noch keinerlei Gedanken darüber gemacht, und so bringt Juli ihm ein paar Zeilen bei (ab TC 0:40:10): «Meine Herzallerliebste. Ich bin tausende von Meilen gegangen. Ich hab Flüsse überquert, Berge versetzt. Ich habe gelitten und Qualen über mich ergehen lassen. Ich bin der Versuchung widerstanden und ich bin der Sonne gefolgt um dir gegenüberstehen zu können und um dir zu sagen, dass ich dich liebe.» Dies ist natürlich übertrieben kitschig, und wird sofort durch genau diese Feststellung von Daniel gebrochen. In der Tat scheint der Film stellenweise hemmungslos dem Kitsch verfallen, und doch wird auch das selbstreflexiv verhandelt. So wie Akin in KURZ UND SCHMERZLOS Gangsterfilm-Posen übernimmt, überhöht und gleichzeitig ironisch bricht, geht er auch hier mit der romantischen Liebesgeschichte um, die ebenfalls inszenatorisch überhöht wird. Doch eine Brechung besteht schon allein darin, dass es in dieser Szene ja gar nicht Juli ist, in die Daniel verliebt ist, er empfindet zu diesem Zeitpunkt eigentlich nichts außer Freundschaft. Juli indes würde vermutlich wünschen, dass Daniel die Worte, die sie ihm beibringt, an sie gerichtet ausspricht. Zumindest bringt Juli ihm als ‹Mentorin› in seiner Entwicklung weiter: Daniel lernt, sich spontan ergebende Ereignisse zu nutzen (Schiff Richtung Schwarzes Meer), er lernt, seine Bedenken und Vorurteile abzulegen (Drogen) und zudem erhält er eine Lektion in Romantik. Juli zeigt ihm, wie er seine Gefühle in Worten zum Ausdruck bringen kann. Am nächsten Morgen steht Daniel, nachdem er und Juli die Nacht zusammen als blinde Passagiere an Deck des Donaufrachters verbrachten, auf, um etwas zu essen zu besorgen. Juli ist noch im Halbschlaf, und Daniel streicht ihr fürsorglich über den Rücken (TC 0:41:22) – eine Geste, zu der der ‹alte› Daniel nicht fähig gewesen wäre. Doch die beiden werden getrennt: Daniel stolpert lautstark, wodurch ihn die Schiffscrew bemerkt und kurzerhand in die Donau wirft. Ohne Gepäck irrt Daniel nun durch Ungarn, auf einer staubigen Straße Richtung Budapest. Eine weitere äußere Veränderung findet statt: Seine Uhr, ein Zeichen seines bislang wohlstrukturierten Alltags, ist kaputt und er wirft sie wütend fort. Da taucht ein Kleinbus auf, und Daniel darf als Anhalter mitfahren. Eine junge, hübsche Frau, die vorgibt weder Deutsch noch Englisch zu sprechen, sitzt am Steuer: Luna (Branka Katić). Ihr Auftreten ist ebenso unkonventionell und lebensfroh wie das von Juli, doch fehlt ihr Julis Wärme und Freundlichkeit. Daniel folgt Luna vertrauensselig, wird jedoch von ihr unter Drogen gesetzt und beraubt. Er ist ihr ausgeliefert und seine innere Reise ist gefährdet. Dies ist auch visuell eindrücklich umgesetzt. Daniel liegt in Lunas Bus auf dem Rücken, und Luna beugt sich über ihn. Sie zieht an unsichtbaren Fäden, die scheinbar an Daniel angebracht sind, und er bewegt sich dazu wie eine Marionette (ab TC 0:50:49). Er ist hilflos, und sie nimmt ihm seinen wertvollsten Besitz: den Ring, der ihn führen soll. Sie bedroht damit seine Entwicklung, seine innere Reise, sirenenhaft bringt sie ihn vom rechten Weg ab. Ohne Ausweispapiere und Geld (weitere Objekte, die sein ‹altes› Ich charakterisieren) setzt Daniel seine Reise immer selbstbewusster fort und begegnet dabei zufällig auch Juli wieder. Gemeinsam reisen sie weiter und stehlen dabei ein Auto. Dieser Gesetzesverstoß markiert einen weiteren Entwicklungsschritt, der für den ‹alten› Daniel unmöglich gewesen wäre. An einem kleinen Fluss überzeugt Daniel Juli, dass dies der Grenzfluss sei, obwohl Juli eigentlich denkt, die Donau als Grenzfluss zwischen Rumänien und Bulgarien müsse viel größer sein. Daniel ist von seinem Willen, Melek zu treffen, und von seinem neuen Selbstbewusstsein so sehr getrieben, dass er übermütig versucht, mit dem Auto über den Fluss zu springen. Hier kommen ihm seine früheren Gewohnheiten zu Hilfe. Er belehrt Juli mit einer Zeichnung im Sand und mithilfe ebenjener physikalischer Gesetzmäßigkeiten, die er zuvor seinen Schülern vermitteln wollte, dass er mit genügend Anlauf den Sprung schaffen könnte. Juli ist sehr skeptisch, wird sogar wütend, denn sie spürt die Selbstüberschätzung ihres Schützlings. Der Rückgriff auf die alten Muster, das Lehrerhafte, wird sehr schön visuell umgesetzt, denn Daniel malt die gleiche Grafik in den Sand, die er Tage zuvor an die Tafel seiner Klasse in Hamburg malte (TC 1:10:26). Der Versuch geht schief, Daniel landet unsanft mit dem Wagen im Wasser, wobei er sich schlimmere Verletzungen hätte zuziehen können. Hier zeigt sich, dass Daniel in seiner Entwicklung zum Helden noch nicht am Ziel angekommen ist – er überschätzt sich. Der Rückgriff auf das ‹Alte› funktioniert nicht mehr (Daniel verrechnet sich offenbar), und das ‹Neue› ist noch nicht ausgereift genug (Daniel ist unvernünftig und überschätzt sich). Er steckt inmitten seiner Entwicklung fest. Juli wollte ihn von der gefährlichen Aktion abhalten, doch er hat seinen eigenen Kopf durchgesetzt – er hat gegen seine ‹Mentorin› rebelliert, was seine Entwicklung bremst und in Gefahr bringt. Denn nach dem missglückten Stunt kommt es zu einem schweren Streit. Die Emotionen der beiden geraten außer Kontrolle. Juli, die große Angst um Daniel hatte, wirft ihm Leichtsinn und Unvernunft vor. Daniel, der sein Treffen mit Melek in Gefahr sieht, wirft Juli vor, sie hielte ihn nur auf und wolle verhindern, dass er Melek treffe. Er hadert mit seinem Schicksal, wünscht sich zurück nach Hamburg, bereut, den Sonnenring von Juli überhaupt gekauft zu haben. Diese Anschuldigung führt dazu, dass Juli nachts, als beide auf einem Feld übernachten, Daniel verlässt. Erstaunt stellt er fest, dass er alleine ist, als er aufwacht. Gleichzeitig wird ihm in dem Moment, in dem sie nicht mehr bei ihm ist, klar, wie viel ihm Juli bedeutet. Dann erblickt er ein Auto am Straßenrand und läuft darauf zu (ab TC 1:16:33). Er hat sein kariertes Hemd liegen lassen, und somit ist – äußerlich – seine Verwandlung abgeschlossen. Er hat allen Ballast seines alten Lebens abgeworfen: Brille, Uhr, Portemonnaie, Gepäck, Hemd. Hier knüpft die Handlung zeitlich an die Stelle zu Beginn des Films, in der sich Daniel und Isa treffen, an. Der Rückblick ist beendet, ebenso wie Daniels Entwicklung, denn er weiß nun, was beziehungsweise wen er will: Juli. Es geht ihm nun nicht mehr um Melek. In Istanbul angekommen, macht sich Daniel auf zum Platz unter der Brücke. Es ist Freitag, eine Minute nach zwölf Uhr. In der Menge entdeckt er Juli (ab TC 1:27:58). Sie begrüßen sich etwas zaghaft. Als Juli Daniel fragt, wo seine Verabredung denn sei, beginnt er, an Juli gerichtet die Verse aufzusagen, die sie ihm beigebracht hat. Rückblickend haben sich alle Zeilen daraus bewahrheitet – Daniel kann sie aus tiefster Überzeugung vortragen. Damit ist Daniels Entwicklung, seine Reifeprüfung[23], abgeschlossen.

IM JULI ist nicht Fatih Akins aussagekräftigster Film. Die Erzählmuster sind allgemein bekannt, inhaltlich und visuell werden gängige Genremuster beliehen, ohne dass viel Neues hinzugefügt wird. Die Story ist getragen von vielen Zufällen, die unglaubwürdig beziehungsweise märchenhaft scheinen. Kleine Ausbrüche aus einer glatten, kontinuierlich-kausalen Erzählfolge sind stets plotbedingt und können so vom Zuschauer leicht verarbeitet werden. Gelegentliche Verweise und Zitate sowie absichtliche Überhöhungen und Brechungen zeigen jedoch, dass sich der Regisseur dessen bewusst ist. Er weiß, in welcher Tradition sein Film steht. Man kann dem Film vorwerfen, er zeige vieles geschönt und romantisch verklärt, etwa die Idylle Istanbuls. Doch – gerade auch im Vergleich mit anderen Filmen Akins – ist davon auszugehen, dass er hier lediglich den Blick seiner Figuren annimmt. Für Daniel ist Istanbul höchst romantisch, da er dort seine große Liebe zu treffen hofft, und weil er mit der Türkei lediglich Dinge wie Urlaub, Sonne und Lebensfreude verbindet. In späteren Filmen wie GEGEN DIE WAND und AUF DER ANDEREN SEITE steht die Stadt in einem ganz anderen Zusammenhang und wird auch dementsprechend inszeniert. Zudem ist IM JULI der Versuch eines jungen Regisseurs, nicht in eine Schublade gedrängt zu werden, sich vom Vorgänger KURZ UND SCHMERZLOS abzuwenden und zu zeigen, dass es ihm auch gelingt, eine gegensätzliche, romantisch-märchenhafte Story zu erzählen.

2.3 Transkulturelle Motive

2.3.1 Liebe: subjektivierte Blicke

Liebesbeziehungen zwischen den Figuren sind in den Filmen Fatih Akins immer wieder ein wichtiges Thema. Diese Beziehungen weisen eine unterschiedliche Qualität auf – manchmal bleiben sie eher zweckmäßig und auf die Ebene bloßer Körperlichkeit reduziert, wie etwa die Beziehung von Cahit (Birol Ünel) und Maren

---

23 Vgl. ebd., S. 225.

2 Fallbeispiele: Transkulturelle Inhalte

(Catrin Striebeck) in GEGEN DIE WAND. In anderen Fällen sind Liebesbeziehungen unterkühlt oder tragen deutlich Elemente des nicht Funktionierens oder des Auseinanderbrechens in sich. Dies wird häufig direkt über die Handlungsebene und Dialoge vermittelt. So sagt Ceyda ihrer bereits am Anfang von KURZ UND SCHMERZLOS zu ihrer besten Freundin Alice, dass sie nicht mehr länger mit ihrem Freund Costa zusammen sein will (TC 0:08:07–0:09:13). Später im Film erfolgt die endgültige Trennung, die dem Zuschauer über eine Dialogszene zwischen Ceyda und Costa am Elbstrand vermittelt wird. Direkt, sehr nüchtern und plakativ inszeniert, erfolgt die Trennung von Familienvater Romano (Gigi Savoia) und seiner Frau Rosa (Antonella Attili) in SOLINO: Rosa kommt in die Küche und ertappt Romano mit einer Fremden beim Sex (TC 1:14:32). Die Probleme in der Beziehung der beiden sind in der Grundkonstellation der Handlung angelegt, Romano ist ehrgeizig und will sich in Deutschland verwirklichen, während Rosa die italienische Heimat vermisst und sich von Romano unverstanden fühlt. Etwas subtiler wird die langsam in die Brüche gehende Beziehung von Nadine (Pheline Roggan) und ihrem Freund, Restaurantbesitzer Zinos (Adam Bousdoukos) in SOUL KITCHEN angedeutet. Während der Internet-Telefonate der beiden verändert sich Nadine äußerlich, trägt plötzlich ihre Haare anders und ist anders geschminkt. Doch auch hier folgt noch eine über die Filmhandlung vermittelte endgültige Trennungsphase: Nadine fliegt von Shanghai zurück nach Deutschland, um bei der Beerdigung ihrer Großmutter dabei zu sein, und auf dem Flughafen begegnet ihr Zinos, der beschlossen hat, zu ihr nach Shanghai zu reisen. Nadine hat Han (Maverick Quek) bei sich, ihren neuer Freund aus Shanghai. Reisebewegungen, die in vielen Akin-Filmen zur Handlung gehören, werden hier ins Gegenteil verkehrt: Zwei Reisende prallen unerwartet aufeinander, die Bewegung kommt zu einem abrupten Halt, ebenso wie die Beziehung von Zinos und Nadine (TC 01:03:05). Insgesamt lässt sich beobachten, dass das Problem unterkühlter oder zum Scheitern verurteilter Beziehungen zwischen Figuren hauptsächlich durch Dialoge und Handlungsgeschehen beschrieben wird.

Dies ändert sich, wenn ehrliche Zuneigung, Leidenschaft und tief greifende Gefühle vermittelt werden sollen. Der Zuschauer eines Akin-Films wird deutlich darauf hingewiesen, wer für wen bestimmt ist. Geht es um große Emotion, ‹echte› Liebe, verschiebt sich die Darstellung von unmittelbar wahrzunehmenden Aspekten wie Dialog und Szenenhandlung hin zu einer veränderten Ästhetik, einer visuellen Markierung. Es findet, mit David Bordwell gesprochen, eine Verlagerung statt vom eher nüchternen Vermitteln der *fabula* durch das *syuzhet* hin zu einem vermehrten Einbezug stilistisch-kreativer Elemente (*style*)[24], die für die bloße Vermittlung der Handlungselemente nicht notwendig wären. Es entsteht der Eindruck, die Narration drifte von einer weitgehend neutralen Erzählweise (gegebenenfalls mit identifikatorischer Nähe zu einzelnen Figuren) in eine subjektive Wahrnehmung

---

24 Vgl. David Bordwell: *Narration in the fiction film*. Madison 1985, S. 49 ff.

2.3 Transkulturelle Motive

durch die Augen der beteiligten Filmfiguren. Das subjektive Empfinden, das durch leicht veränderte Darstellungsform visuell markiert wird, gibt dem Thema Liebe in Akins Filmen eine Sonderstellung.

In KURZ UND SCHMERZLOS ist Alice von ihrem Freund Bobby enttäuscht, weil der sich mit dem Zuhälter und Kriminellen Muhamer einlässt. Nachdem sie die beiden Männer bei einem gemeinsamen Abendessen einfach sitzen gelassen hat, geht sie mit Ceyda und ihrem Bruder Gabriel tanzen. Alice und Gabriel verstehen sich gut, und in dem Moment, als dies in einem Gespräch zwischen Alice und Ceyda thematisiert wird, wandert Alices Blick zu dem tanzenden Gabriel. Waren die Tanzszenen zuvor noch neutral inszeniert, wird hier die subjektive Wahrnehmung von Alice deutlich: Plötzlich bewegt sich Gabriel in einer leichten Zeitlupe und wird zudem von einem sehr hellen weißen Licht angestrahlt, das aus der rötlichen Beleuchtung des Clubs heraussticht. Sein weißes T-Shirt und sein Gesicht erstrahlen darin, er wirkt wie eine Lichtgestalt (womit er seinem Namen, Gabriel, alle Ehre macht). Später fährt Gabriel Alice nach Hause. Die beiden unterhalten sich, die Gesichter werden stets in einer Nahaufnahme gezeigt, was Intimität und emotionale Nähe impliziert. Schließlich setzt Instrumentalmusik ein, und es wird auf bunte Lichter der Stadt geschnitten, die unscharf und schnell vor dunklem Hintergrund am Betrachter vorbeiziehen (TC 0:45:15). Bereits nach wenigen Sekunden wird auf Alice und Gabriel zurück geschnitten und die Szene fortgesetzt. Auch dieser Einschub begründet sich nicht im Erzählfluss, sondern ist ein über die Diegese hinausgehendes Element, das die subjektiven Gefühle der Protagonisten visuell umsetzt (Alice und Gabriel fühlen sich zueinander hingezogen, sind aber von ihren Gefühlen verwirrt). Diese subjektivierten Blicke durch die Augen der beteiligten Protagonisten, die durch eine veränderte Ästhetik markiert werden, finden sich im Zusammenhang mit dem Thema Liebe auch in anderen Filmen Akins. Das einfachste Mittel, um zu kennzeichnen, dass jemand eine herausragende Stellung einnimmt, ist die leichte Zeitlupe. Eingeleitet dadurch, dass eine der Figuren gezeigt wird, wie sie gebannt auf etwas starrt, weiß der Zuschauer bei einem folgenden Schnitt entsprechend der Blickachse des ersten Charakters, dass nun gezeigt wird, was dieser zuvor erblickt hat. Man sieht das Geschehen nun praktisch durch die Augen der Filmfigur.

IM JULI spielt damit. Die Geschichte, die erzählt wird, ist eine romantische Dreiecksbeziehung. Juli liebt Daniel, Daniel liebt Melek, doch am Ende findet er heraus, dass eigentlich doch Juli seine große Liebe ist. Als Juli Daniel das erste Mal sieht, wird eine leichte Zeitlupe eingesetzt (ab TC 0:08:16). Auch wenn Daniel Melek zum ersten Mal sieht (und sie für seine große Liebe hält), kommt die Zeitlupe zum Einsatz (TC 0:14:23). Der Zuschauer ist nun unsicher, welche der beiden Frauen am Ende mit Daniel zusammen kommt. Auf narrativer Ebene ist angedeutet, dass es Juli sein wird – sie will um Daniel kämpfen und ist den gesamten Film über präsent. Melek hingegen ist lediglich zu Beginn präsent und bildet danach lediglich Daniels Wunschtraum und den Grund für seine Reise nach Istanbul. Ihre visuelle Markierung durch die Zeitlupe macht klar, dass Daniel wirklich in ihr seine Traumfrau gefunden zu haben glaubt. Juli hingegen scheint während der gemeinsamen Reise für ihn lediglich eine Bekannte zu sein, die selbstverständlich für ihn da ist. Die Frage nach dem Ausgang dieses emotionalen Konfliktes bildet einen Spannungsbogen, der erst am Ende des Films aufgelöst wird. Zwischenzeitlich taucht die Zeitlupen-Einstellung im Zusammenhang mit einer Frau nochmals auf, und zwar wenn Daniel in Ungarn von Luna unter Drogen gesetzt wird, damit sie ihn bestehlen kann. In der Szene, in der Luna vor dem durch Drogen verwirrten Daniel tanzt, verändert sie sich vor seinen Augen zunächst in Melek, wird wieder zu Luna. Am Ende der Szene wird sie jedoch zu Juli, und nun erscheinen ihre Tanzbewegungen in einer leichten Zeitlupe (ab TC 0:49:26). Einerseits ein Indiz für Daniels wirkliche Gefühle für Juli, ist diese Szene dennoch nur eine Art Persiflage der zuvor genannten. Daniels Wahrnehmung ist hier durch die Drogen beeinflusst und getrübt, Luna ist nicht die große Liebe, sondern spielt lediglich ein Spiel mit Daniel, indem sie Zuneigung vorgibt. Sie nutzt die Verführung, um Daniel sein Geld und seine Papiere zu stehlen. Die ganze Sequenz ist deutlich als irreal gekennzeichnet, durch unnatürliche Farben und der anschließende Trick-Szene, in der Lunas Gesicht als Mond am Himmel schwebt, vor dem ihr Kleinbus in einer bogenförmigen Bewegung vorbei schwebt (ab TC 0:49:48). Am Ende des Films finden sich Daniel, der sich nun über seine Gefühle im Klaren ist, und Juli an der Stelle, wo Daniel eigentlich Melek treffen wollte. Die Begegnung der Beiden wird als etwas Besonderes markiert, indem, sobald sie sich gegenüberstehen, plötzlich die zuvor hörbare Off-Musik endet und auch sämtliche Umgebungsgeräusche verschwinden (und das, obwohl es an dem Platz von Menschen wimmelt). Daniel spricht nun die Worte zu Juli, die er eigentlich für sein Treffen mit Melek auswendig gelernt hat. Die beiden küssen sich, und nun beginnt eine Kamerafahrt kreisförmig um beide herum (ab TC 1:29:14). Durch die hohe Geschwindigkeit wirken nun nicht Daniel und Juli wie in Zeitlupe, sondern die Bewegungen der unscharf wahrzunehmenden Personen rundherum. Hier wird das zuvor genutzte Prinzip umgekehrt. Aus der vorher durch die Blickachse auf den anderen definierten geraden Bewegung wird eine kreisförmige Bewegung, die das Liebespaar einschließt und endgültig als zusammengehörig definiert. Trotzdem wird auch das subjektive Empfinden beider mit dieser Bewegung erfasst, denn für sie wird in diesem Moment die Umwelt unscharf, unwichtig, und alles was zählt, ist der jeweils andere, der im Zentrum allen Denkens (im Zentrum der Kreisbewegung) steht.

Auch in SOLINO findet sich eine Form des subjekivierten Blicks, den der Zuschauer einnimmt, weil er durch veränderte Ästhetik durch die Augen einer der Figuren auf eine andere blickt. Hier ist aber – eng gebunden an die spezifischen Eigenheiten des Protagonisten Gigi (Barnaby Metschurat) – ein technisches

Gerät, eine Kamera, zwischengeschaltet. Natürlich blickt der Zuschauer stets vermittelt durch die Kamera auf das Filmgeschehen, hier betätigt jedoch Gigi im Film ebenfalls eine Kamera. Er filmt seine Freundin Ada (Tiziana Lodato) und erst der Blick durch die Kamera, die er leidenschaftlich liebt, hilft ihm zu erkennen, welche Gefühle er wirklich für Ada hat (ab TC 1:42:38). Da in diesem speziellen Fall der Zuschauer durch den bisherigen Verlauf des Filmes Gigis große Leidenschaft für das Filmen kennt, ist hier keine Markierung durch Zeitlupen oder Ähnliches nötig. Es genügt Adas direkter Blick in die Kamera, den der Zuschauer gleichsam durch Gigis Augen wahrnimmt. Am Arbeitsgeräusch der eingeschalteten Kamera sowie am verkleinerten Bildausschnitt wird deutlich, dass der Zuschauer die Perspektive des filmenden Gigi einnimmt. Wäre dies nicht ein Film im Film, würde Adas langer, direkter Blick in die Kamera befremdlich wirken, hier aber ermöglicht er es dem Zuschauer, Gigis Empfindungen nachzuvollziehen (siehe Kapitel 2.3.3).

Die enge emotionale Bindung zweier Figuren zueinander wird auch über Blickachsen und -verbindungen deutlich gemacht, zumeist durch simple Schuss-Gegenschuss-Verfahren. Die Dauer der Einstellungen, die wenige Sekunden länger sind, als für die bloße Informationsvermittlung nötig wäre, und die Nähe der Kamera zu den Gesichtern der Figuren weist dabei deutlich auf die besondere Beziehung der Figuren zueinander hin. Die Zeit scheint gedehnt, die Figuren jeweils vom Blick des anderen ‹gefangen›, und so kann der Zuschauer durch die Augen der Protagonisten deren Zuneigung zueinander nachfühlen. Sehr deutlich wird dies am Ende von SOUL KITCHEN. Kneipenbesitzer Zinos hat Physiotherapeutin Anna (Dorka Gryllus), zu der er sich hingezogen fühlt, zu einem gemeinsamen Dinner eingeladen. Die Sorgfalt, mit der er das Dinner vorbereitet, deutet schon auf eine sich anbahnende Romanze. Durch die Scheiben des Restaurants zeigt die Kamera, wie Anna sich der Tür des Restaurants von außen nähert (ab TC 01:29:17). Durch eine Parallelfahrt mit der Kamera bleibt ihr Gesicht, dass von der Innenbeleuchtung angestrahlt wird, stets im Mittelpunkt des Bildes, der Blick konzentriert sich also auf ihr Gesicht. Dann erreicht sie die Tür und wird solange von ihr verdeckt, bis sie sie öffnet und eintritt. Wieder befindet sich ihr Gesicht in Großaufnahme im Mittelpunkt des Bildes, während sie sich langsam im Restaurant umblickt. Diese Einstellung von Anna, die in der Tür steht und sich umblickt, dauert acht Sekunden (TC 1:29:31 – 1:29:39). Die nächste Einstellung zeigt, ihrer Blickachse folgend, wie Zinos aus der Küchentür tritt und sie lächelnd ansieht. Dialog gibt es an dieser Stelle nicht, die Blickwechsel drücken in ihrer Intensität alles aus, was der Zuschauer wissen muss. Es folgt ein Rückschnitt auf Annas Gesicht in Großaufnahme, diesmal Zinos' Blickachse folgend. Vor dem Hintergrund der dunklen Tür und gerahmt von ihren dunklen Haaren bildet das Gesicht mit seiner hellen Farbfläche den natürlichen Mittelpunkt der Aufmerksamkeit des Betrachters. Lichtreflexe in Annas Augen und auf ihren Lippen lenken zusätzlich die Aufmerksamkeit auf ihre Gesichtszüge. Sie beginnt ebenfalls zu lächeln, und die Kamera verharrt für weitere vier Sekunden (TC 1:29:44 – 1:29:48). Zinos' Faszination für Anna überträgt sich durch diese Art der Inszenierung auf den Zuschauer.

Dieses Spiel mit subjektivierten Blicken und der Steuerung der Blickachsen findet in «Chinatown», Akins Episode aus NEW YORK, I LOVE YOU ihre ultimative Steigerung. Die Dreharbeiten zum Filmprojekt NEW YORK, I LOVE YOU begannen im Jahr 2008, in Deutschland erschien die franzöisch-amerikanische Koproduktion im Jahr 2009. Der Omnibusfilm ist eine Fortsetzung[25] des 2006 erschienen Filmprojektes PARIS, JE T'AIME. Wie schon im Vorgänger wurden auch bei NEW YORK, I LOVE YOU alle der insgesamt zehn Episoden nach Stadtteilen benannt. Vorgegeben war beim Dreh die Episodendauer von fünf Minuten, für den Dreh selbst standen zwei Tage zur Verfügung[26]. Inhaltlich setzen sich alle Episoden mit der Stadt New York, ihren Bewohnern und deren Lebensumständen und – in unterschiedlicher Form – mit dem Themenkomplex Liebe auseinander. Das Produktionsteam (Kamera, Schnitt, Ausstattung) war für alle beteiligten Regisseure zuständig. Dadurch wurde ein optisch einheitlicher Eindruck erzielt. Es gibt zudem eine (wenngleich nur oberflächliche) inhaltliche Verknüpfung der Einzelepisoden, die für ein gewisses Maß an Konsistenz sorgt. So ist keine der Episoden während des Films gekennzeichnet, erst im Abspann werden die einzelnen Episoden und der jeweilige Regisseur benannt. Die einzelnen Episoden gehen fließend ineinander über. Daneben wurde ein verbindendes Element in den Film eingebracht: Zoe, eine New Yorker Künstlerin (gespielt von Emilie Ohana) sammelt mit einer Kamera unterschiedliche Eindrücke ihrer Stadt, sie taucht in einigen Episoden auf, so auch in der von Fatih Akin. Dabei wird sie jedoch meistens nicht in die jeweilige Episodenhandlung integriert, sondern bleibt als nicht näher definierte Figur im Hintergrund. Erst am Ende des gesamten Films wird ihre Rolle deutlich: Sie hat ihre gesammelten Eindrücke zu einem Dokumentarfilm verarbeitet, den sie schließlich auf eine Hauswand projiziert. Durch diesen Handlungsstrang bekommt der Film eine formale Rahmung, da die Dokumentarfilmerin jedoch nie eine zentrale Figur in einer der Episoden ist, bleibt diese Rahmung vage und die Episoden bewahren ihre inhaltliche Eigenständigkeit. Auch in Fatih Akins Episode «Chinatown» spielt die Figur der Filmemacherin Zoe trotz ihres kurzen Erscheinens im Bild keine inhaltliche Rolle. «Chinatown» steht in keiner nennenswerten Beziehung zu den anderen Episoden. Die Episode beginnt im letzten Drittel des Films (ab TC 1:06:33).

---

25   Fortsetzung meint in diesem Falle keine Fortsetzung auf inhaltlicher Ebene, sondern eine erneute Umsetzung der Grundidee, von unterschiedlichen Filmemachern in einzelnen Episoden Facetten und Eindrücke einer Stadt und ihrer Bewohner ausdrücken zu lassen. Für PARIS, JE T'AIME wurden von international bekannten Regisseuren (etwa Joel und Ethan Coen, Gurinder Chadha, Wes Craven, Alfonso Cuaròn oder Tom Tykwer) insgesamt 18 Episoden, jede benannt nach einer der Pariser Arrondissements, beigesteuert. Es sind weitere Filme innerhalb dieser Serie («Cities of Love») geplant, etwa Shanghai oder Rio de Janeiro (vgl. http://www.citiesoflove.com/ (10.07.2016).
26   Vgl. Behrens, Tötenberg (Hrsg.) 2011, S. 219.

Die erste Szene zeigt eine Hauswand, die mit Graffities besprüht ist. Mülltonnen stehen im Bild, auf der rechten Bildseite erkennt man ein Schild mit chinesischer Schrift, das dem Zuschauer den Ort des Geschehens nahe legt. Im Rinnstein vor dem Bürgersteig liegen Zigarettenkippen und anderer Müll. In der Mitte des Bildraumes befindet sich eine Tür in der Hauswand, auch diese ist mit Kritzeleien vollgeschmiert und wirkt alt und schäbig. Generell erinnert das Aussehen dieses Ortes an die Hinterhöfe und Gassen aus KURZ UND SCHMERZLOS. Akin präsentiert keine Hochglanzansichten der Touristenstadt New York, sondern macht die Straße mit all ihrem Dreck, aber auch ihrem Leben, zu seinem Handlungsort. Die Tür öffnet sich, und heraus tritt ein grauhaariger Mann (Uğur Yücel). Die Kamera folgt dem Mann, der eilig durch die Straßen geht. Kurz eröffnet sich eine Blickachse auf Wolkenkratzer im Hintergrund, die dem Zuschauer einen vertrauten Eindruck von New York vermitteln (TC 1:06:43), doch schnell fokussiert die Kamera wieder Yücel und zeigt schließlich wieder die geschäftigen Straßen Chinatowns. Das Lokale im globalen Kontext wird so visuell thematisiert und gewahrt. Yücel kauft in einem kleinen Laden einen Lhing-Zhi-Pilz – ein erster Hinweis auf seinen offenbar angeschlagenen Gesundheitszustand, denn dieser Pilz wird in der traditionellen chinesischen Medizin als Heilmittel verwendet und ist auch unter dem Namen «Pilz der Unsterblichkeit» bekannt. Zwischen dem Mann und der deutlich jüngeren chinesischen Verkäuferin findet ein durch Schuss-Gegenschuss-Verfahren angedeuteter intensiver Blickkontakt statt. Die Gesichter werden sehr nah gezeigt, wodurch die Intensität des Blickwechsels gesteigert und hervorgehoben wird. Gleichzeitig wird auch das Verhältnis der Figuren zueinander dargestellt. Yücel blickt selbstsicher frontal in die Kamera (TC 01:07:08), während die Chinesin (Shu Qi) nur von der Seite zu sehen ist und häufig nervös unter sich blickt (01:07:10), wobei ihre Haare das Gesicht zu großen Teilen verdecken. Das Ganze wird kritisch beobachtet von einem Mann in einem Nebenzimmer, der mürrisch von seiner Zeitung aufschaut. Auch als Yücel den Laden verlässt, wirft er der jungen Frau von außen noch einmal Blicke zu (TC 01:07:25). Die nächste Szene findet in einem kleinen chinesischen Bistro statt. Der alternde Künstler sitzt allein am Tisch, doch anstatt zu essen, so ist in der nächsten Einstellung zu sehen, zeichnet er eine Skizze auf eine Papierserviette. Als Farbe benutzt er Sojasoße. In der nächsten Einstellung, nun in seinem Atelier, ist zu erkennen, wen die Skizze zeigt: Es ist die Verkäuferin aus dem chinesischen Laden. Die Skizze liegt neben einem größeren Gemälde, das ebenfalls die Chinesin zeigt. Der Maler scheint besessen zu sein von dieser Frau. Auffällig ist jedoch, dass die Augen bei beiden Zeichnung leer sind, weiße Flecken. Der Maler hustet, schluckt Tabletten und spült selbige klischeehaft mit einem großen Schluck Jack Daniels hinunter. Als er sich daraufhin erhebt, bricht er zusammen (TC 01:08:24). In der nächsten Szene – das Licht ist verändert und deutet an, dass einige Zeit vergangen ist – sieht man den Künstler auf dem Boden liegen, den Kopf ganz dicht am gemalten Kopf der Chinesin. Er erwacht und küsst ihre gemalten Lippen. Nach einem harten Schnitt wird anschließend die junge Frau gezeigt, die aus einer Tür hinaus ins Sonnenlicht tritt und die Straße entlang geht. Nach einem Schwenk sieht man den Künstler, der ihr folgt. Vor einem Obststand spricht er sie an und bittet sie, sich von ihm zeichnen zu lassen. Sie jedoch lehnt ab, woraufhin er seine Adresse hinterlässt und sich verabschiedet. Wieder eröffnet sich eine kurze Blickachse, die eine typische New Yorker Ansicht zeigt – mehrstöckige Wohnhäuser mit spindelförmigen Feuerleitern im Vordergrund, eine der Brücken und Wolkenkratzer im Hintergrund (TC 01:10:28). Später, als der mürrische Mann, der mit den Laden zu führen scheint und von dem nicht klar ist, ob er ihr Ehemann oder Vater ist, schläft, überlegt sich die junge Frau, doch den Künstler aufzusuchen und geht zu der angegebenen Adresse. Vor dem Haus parkt ein Transporter, in den Bilder eingeladen werden. Sie kommt in die Wohnung und erblickt staunend das großformatige Gemälde, das ihr Gesicht zeigt. Sie trifft auf Burt Young (ein Schauspieler aus Roman Polanskis Film CHINATOWN (USA 1974)), der als Vermieter auftritt. Sie erkundigt sich nach dem Künstler und der Vermieter teilt ihr emotionslos mit, dass er verstorben sei. Die Frage, ob sie ein Appartement suche, schließt sich nahtlos an (ab TC 1:12:02). Niedergeschlagen verlässt die Chinesin das Appartement, findet auf der Treppe jedoch die Skizze des Bildes auf der Papierserviette und steckt diese ein. Die Verbindung zwischen dem Künstler und seiner Muse war gestört, daher war es für den Maler nicht möglich, die Portraits, die er von der jungen Frau malte, fertig zu stellen. Anstelle der Augen bleiben leere Flächen. Dies unterstreicht, wie wichtig für Fatih Akin Blicke sind, die gleichzeitig einen Blick in die Seele der Figuren zu sein scheinen. Die Verbindung zweier Blickachsen steht symbolisch für die Verbindung zweier Seelen. Dieser Grundgedanke wird am Ende der Episode intensiviert. Der Maler stirbt, bevor sich die junge Frau entschließt, sich auf ihn einzulassen und sich von ihm zeichnen zu lassen. Die Portraits bleiben unfertig, doch die Chinesin vollendet das Werk auf ihre Weise. Sie fotografiert sich selbst, schneidet die Augen aus dem Abzug aus und klebt sie auf die weißen Flecken. So vereinen sich nachträglich die Blickachsen, mehr noch, sie werden ineinander gelegt, aufgeklebt und dadurch eins, so wie sich die Materialien (die Zeichnung des Malers und das Foto der Chinesin) zu einem Ganzen verbinden. «Chinatown», die gesamte Episode, ist also zentriert um den Gedanken des Blicks, der Liebe oder Seelenverwandtschaft ausdrücken kann und sie fasst damit die Beobachtungen dieses Kapitels noch einmal komprimiert zusammen. Die junge Frau führt die Arbeit des Künstlers fort und wird nach der Trennung durch den Tod doch noch eins mit ihm. Sie lächelt gelöst, als sie ihr Werk betrachtet, zum ersten Mal wirkt sie dabei nicht schüchtern und unterdrückt, sondern befreit. Der Künstler konnte ihre Augen nicht malen, weil die Liebe zu ihr unerfüllt blieb, weil sie sich niemals näher kommen konnten. Nun findet die Liebe, nach dem Tod des Künstlers, zumindest symbolisch durch das Aufkleben der Augen ihre Erfüllung. Als die Kamera von der Bildskizze mit den nun hinzugefügten Augen zurückfährt, sieht man, dass die junge Frau im gleichen Bistro sitzt, in dem der Künstler zuvor die Skizze anfertigte, an genau der gleichen Stelle (TC 01:13:08). Somit werden die beiden auch rein visuell noch einmal zusammengeführt. Mit dieser Einstellung endet Akins Beitrag zu NEW YORK, I LOVE YOU.

Die genannten Beispiele zur veränderten Ästhetik bei der Markierung von starken emotionalen Beziehungen zwischen zwei Figuren, die sich häufig über eine gezielte Steuerung von Blickachsen und eine gesteigerte Subjektivität ausdrückt, kann als transkulturelles Motiv gedacht werden. Figuren werden durch eine besondere Ästhetik zusammengeführt, in dem sie als visuelle Einheiten gefilmt, durch Kamerabewegungen eingeschlossen oder aber durch die Steuerung von Blickrichtungen aneinander gebunden werden. Diese visuelle Einheit, die die Zusammengehörigkeit zweier Figuren markiert, überwindet so mit filmischen Mitteln Sprach-, Alters- und Ländergrenzen, Nationalitäten, Gesellschafts- oder Bildungsschichten und wird dadurch zu einem universellen, transkulturellen Motiv.

Auf das Potenzial des Blickes als ein ‹Beachtet werden› weist Isabel Santaolalla mit einem Verweis auf Laura Mulvey[27] und die theoretisch vorbelastete Bedeutung des Begriffs ‹Blick› hin:

> Being looked at – or, as Laura Mulvey (1975) put it, the attribute of ‹to-be-looked-at-ness› – has usually been identified as negative because, read as an objectification, it indicates submission and lack of agency. But ‹being looked at› may have a positive value. Other people's looks may deny us power (because we have to relinquish or share control over what is being looked at), but, equally, they acknowledge our existence.[28]

Santaolalla geht es dabei um Beachtung, also eine positive Form des Blicks, die marginalisierten Gruppen, etwa Migranten, sonst vielleicht nicht zuteilwürde. Es wurde bereits dargelegt, warum in dieser Studie in Bezug auf Fatih Akin nicht davon ausgegangen wird, dass er einer marginalisierten Gruppe angehört oder ausschließlich deren Perspektive einnimmt. Der Ansatz, dem Blick etwas Positives – Verbindendes, Integrierendes – zuzuschreiben, ist aber durchaus erwähnenswert.

---

27 Vgl. Laura Mulvey: Visuelle Lust und narratives Kino (1973). In: Franz-Josef Albersmeier (Hrsg.): *Texte zur Theorie des Films*. Stuttgart 2003, S. 389–408. In ihrer psychoanalytischen Untersuchung zeigt Mulvey u. a. die Unterscheidung des Blickes in männlich (aktiv, also voyeuristisch und unterdrückend) und weiblich (passiv) auf (S. 389). Der Blick hat damit eine negative Dimension des Dominierens und Sich-Bemächtigens, die in den narrativen Film eingeschrieben ist (S. 397–405).

28 Isabel Santaolalla: Body Matters: Immigrant in Recent Spanish, Italian and Greek Cinemas. In: Berghahn, Sternberg 2010, S. 156: «Angeblickt zu werden – oder, wie Laura Mulvey (1975) es formulierte, das Attribut des zum-Anblick-Werdens – wird üblicherweise als negativ wahrgenommen. Gelesen als eine Degradierung zum Objekt impliziert es Unterwerfung und einen Mangel an Handlungsmacht. Aber ‹angeblickt werden› kann auch positiv bewertet werden. Die Blicke Anderer mögen uns vielleicht Macht entziehen (weil wir die Kontrolle über das zu Sehende abgeben oder teilen müssen), aber dennoch müssen sie zumindest unsere Existenz anerkennen.» – *Übers. d. Verfasserin.*

2 Fallbeispiele: Transkulturelle Inhalte

Der bei Akin deutlich markierte intensive Blick einer Figur auf die Andere, der ausschließlich Zusammengehörigkeit und Liebe ausdrückt, wird gerade auch als Gegenentwurf zur negativen Begriffsbedeutung zum starken Symbol einer Verbindung über Sprach- oder Kulturgrenzen hinweg.

2.3.2 Essen: das körperlich-sinnliche Erlebnis als transkultureller Möglichkeitsraum

Das Zubereiten von Mahlzeiten und deren Verzehr ist zum einen eine kulturelle Praxis, die sowohl an Traditionen als auch an einen bestimmten Lebensstil gebunden ist, zum anderen handelt es sich um eine sehr direkte, sinnlich-körperliche Erfahrung. Der Körper selbst stellt – in einer transkulturellen Welt, in der Grenzüberschreitungen alltäglich werden und viele Grenzen fallen – eine der letzten Grenzen dar, an der Konflikte veräußerlicht und verhandelt werden können. Der Körper ist nicht eingebunden in monokulturelle Zuschreibungen, sondern agiert individuell. Über den Körper findet ein Dialog der Figuren statt. So schreibt etwa Özkan Ezli, es seien Licht- und Kameraeinstellungen in GEGEN DIE WAND «grundlegend an die Personen gebunden, die durch den Fokus auf den Körper nicht Kulturen als geschlossene Modelle repräsentieren, sondern performativ Kulturkommunikationen in den Figuren durch ihre Handlungen (Körper) stattfinden lassen»[29]. Genau in dieser performativen Kulturkommunikation durch die Figuren wird das Prinzip Transkulturalität dargestellt. Die meisten Figuren der Akin-Filme leben den individuellen, transkulturellen Mix, den Wolfgang Welsch beschreibt.

Die direkte sinnlich-körperliche Erfahrung eröffnet zudem einen Möglichkeitsraum, der transkulturelle Gedankenspiele zwischen Globalität und Lokalität, Be- und Entgrenzung erlaubt. Direkte sinnliche Wahrnehmung ist zwar an den Körper, nicht aber an geografische Grenzen und Orte gebunden. So verlieren für den Moment, in dem eine körperliche Erfahrung stattfindet, zwar kulturelle, sprachliche oder geografische Grenzen an Bedeutung – gleichzeitig sind jedoch gerade Gerüche, Geschmäcke oder Berührungen in der Lage, emotionale Verortungen und Rückbezüge vorzunehmen. Laura U. Marks stellt fest: «Often the sensorium is the only place where cultural memories are preserved.»[30]

Die Sinne werden während unserer Sozialisation geprägt und stellen somit eine Brücke zu Erinnerungen dar[31]. Es entsteht eine widersprüchliche Situation: Die Filmfiguren sind durch ihre körperliche Involviertheit an den Moment, an den Ort gebunden und können gleichzeitig emotionale Verbindungen zu Entferntem

---

29 Ezli 2009, S. 221.
30 Laura U. Marks: *The Skin of the Film. Intercultural Cinema, Embodiment, and the Senses*. Durham and London 2000, S. 195: «Ofmals ist unsere Sinneswahrnehmung der einzige Ort wo kulturelle Erinnerungen bewahrt werden.» – *Übers. d. Verfasserin.*
31 Vgl. ebd., S. 203–206.

2.3 Transkulturelle Motive

und Vergangenem aufnehmen. An den Essens-Szenen in Akins Filmen wird das deutlich, viele von ihnen weisen dieses dialektische Muster auf. Szenen der Essenszubereitung und -aufnahme sind häufig besonders intensiv inszeniert: Viele Großaufnahmen bestimmen den Gesamteindruck, Lebensmittel werden speziell ausgeleuchtet, damit ihre Struktur für den Zuschauer ‹greifbar› wird, der Erzählgestus der Filme wirkt für die Dauer der Sequenz verlangsamt. Diese Mittel intensivieren den Eindruck, den der Zuschauer gewinnt, sie ermöglicht eine haptische Wahrnehmung des Gezeigten:

> In haptic visuality, the eyes themselves function like organs of touch. Haptic visuality, a term contrasted to optical visuality, draws from other forms of sense experience, primarily touch and kinaesthetics. Because haptic visuality draws upon other senses, the viewer›s body is more obviously involved in the process of seeing than is the case with optical visuality.[32]

Es wird versucht, die Unzulänglichkeit des Mediums Film, Gerüche, Geschmäcke oder Tast- und Texturempfindung nicht direkt wiedergeben zu können, durch die Intensivierung der Darstellung zumindest indirekt zu vermitteln. Durch die Intensität der Darstellung wird der Augenblick, das Hier und Jetzt für die Figuren wichtig. Gleichzeitig zeigen sie Reaktionen, die darauf schließen lassen, dass sie sich an etwas erinnert fühlen.

Das beste Beispiel hierfür ist im Film GEGEN DIE WAND zu sehen. Eingeleitet wird die Sequenz damit, dass die weibliche Hauptfigur Sibel einkaufen geht (ab TC 0:50:52). Es ist das erste Mal, dass Sibel, die endlich ihrem strengen Elternhaus entflohen ist, mit einem Lächeln im Gesicht ein eindeutig türkisch geprägtes Milieu aufsucht (türkischer Lebensmittelladen). Obwohl sie sich also eigentlich von ihren Wurzeln emanzipieren wollte, findet sie hier über die Esskultur und -tradition wieder dahin zurück. Sie kauft Gemüse und eine Flasche Rakı. Es folgt ein Schnitt, und in Großaufnahme sind nun Sibels Hände zu sehen, die eine Zwiebel in kleine Stücke schneiden. Deutlich sind die Geräusche zu hören, die das Messer beim Schneiden des saftigen Gemüses macht. In der nächsten Szene sind wieder Sibels Hände in Großaufnahme zu sehen, diesmal beim Kräuterhacken. Die Zutaten werden in eine Schüssel gegeben; Großaufnahmen zeigen, wie Salz und Öl sowie weitere Gewürze hinzugefügt werden, die Darstellung der Zubereitung ist also sehr detailgenau. Die Bilder sind nicht übermäßig hell ausgeleuchtet, die Farben jedoch wirken satt und kräftig, was die Intimität der Großaufnahmen unterstützt und die Texturen und

---

32 Dies.: Video haptics and erotics. In: *Screen* Nr. 39, 1998, S. 332: «Bei haptischer Visualität funktonieren die Augen wie Tastorgane. Haptische Visualität, im Gegensatz zu optischer Visualität, bedient sich jeder Sinneswahrnehmung, hauptsächlich beim Tasten und der Kinästhetik. Weil haptische Visualität diese anderen Sinne miteinbezieht, ist der Körper des Zuschauers viel offensichtlicher in den Prozess des Zuschauens verwickelt, als bei bloßer optischer Visualität.» – *Übers. d. Verfasserin.*

unterschiedlichen Färbungen der Lebensmittel herausstellt. Weitere, ebenso detailgenaue Darstellungen der Zubereitung des türkischen Gerichts (gefüllte grüne Paprika) schließen sich an. Wie eng verbunden unterschiedliche körperlich-sinnliche Erfahrungen miteinander sind, zeigt sich in dem Moment, in dem Sibel nach dem Schneiden einer Melone das Messer ableckt (TC 0:52:21). Die ausgestreckte Zunge an dem scharfen Messer, die phallische Form der Klinge, die vor Feuchtigkeit glänzt und Sibels Blick, der dabei in Richtung ihres sie beim Kochen beobachtenden (Schein-)Ehemannes geht, sind eindeutig sexuell konnotiert.

Die etwa zweieinhalbminütige Sequenz (0:50:52–0:53:26) hat mehrere Funktionen und Aussagen, und alle spielen mit dem eingeschriebenem Zwiespalt zwischen Tradition und Moderne, Annäherung und Entfremdung. Zum ersten Mal wird eine offene emotionale Annäherung der Hauptfiguren gezeigt, die doch eigentlich nur eine rationale Zweckgemeinschaft bilden. Besonders betont wird dies dargestellt, als Sibel und Cahit gemeinsam ein Tischtuch aus Stoff über die sonst übliche Plastiktischdecke breiten, so als wollten sie für den Moment ‹reinen Tisch› machen, den Alltag im wahrsten Sinne des Wortes überdecken (TC 0:52:08) und ein gutbürgerliches Leben führen. Zum ersten Mal nähert sich Sibel absichtlich und mit Freude wieder der türkischen (Ess-)Kultur an, der sie doch entfliehen wollte. Speziell auch ihr ungeliebtes Elternhaus erscheint plötzlich wieder als ein Ort der lohnenswerten und warmen Erinnerung: Sibel verweist darauf, dass ihre Mutter ihr das Kochen des Gerichts beigebracht hat (TC 0:52:33). Sibel erzählt weiter, ihre Mutter habe gefragt, wann denn bei den beiden mit Nachwuchs zu rechnen sei. Der von der intimen Situation positiv gestimmte Cahit lässt sich dazu hinreißen, Sibel zu antworten, sie könnten ja Kinder machen. An dieser Stelle bricht die positive Stimmung und es zeigt sich, dass die Annäherung der Figuren nur äußerlich geglückt ist. Während Cahit den Vorschlag ernst meint, weil er sich bereits ernsthaft zu Sibel hingezogen fühlt, hält diese noch an der reinen Zweckmäßigkeit der Scheinehe fest und überlegt bereits, dass ja Kinderlosigkeit ein praktischer Scheidungsgrund sei. Daraufhin verlässt Cahit wortlos die Wohnung, und die Sequenz endet damit, dass die vorher so liebevoll zubereiteten Paprika in der Toilette landen, womit auch auf der visuellen Ebene noch einmal das Motiv der krassen Gegensätze aufgegriffen wird. Diese Widersprüchlichkeit auf diversen Ebenen könnte nun (multi- oder interkulturell) als genaues Abbild des konfliktbeladenen Lebens ‹zwischen zwei Kulturen› gelesen werden. Dies greift allerdings zu kurz. Die Spannung zwischen den kulturellen Polen ist nicht der Verhandlungsgegenstand, sondern bildet lediglich die Schablone, in deren Rahmen ein ganz anderer Konflikt verhandelt wird. Wie oben erwähnt, wird ein Möglichkeitsraum geschaffen, in dem ein Konflikt ausgetragen wird, der tiefer liegt als das stete Oszillieren zwischen der Ablehnung und dem sich Berufen auf traditionelle Werte des türkischen Elternhauses. Es geht bei genauer Betrachtung nicht um die Frage, ob mit der Zubereitung eines türkischen Gerichts ein Stück Versöhnung mit der türkischen Kultur stattfindet. Das sinnliche Erlebnis und die damit verbundenen kul-

2.3 Transkulturelle Motive

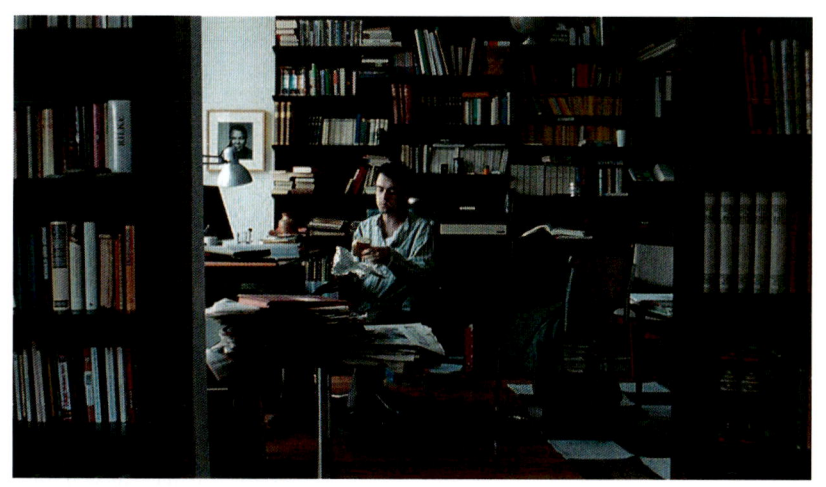

3 AUF DER ANDEREN SEITE: Nejat im Büro

turellen Bezüge werden nur dazu benutzt, die Beziehung zwischen Sibel und Cahit zu charakterisieren und deren Status auszuhandeln. Der Möglichkeitsraum, der sich aus dem transkulturellen Spiel mit kulturellen Klischees und Zuschreibungen ergibt, wird genutzt, um Figuren und deren Handlungsmotivationen zu beschreiben, wird also zu einem wichtigen narrativen Element des Films.

Ein ähnliches Beispiel findet sich auch in AUF DER ANDEREN SEITE. Yeter bereitet Börek zu, um damit dem kranken Ali eine Freude zu machen (ab TC 0:22:03). Der jedoch lehnt ab, davon zu essen. Stattdessen packt Yeter eine Portion für Nejat ein, der sie dankend mit sich nach Hamburg nimmt. Auch in dieser Szene werden – über das Gericht als Gegenstand der Auseinandersetzungen und des Austauschs – mehrere Probleme verhandelt. Durch die Zubereitung des Gerichts wird Yeter als sich sorgende Mutter und auch Pflegerin charakterisiert. Ali lehnt ab, Börek zu essen: Für ihn ist Yeter immer noch Objekt der Begierde, von dem er weder bemuttert noch umsorgt werden will. Dass er sie dabei emotional verletzt, unterstreicht nur, dass er eine rein körperliche Beziehung zu ihr pflegen will. Nejat hingegen hat bereits eine emotionale Beziehung zu Yeter aufgebaut. Seine Gefühle für sie sind freundschaftlicher Natur, er ist ohne Mutter aufgewachsen und hat in Yeter die Art mütterlicher Zuneigung gefunden, die er bis dahin nicht kannte. Er nimmt dankend das in Alufolie verpackte Börek aus ihrer Hand entgegen. Durch den Austausch des zuvor abgelehnten Objekts wird die Zuneigung und Wärme, die die Figuren füreinander empfinden, verbildlicht. Später dann, als Nejat das Päckchen allein in seinem Büro in Hamburg wieder auspackt, scheinen ihn Geschmack und Geruch an etwas zu erinnern, er kaut langsam und nachdenklich (ab TC 0:23:53; Abb. 3). Hier deutet sich zum ersten Mal an, dass Nejat mit seiner Lebenssituation nicht zufrieden ist. In der Einstellung wird er von Bücherregalen umrahmt, wirkt klein und nahezu erdrückt von der Umgebung seines Büros.

Später reist er nach Istanbul, einerseits wird er dort versuchen, Yeters Tochter zu finden, andererseits wird er seine Lebenssituation ändern, indem er beschließt, dort zu bleiben und sich am Ende mit seinem Vater auszusöhnen. Ausgelöst wurde dieser Veränderungsprozess durch Yeters Zuwendung, die sich in der Speise visualisiert hat und die durch den Verzehr gleichsam ‹verinnerlicht› wurde.

2.3.3 Symbole und Objekte: Narrative Bedeutungsträger

Im vorangehenden Kapitel wurde aufgezeigt, wie Speisen und deren Verzehr als Bedeutungsträger zwischen direkter körperlicher Erfahrung und emotionaler Rückbesinnung dienen können und so eine narrative Funktion einnehmen. Immer wieder finden sich in den Filmen auch andere Symbole und Objekte, die die Narration beeinflussen und als Bedeutungsträger fungieren. Wichtig dabei ist, dass sie als narrative Bedeutungsträger jenseits einer (national-)sprachlichen Ebene operieren und häufig auch über verschiedene Kulturkreise hinweg verstanden zu werden und so als eine Art ‹universelle› Bildsprache funktionieren. Dies macht sie zu einem transkulturellen Motiv, das die Adressatenvielfalt der Filme erweitert und bestärkt.

Geradezu plakativ und wenig subtil wird dies am Symbol der Sonne in IM JULI deutlich. Hier ist das Symbol nicht nur für den Zuschauer lesbar als Subtext in den Film eingeschrieben, sondern auch innerdiegetisch als Leitsymbol für die Handlungsmotivation der männlichen Hauptfigur konkret benannt. Juli, die Protagonistin, verkauft Daniel einen Ring mit einem Sonnensymbol und prophezeit ihm, dass

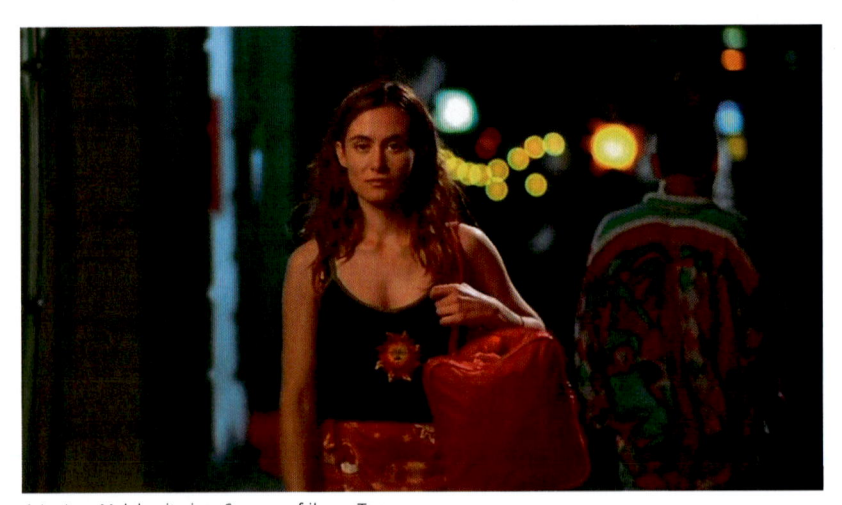

4 IM JULI: Melek mit einer Sonne auf ihrem Top

er der Sonne folgen müsse, um seine große Liebe zu finden. Sie lädt ihn zu einem Konzert ein und möchte selbst die Frau sein, die mit einer Sonne auf dem Stoff ihres Kleides dort erscheint. Leider kommt ihr Melek zuvor. Zwar glaubt der rationale Physiklehrer Daniel zunächst nicht an Julis emotionale Prophezeiung, doch als er Melek sieht, auf deren Oberteil eine Sonne gestickt ist (ab TC 0:14:24; Abb. 4), scheint er wie verzaubert und beginnt daran zu glauben, dass sie die Frau seines Lebens ist. Er folgt der Sonne, indem er Melek nach Istanbul nachreist. Zufällig landet Juli als Anhalterin in seinem Wagen und beide machen sich gemeinsam auf die Reise. Dabei kommen sie sich ganz langsam näher, wobei Daniel zunächst nicht begreift, dass Juli und nicht die Traumfigur Melek die Frau seines Lebens ist.

Nicht zufällig heißt die größte Verführung in Gestalt einer Frau, die Daniel vom rechten Weg (sowohl geografisch als auch auf seine innere Reise bezogen) abzubringen droht, Luna. Ihr Name, Luna (lat. Mond), fügt sich in die Symbolik ein, kann man ihn doch als Gegenstück zur Sonne (Juli/Melek) verstehen.

Das Motiv der Sonne wird auch auf der makrostrukturellen Ebene der Erzählung aufgegriffen, denn der Höhepunkt des Spannungsbogens ist erreicht, als im Film eine Sonnenfinsternis einsetzt. Zuvor hat Daniel sich nach der strapaziösen Reise im Streit von Juli getrennt – für kurze Zeit ist unklar, ob die beiden Figuren, von denen der Zuschauer längst weiß, dass sie zusammengehören, wieder zueinander finden. In diesem Moment verdunkelt sich die Sonne am Himmel über Daniel (ab TC 1:15:54). Hier erreicht auch der Sonnensymbolismus, der sich durch den ganzen Film zieht, seinen Höhepunkt. Juli hat Daniel verlassen – und die Sonne verschwindet. Es wird dunkel, sowohl am Himmel als auch in Daniels Leben. In den folgenden Szenen herrschen Einstellungen vor, die im Dunkeln, im Morgengrauen oder im Inneren von Gebäuden spielen. Erst als Daniel in Istanbul ankommt und endlich wieder mit Juli zusammentrifft (ab TC 1:27:58), strahlt die Sonne vom Himmel. Die beiden küssen sich und werden dabei – vor blauem Himmel und Istanbuler Postkartenkulisse – von der Kamera umrundet. Die Sonne bricht sich dabei gelegentlich in der Kameralinse (*lense flares*; Abb. 4), was visuell nochmals bekräftigt, dass Daniel nun ‹seine› Sonne gefunden hat.

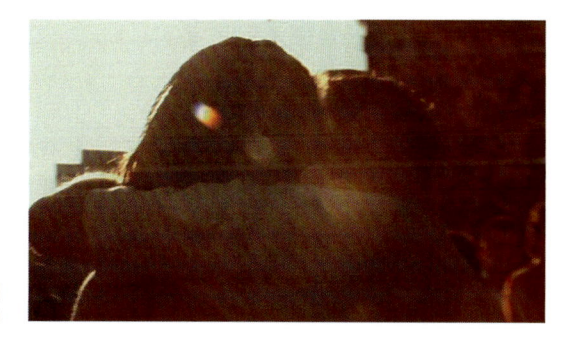

5 Im Juli: Juli und Daniel
(lense flares)

2 Fallbeispiele: Transkulturelle Inhalte

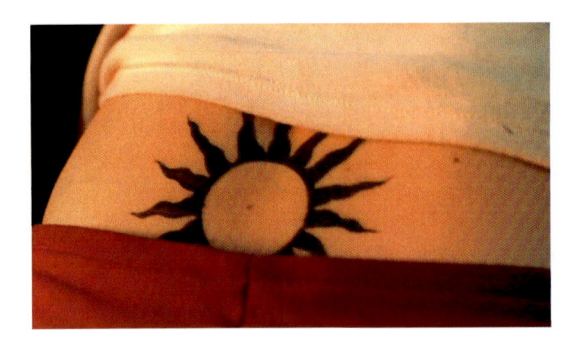

6 IM JULI: Julis Sonnentattoo

Als dann eigentlich alle Handlungsstränge zusammengeführt und abgeschlossen sind, folgt eine kleine Reprise des Motivs: Daniel will mit Juli weiter in den Süden reisen. Die beiden trampen. Der erste Wagen, der anhält, ist der von Isa. Als Juli in den Wagen einsteigt, entdeckt Daniel – offenbar zum ersten Mal, denn sein Gesichtsausdruck ist stutzig – dass sie eine Sonne auf den Rücken tätowiert hat (Abb. 6).

Das Sonnensymbol ist eines der ursprünglichsten und weltweit am häufigsten verbreiteten Symbole überhaupt[33]. In den einleitenden Sätzen dieses Kapitels wurde die Verwendung von Symbolen als eine bildhafte Kommunikation, die über nationalsprachliche Grenzen hinausgeht, erwähnt. Gerade ein so weltweit geläufiges Symbol wie das der Sonne vermag es, diese Funktion zu erfüllen. Gleichzeitig hat die Verwendung von Symbolen und Objekten als narrativen Bedeutungsträgern im Film eine ordnende und strukturierende Funktion. Sie macht Figurenmotivationen und Handlungsentwicklungen an wiederkehrenden, vom Zuschauer leicht zu identifizierenden Formen und Dingen fest. Wie sich in Kapitel 3.3 noch zeigen wird, wählt Akin für seine Filme meist eine konventionelle, für den Rezipienten gut nachzuvollziehende Erzählstruktur. Die wiederkehrende Verwendung von Objekten und Symbolen stabilisiert die Erzählung ebenfalls. So wird, trotz der transkulturellen Themen-, Stil- und Adressatenvielfalt, eine narrative Struktur und Einheit gewahrt. Immer wieder gibt es in Akins Filmen bestimmte Objekte, die die Handlung charakterisieren, voranbringen oder kommentieren und zum Verständnis von Figuren und deren Emotionen beitragen.

So etwa in SOLINO, in dem es stets gerahmte Bilder (Fotografien bzw. Filmbilder) sind, die die Entwicklung der Hauptfigur Gigi verdeutlichen. Solino ist der Name des italienischen Dorfes, aus dem die Protagonisten des Films stammen. Familie Amato wandert in den 1960er-Jahren nach Deutschland aus und eröffnet eine der ersten Pizzerien des Ruhrgebietes, die sie – nach dem Heimatort – ebenfalls Solino nennt. Der Film, dessen Drehbuch nicht von Fatih Akin selbst, sondern von Ruth Toma (nach den Erinnerungen ihres Mannes) geschrieben wurde, hat mehrere thematische

---

33 Vgl. Adrian Frutiger: *Der Mensch und seine Zeichen. Schriften, Symbole, Signets, Signale.* 9. Auflage, Wiesbaden 2004, S. 280f.

Schwerpunkte. Zum einen behandelt er das Thema Migration und zeigt auf, wie sich die Familie in der neuen Heimat zurecht findet. Dadurch, dass die unterschiedlichen Familienmitglieder mit der Situation unterschiedlich umgehen, entsteht ein realitätsnahes, vielfältiges Bild, auch wenn einiges nur verkürzt dargestellt wird. Gleichwohl kommt SOLINO nicht ganz ohne oberflächlichen *culture-clash*-Humor aus, etwa wenn der deutsche Vermieter (Christian Tasche) dummdreist fragt «Pizza…das ist doch Brot mit Tomate, oder?» (TC 0:21:10). Ein weiterer thematischer Schwerpunkt ist die Beziehung, die die beiden Brüder Gigi (im Kindesalter: Nicola Cutrignelli) und Giancarlo (im Kindesalter: Michele Ranieri) zueinander haben, die Entwicklung, die sie durchmachen und die Lebenswege, für die sie sich entscheiden. Ein dritter – wenn auch weniger stark ausgeprägter – Schwerpunkt ist das selbstreferenzielle Spiel mit dem Thema Film. Diese Schwerpunkte sind eng miteinander verflochten und bilden eine gemeinsame Narration, die sich über drei Zeitebenen (1964, 1974 und 1984) entfaltet. Im Zentrum steht die Figur des jüngeren Bruders Gigi, zu dem eine identifikatorische Nähe aufgebaut wird. Seine Entwicklung steht in enger Verbindung mit seiner Liebe zu Film und Fotografie. Diese Beziehung zum Bildmedium wird bereits in seiner Kindheit in Solino geprägt und ist Thema vieler Szenen des Films. Die Dorfkinder werden beim Spielen gezeigt, und später schauen sie von einer Dachterrasse aus einen Film mit an, der im Freilichtkino gezeigt wird (ab TC 0:05:16). Voll Faszination schauen die Kinder den auf eine Hauswand projizierten Bildern zu, als es zu einem Kuss kommt, lachen sie alle auf. Das Kino wird hier als ein Ort etabliert, der Gemeinschaft, Freude, Geborgenheit und angenehme Kindheitserinnerungen verbindet. Dies ist vor allem für Gigi prägend, auch wenn dieser das im Moment noch nicht erkennt. Stattdessen nutzt er die Kussszene des Films als Vorbild und nähert sich einer Freundin Ada (Maria Antonietta Zucano) an. Er verspricht ihr, Schnee aus Deutschland für sie mitzubringen – was er später, in Form eines Films mit Bildern verschneiter Landschaften – auch tun wird.

Das Motiv wird auch im Zug (ab TC 0:11:03) noch einmal, in etwas anderer Form, aufgegriffen: Gigi besitzt ein Plastiskop in Form eines kleinen Fernsehgerätes, mit dem man Dias anschauen kann (Abb. 7). Man blickt durch eine kleine Öffnung, und drückt man einen Knopf, erscheint ein neues Dia. Wieder steht das

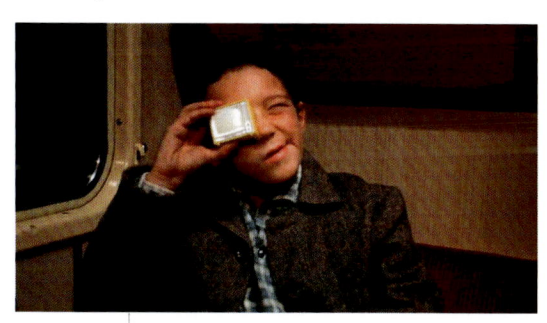

7 SOLINO: Gigi mit seinem Fernseher-Plastiskop

gerahmte Bild im Zentrum der Betrachtung, und wieder wird es mit positiven Gefühlen verknüpft. Gigi scheint fasziniert von der Technik, Erinnerungen mithilfe von Bildern zu konservieren (die Dias zeigen Ansichten aus Solino). Sie entfalten ihre Wirkung auch bei Mutter Rosa Amato. Sie ist niedergeschlagen, weil sie ihre Heimat verlassen muss, doch über ihr betrübtes Gesicht huscht beim Betrachten der Bilder kurzzeitig ein Lächeln.

Im weiteren Handlungsverlauf sind es genau diese Bilder, die verdeutlichen, dass dem jüngeren Gigi die Anpassung in Deutschland leichter fällt als seinem wenige Jahre älteren Bruder Giancarlo, der Verständigungsschwierigkeiten hat und mit dem Nachbarsmädchen Johanna (Annika Schmitz) nur schwer ins Gespräch kommt. Gigi hat Johanna erklärt, was auf den Dias zu sehen ist, woraufhin Giancarlo neidvoll das Spielzeug an sich reißt und damit davon läuft (ab TC 0:24:46). Gigi folgt ihm, doch als er Giancarlo eingeholt hat, wirft dieser das Spielzeug einfach achtlos fort, wobei es kaputt geht. Gigi bleibt mit trauriger Miene zurück. Anhand dieser Bilder, die Gigi so wertvoll sind und für Giancarlo scheinbar unbedeutend, wird die Beziehung der Brüder sehr deutlich. Giancarlo fühlt sich häufig benachteiligt und lässt seinen Frust an Gigi aus, der stets unschuldig und trotz der kleinen Gemeinheiten seines Bruders freundlich wirkt und so dem Zuschauer emotional viel näher und sympathischer ist. Es folgt ein harter Schnitt: Das defekte Plastiskop liegt auf einem Tisch, wird in einer Großaufnahme aus der Vogelperspektive gezeigt. Ein Hammer schlägt darauf (ab TC 0:25:54). Während Gigi zuvor noch mit betrübtem Gesicht und hängenden Schultern zu sehen war, hat er nun das Gerät zum Fotoladen von Herrn Klasen (Hermann Lause) gebracht, um ihn zu bitten, Fotoabzüge von den Dias zu erstellen. Dieses entschlossene Handeln charakterisiert Gigi und wird durch den harten Schnitt untermauert. Er trauert seinem Spielzeug nicht lange nach, sondern hat eine kluge Idee, mit der er versucht, aus seiner Situation das Beste zu machen. Anschließend gehen Gigi und der hilfsbereite Herr Klasen in die Dunkelkammer (ab TC 0:16:27). Gigi zeigt einen faszinierten Gesichtsausdruck, während er Herrn Klasen zuschaut, wie dieser aus den Dias Fotoabzüge herstellt. Er versteht aber nicht, warum von einem Originaldia im Abzug ein Negativbild entsteht. Herr Klasens Erklärungsversuche scheitern an Gigis noch schwachen Deutschkenntnissen. Dennoch funktioniert auf einer allgemeinen Ebene die Kommunikation zwischen den beiden gut – trotz Sprachschwierigkeiten teilen sie die Faszination für Fotografie. Die gegenseitige Zuneigung (trotz Altersunterschieds, unterschiedlicher Sprache und Herkunft) wird deutlich. Grenzen werden in dieser Sequenz somit aufgehoben, und unterstrichen wird diese Aussage durch das alles vereinheitlichende rote Licht der Dunkelkammer. Gigi will ein Lexikon holen um besser zu verstehen, worauf Herrn Klasen ihn jedoch aufhält und sagt: «Wenn du die Tür aufmachst, dann ist das Bild kaputt.» (TC 0:27:03). Diese zweideutige Aussage fasst zusammen, dass zu viel Gerede und Verständigung die Magie des Moments und die gegenseitige Verständigung auf emotionaler Ebene

2.3 Transkulturelle Motive

zerstören kann. Zudem ist es erneut das Bildmotiv, das eine zentrale Idee des Films vermittelt. Bis hierhin war es das Plastiskop, das als eine Art Erinnerungs- oder Rückbesinnungsobjekt (‹recollection-object›) fungierte. Zum *recollection-object* im Film schreibt Laura U. Marks: «Many more or less narrative intercultural films use recollection-objects as part of the mise-en-scène, where they appear as mute witnesses to a character's history.»[34] Fatih Akin geht darüber hinaus, sein Film ist nicht interkulturell, sondern transkulturell: In dem Moment, als der Hammer das Objekt zerstört, wird die transkulturelle Transformation deutlich. Das Objekt als solches und damit eine materielle Brücke in das Leben in der ‹alten Heimat› Italien existiert nicht mehr. Eine Spur seiner Existenz jedoch in der weiteren Entwicklung der Figur Gigi erhalten – als ein Teil seines transkulturellen Lebensentwurfes bleibt die Faszination für das gerahmte Bild motivisch präsent. Die nächsten Szenen vertiefen nochmals das Bildmotiv, hier nun am Beispiel des bewegten Bildes, des Kinos. Ein bekannter (fiktiver, aber ein Luchino Visconti nachempfundener[35]) Regisseur aus Italien dreht einen Film in Deutschland, und er und seine Crew lassen sich im Solino verpflegen (ab TC 0:30:10). Die Schauspieler sorgen zunächst für Entsetzen bei Rosa, da sie als Nazi-Soldaten kostümiert sind. Gigi ist fasziniert von der Filmcrew und bestaunt den berühmten Regisseur Baldi (Vincent Schiavelli), während sein Bruder gelangweilt neben ihm sitzt (TC 0:32:02). Der Regisseur (den ursprünglich Martin Scorcese oder Francis Ford Coppola verkörpern sollten, die jedoch beide ablehnten) wird klischeehaft als herrschsüchtiger Tyrann dargestellt. Als es Probleme gibt, weil für eine Kamerafahrt nicht genug Schienen vorhanden sind, will Gigi ihm einen Lösungsvorschlag machen, doch Baldi schreit ihn an: «Geh mir aus den Augen» (TC 0:33:02). Gigi lässt sich davon nicht beeindrucken. Auf der Theke baut er seine Spielzeugeisenbahn auf, mit wenigen Schienenstücken, auf denen er einen Waggon fahren lässt. Sobald der Waggon das hinterste Schienenstück passiert hat, baut er es ab und hängt es vorne an, sodass der Waggon immer weiter fahren kann. Er ruft Senor Baldi, der in befreites Gelächter ausbricht. Die Kamera zeigt den lachenden Baldi jedoch nur kurz und schwenkt dann auf Giancarlo, der im Hintergrund steht. Während Gigis Idee bejubelt wird und im Mittelpunkt steht, bleibt Giancarlo unbeachtet am Rand.

Sehr geschickt umgesetzt ist die Anschlussszene. Als letztes Bild der vorhergehenden Einstellung sieht man in einer Großaufnahme den Waggon der Modelleisenbahn quer zur Kamera von links nach rechts durch das Bild fahren. In der nächsten Einstellung ist es der Kamerawagen von Baldis Filmcrew, der in derselben

---

34 Laura U. Marks 2005, S. 81: «Viele mehr oder weniger narrative interkulturelle Filme benutzen recollection objecs (Wiedererinnerungs-Objekte) als Teil der mise-en-scène, wo sie als stumme Zeugen der Geschichte einer Figur auftreten» – *Übers. d. Verfasserin.*
35 Die Person des Regisseurs Baldi ist konkret an Luchino Visconti und den Dreh von LA CADUTA DEGLI DEI (DIE VERDAMMTEN) 1969 im Ruhgebiet angelehnt: Vgl. Behrens/Tötenberg (Hrsg.) (2011), S. 101.

2 Fallbeispiele: Transkulturelle Inhalte

Bildebene die gleiche Bewegung macht. Auf dem Wagen sitzt der strahlende Gigi, der durch seine kluge Idee die Zuneigung des vorher so strengen Baldi gewonnen hat. Gigis Liebe zum Film ist geweckt. Er erklärt Baldi, dass er auch einmal Filme machen will, dieser jedoch rät ihm, es sei unwichtig, was er in seinem Leben tue, wichtig sei vielmehr, es mit «ardore e passione» (TC 0:35:32), mit Feuer und Leidenschaft, zu tun. Die wahre Bedeutung dessen wird sich Gigi erst später erschließen, für den Moment bleibt er fest entschlossen, Filme machen zu wollen. Von Baldi erhält er eine kleine Starthilfe: Er schenkt ihm seinen Viewfinder, mit dem erneut das Motiv des gerahmten Bildes (Freiluftkino, Plastiskop) aufgegriffen wird. Wenn Gigi durch das Gerät hindurchblickt, verkleinert sich der Rahmen des Bildes auf der Leinwand, so als würde der Zuschauer selbst hindurch schauen. Der Blick und die Wahrnehmung auf das Gezeigte wird geschärft, sobald es gerahmt ist – hier wird einerseits hemmungslos die ‹Magie des Kinos› beschworen, anderseits wird Gigi in seiner weiteren Entwicklung damit konfrontiert werden, dass im wahren Leben durchaus andere Dinge wichtiger sind.

Auch als die Brüder junge Erwachsene sind, wird ihr Verhältnis am Beispiel der Bilder beziehungsweise des Kinos weiter verdeutlicht. Das Schema, dass Giancarlo (jetzt: Moritz Bleibtreu) Gigi (jetzt: Barnaby Metschurat) hintergeht und seine Gutmütigkeit missbraucht, wird sich noch einmal in großem Stil wiederholen: Giancarlo schafft es, Gigi alles zu nehmen, was ihm wichtig ist, beruflich und privat. Da die Narration identifikatorische Nähe zu Gigi wahrt, steht dessen Entwicklung im Zentrum des Filmgeschehens, und wie sich zeigen wird, findet er trotz Giancarlos Manipulation zu einem erfüllten Leben. Herr Klasen, der Gigi ins Herz geschlossen hat, verzeiht ihm einen Einbruch in seinen Laden, den Giancarlo angestiftet hat. Er schenkt Gigi sogar eine gebrauchte 16-mm Bolex-Kamera mit Federaufzug. Damit dreht Gigi den Kurzfilm «Dat is jetz wech». Bei den Dreharbeiten kommen sich Gigi und Johanna (jetzt: Patrycia Ziółkowska) näher, und zunächst scheint es, als hätten Giancarlos Intrigen gegen echte Zuneigung keine Chance. Derweil erwischt Rosa Romano beim Fremdgehen. Sie zieht zu Gigi und Giancarlo, und kurz darauf wird bei ihr eine schwere Krankheit diagnostiziert. Sie will zurück nach Hause, also nach Solino. Es kommt zur räumlichen Trennung der Brüder, da Gigi aus Pflichtgefühl der erkrankten Mutter gegenüber mit ihr zurück nach Italien geht, um sich um sie zu kümmern. Giancarlo nutzt die Gelegenheit, um sich an Jo heranzumachen. Als Gigis Film bei den Ruhr-Filmtagen gezeigt wird, geht er zusammen mit ihr hin, der Film gewinnt den ersten Preis und Giancarlo nimmt ihn im Auftrag des Bruders entgegen. Die Reporter halten ihn für den Regisseur des Films, und er kann der Versuchung nicht widerstehen. Er klärt das Missverständnis nicht auf und wird als Preisträger gefeiert. Derweil erlebt Gigi in Italien den ersten Moment der Annäherung an die alte Heimat. Diese beiden Szenen, Preisverleihung und erste zögerliche emotionale Rückkehr Gigis nach Solino, die schicksalhaft die Zukunft vorwegnehmen, sind akustisch geschickt miteinander verbunden. Bei der Preis-

2.3 Transkulturelle Motive

verleihung ist innerdiegetisch im Hintergrund eine Instrumentalversion des Folksongs «*The House of the Rising Sun*» (USA, Urheber/Entstehung unbek.) zu hören. In der nächsten Einstellung (ab TC 1:28:30) sieht man in einer Totalen den Strand von Solino bei Sonnenuntergang, im Vordergrund sitzt eine Gruppe Jugendlicher um ein Lagerfeuer, im Hintergrund sind ein kleiner Teil der Stadt und das offene Meer zu sehen. Die Jugendlichen, unter ihnen Gigi und Ada (jetzt: Tiziana Lodato), singen zu Gitarrenbegleitung eine italienische Version des Songs. Nach einem weiteren Schnitt sind Gigi und Ada halbnah zu sehen, sie bilden visuell bereits eine Einheit, da sie eng nebeneinander sitzen. Ada singt, Gigi hingegen blickt sich um, zum ersten Mal seit seiner Ankunft in Solino scheint er die Schönheit des Ortes und des Momentes wahrzunehmen, denn seine Gesichtszüge sind entspannt, der Blick wach und ein leichtes Lächeln umspielt die Lippen. Schließlich blickt er Ada von der Seite an, scheint zum ersten Mal wahrzunehmen, dass seine Freundin aus Kindertagen sich zu einer attraktiven Frau entwickelt hat. Nach mehreren Konfrontationen lässt Gigi schweren Herzens seine Karriere als Regisseur, Johanna und Giancarlo endgültig in Deutschland zurück und kümmert sich weiterhin aus Loyalität in Solino um die Mutter. Doch wieder sind es die bewegten, gerahmten Bilder, die ihn begreifen lassen, was wirklich zählt. Zwar bietet ihm seine Mutter, die sich in der Heimat gut erholt hat, an, dass er sich nicht mehr um sie kümmern muss und frei ist zu gehen. Doch Gigi bleibt in Italien, da Ada, der er mittlerweile wieder näher gekommen ist, nicht mit ihm nach Deutschland kommen würde. Schließlich sieht man einen Film im Film, markiert durch einen kleineren Bildausschnitt und das Geräusch einer laufenden Kamera. Gigi filmt Ada, der Zuschauer sieht, was er durch die Kamera sieht und hört ihn aus dem Off mit Ada sprechen (ab TC 1:42:38). Erst in diesem Moment, als er sie im gerahmten Bild, durch den Kamerablick, sieht, scheint Gigi zu erkennen, was Ada ihm wirklich bedeutet. Es wiederholt sich die Szene, in der er als kleiner Junge von Senor Baldi beigebracht bekam, aufmerksam zu sein, die Umwelt zu beobachten. Er hält Ada die Augen zu und befragt sie zu der Umgebung. Ada ist in der Lage, detailliert Auskunft zu geben, und ihr wacher Verstand sowie ihre Beobachtungsgabe überzeugen ihn endgültig: in Ada findet er die von Baldi angemahnte «ardore e passione», in ihr erfüllt sich sein Schicksal. Das Bild-, beziehungsweise in seiner Fortführung das Kino-Motiv, dient als narrativer Bedeutungsträger, um die emotionale Reifung der Hauptfigur Gigi für den Zuschauer nachvollziehbar zu machen.

Auch in weiteren Filmen wird diese Art des Erzählens mithilfe von Symbolen oder Objekten verwendet. So ist es in AUF DER ANDEREN SEITE ein Buch, das den Stand der Beziehung zwischen Nejat und seinem Vater Ali verdeutlicht. Nejat besucht zu Beginn des Films seinen Vater in Bremen. Er schenkt ihm eine türkische Ausgabe von Selim Özdogans 2005 erschienen Roman *Die Tochter des Schmieds* (TC 0:06:32). Özdogan stand bereits zuvor in künstlerischem Austausch mit Fatih Akin: Sein Roman *Im Juli* basiert auf dem Drehbuch zu Akins gleichnamigem

2 Fallbeispiele: Transkulturelle Inhalte

Film und erzählt die Filmhandlung aus Sicht von Juli. Die Beziehung von Ali und Nejat ist gestört – Ali hält seinen Sohn für verweichlicht und versteht dessen Liebe zur Literatur nicht. Nejat hat das Buch ausgewählt, weil er glaubt, dass Özdogans Geschichte Ali inhaltlich anspricht. Es ist zudem ein Versuch, sich dem Vater zu nähern, ihm sein Leben näher zu bringen. Er schenke ihm «einen Teil seiner Welt, in der er lebt»[36], wie der Literaturwissenschaftler Kyung-Ho Cha schreibt. Ali beachtet das Geschenk kaum. Er ist auf sich selbst fokussiert und hat keinerlei Interesse an den Idealen und Vorlieben seines Sohnes. Es kommt im Verlauf der Ereignisse zum totalen Zerwürfnis – Ali tötet Yeter und muss ins Gefängnis, Nejat verlässt Deutschland und lebt in Istanbul seine Leidenschaft für das geschriebene Wort aus, indem er einen Buchladen kauft. Erst nachdem Ali seine Strafe abgesessen hat und ebenfalls in die Türkei zurückgekehrt ist, taucht das Buch wieder im Bild auf. Ali hat den Roman, den Nejat ihm einst schenkte, gelesen. Als er die letzten Seite beendet und das Buch weglegt, hat er Tränen in den Augen (TC 1:33:12). Diese emotionale Reaktion auf Nejats Geschenk deutet an, dass er unter der Situation leidet, dass er Nejat vermisst und wie sehr es ihn berührt hat, auf diese Art wieder Teil der Lebenswelt seines Sohnes zu sein. Eine Versöhnung der beiden, zumindest aus Alis Sicht, scheint nun wieder möglich zu sein. Das geschriebene Wort spielt im ganzen Film eine wichtige Rolle – es charakterisiert nicht nur Nejat und seine Lebenswelt. Auch Susanne, die nach Istanbul fliegt, um den Tod ihrer Tochter Lotte zu verstehen und zu verarbeiten, findet in einem Buch Verständnis und Trost: Es ist Lottes Tagebuch, ihre niedergeschriebenen Gedanken und Gefühle, die Susanne neuen Halt geben.

Symbole und Objekte nehmen, wie oben beschrieben, in den Filmen eine narrative Funktion ein, sie unterstreichen die Handlungsmotivation der Hauptfiguren und bilden deren damit verbundene Emotionen ab. Es wird so eine Erzählung abseits von rein sprachlichem Ausdruck genutzt, die ein verbindendes Element über die dargestellten kulturellen Räume und die Adressatenvielfalt der Filme hinweg darstellt. Symbole und Objekte verstärken so die dem Medium Film generell anhaftende Fähigkeit, Kultur zu vermitteln, wie Rey Chow es beschreibt:

> Angesichts dessen sollte man bedenken, dass Film schon seit seinen Anfängen ein transkulturelles Phänomen ist, das die Kapazität besitzt, «Kultur» zu transzendieren, und eine Faszination zu schaffen, die unmittelbar zugänglich ist. Sie fesselt das Publikum auf eine Art und Weise, die unabhängig von sprachlichen und kulturellen Kompetenzen ist.[37]

Gleichzeitig stellen diese Symbole und Objekte ein ordnendes Element dar, das für den Rezipienten leicht nachzuvollziehen ist und es ihm ermöglicht, sich mit den

---

36 Kyung-Ho Cha: Erzählte Globalisierung. Gabentausch und Identitätskonstruktion in Fatih Akins AUF DER ANDEREN SEITE. In: Ezli 2010, S. 136.
37 Rey Chow: Film und kulturelle Identität. In: Dennerlein, Frietsch 2011, S. 28f.

Figuren und Emotionen zu identifizieren. Diese Identifikation mit den Figuren ist ein essenzieller Bestandteil des ‹Konzeptes Fatih Akin›, das in den Kapiteln 3.3, 4 und 5 noch genauer beschrieben wird.

2.4 Verortungen

In den Filmen von Fatih Akin geht es, neben vielen anderen Themen, gelegentlich auch um Migration, Reisen und Identitätsfindung. So werden Fragen von Heimat und Zugehörigkeit angesprochen, ohne diese jedoch zwingend als ‹problembehaftet› zu charakterisieren. Wie diese Verortungen vor dem Hintergrund eines transkulturellen Denkens aussehen können, soll in diesem Kapitel am Beispiel der Darstellung von Sprache als identitätsstiftendem Element sowie an der Inszenierung von Lokalität und Globalität erörtert werden.

2.4.1 Sprache und Figurenzeichnung

Sprache und das Sprechverhalten spielen eine bedeutende Rolle für die Figurenzeichnung, das lässt sich in einigen Filmen Fatih Akins erkennen. Gerade bei den individuell-transkulturellen Lebensentwürfen, die die Figuren leben, wird ihre Sprache zu einem wichtigen Element ihrer Charakterisierung. Dies zeigt sich bereits im 1998 erschienenen Film KURZ UND SCHMERZLOS. Die Hauptfiguren Costa, Gabriel und Bobby haben unterschiedliche Wurzeln. Sie alle sind der Sprache der Herkunftsländer ihrer Eltern mächtig. Das zeigt sich, wenn etwa Bobby von seinem Onkel zurecht gewiesen wird (ab TC 0:02:43), Gabriel mit seinem Vater spricht (ab TC 0:13:58) oder Costa Bobby beschimpft (TC 0:13:09). Dennoch sprechen sie in ihrem alltäglichen Umgang miteinander ein recht akzentfreies Deutsch. Wie bereits in früheren Kapiteln ausgeführt, sind diese Jugendlichen sich ihrer Wurzeln bewusst, aber in Deutschland angekommen. Allenfalls ist ihr Stimmklang ein wenig gefärbt – aber nicht von den Sprachen der Herkunftsländer ihrer Eltern, sondern von einem Hamburger Zungenschlag. So wird auch durch die Art ihres Sprechens dargestellt, wo sie sich zugehörig fühlen. In Filmen des sogenannten «Betroffenheitskinos» (siehe Kapitel 1.1.2) war es häufig das Nichtbeherrschen der deutschen Sprache, die Unmöglichkeit zu kommunizieren, die zu Isolation und Verzweiflung der Protagonisten beitrug[38]. Damit haben die Jugendlichen in KURZ UND SCHMERZLOS keinerlei Probleme mehr, sie sprechen nicht nur nahezu akzentfrei Deutsch, sondern haben sich auch speziell dem Sprachgestus ihrer deutschen Heimatstadt Hamburg angepasst. Selbstbewusst verwenden sie zum Scherzen ein

---

38 Vgl. Göktürk 2007, S. 334.

gebrochenes ‹Ausländerdeutsch› (ab TC 0:12:30)[39]. Es ist eben auch dieses Sprechverhalten der Figuren, dass geholfen hat, sie von klischeehaften Darstellungen des «Betroffenheitskinos» zu lösen.

Auch in SOLINO sagt die Verwendung der Sprache einiges über die Figuren aus. Besonders die unterschiedlichen Charaktere von Hauptfigur Gigi und seinem älteren Bruder Giancarlo spiegeln sich in der Verwendung von Sprache wider. Zu Beginn des Films kommt es zu einem Treffen mit dem Vermieter der Räume, in denen die Amatos eine von Deutschlands ersten Pizzerien eröffnen werden (ab TC 0:20:51). Mit dabei ist auch dessen Tochter Johanna, die etwa das gleiche Alter wie Gigi und Giancarlo hat. Gigi nimmt sie gleich bei der Hand um mit ihr den Keller des Gebäudes auszukundschaften. Er findet eine Preistafel vom Vorbesitzer, der eine Eisdiele hatte. Darauf sind Eiswaffeln unterschiedlicher Größe abgemalt. Johanna bringt Gigi beim Spielen das deutsche Wort für Eis bei. Diese Szene – so simpel sie sein mag – zeigt, wie Kinder sich zu verständigen wissen, wie sprachliche Barrieren für sie leicht zu überbrücken sind. Gigi lernt ganz natürlich und spielerisch in seiner neuen Umgebung, die deutsche Sprache zu sprechen. Hingegen werden die Eltern, in Ermangelung von Sprachkenntnissen, derweil vom Vermieter gelinkt. Als Romano ihn fragt, wie viel Miete er für die Räume haben will, sagt er zunächst «Vierhundert Mark». Die Amatos verstehen nicht und Romano signalisiert dem Vermieter, er möge den Preis aufschreiben. Prompt macht sich dieser die Unkenntnis der beiden zunutze und schreibt «600,- » auf einen Zettel. Diesen kleinen Gesten liegt eine treffsichere Beobachtung der Themen Sprache und Integration zugrunde. Romano, der als Familienvater und Geschäftsbesitzer Entscheidungen treffen muss, wird sich leidlich viel Deutsch aneignen, zumindest so, dass er seine Söhne und Gäste verstehen kann. Rosa Amato spricht kaum Deutsch und bleibt stets unzufrieden mit der Situation, fühlt sich isoliert und einsam. Gigi, der Jüngere, nimmt die neue Sprache und die neue Umgebung sehr schnell und problemlos an, und das sogar so gut, dass ihm später das Italienischsprechen schwer fallen wird. Giancarlo, der ältere der Brüder, spricht beide Sprachen gut, tut sich jedoch zu Beginn etwas schwerer. In der Szene, in der Gigi und Johanna vor der

---

39 Dieser freie und selbstironische Umgang mit der Sprache von Einwanderern erinnert auf einer spielerischen Ebene an die Gruppe Kanak Attak, die ebenfalls versucht, sich nicht in ein essenzialistisches Kulturdenken pressen zu lassen: «Die Gruppe wendet sie [sic] sich gegen kulturellen hybriden Chic und ausschließenden sozialen Essentialismus als zwei Seiten derselben Medaille. Kanak Attak kritisiert eine Identitätspolitik, die nicht nur «Deutsche» und «Migranten» voneinander abgrenzt, sondern auch letztere anhand dubioser Definitionen von Legitimität und Legalität spaltet, und präsentiert stattdessen eine «Kanaken»-Identität, die einerseits Minderheiten über ethnisierte Grenzen miteinander verbindet, andererseits wohlmeinende mehrheitsdeutsche Konstrukte vom «ausländischen Mitbürger» bis zur unterdrückten Migrantin zurückweist.» Aus: Fatima El-Tayeb: Kanak Attak! HipHop und (Anti-)Identitätsmodelle der «Zweiten Generation». In: Martin Sökelfeld (Hrsg.): *Jenseits des Paradigmas kultureller Differenz. Neue Perspektiven auf Einwanderer aus der Türkei*. Bielefeld 2004, S. 97.

2.4 Verortungen

Preistafel sitzen, weigert er sich, wie Gigi die deutschen Wörter nachzusprechen – stattdessen verpasst er Gigi einen lockeren Schlag und nimmt Johanna mit sich fort (ab TC 0:23:00). Später erfährt man zudem, dass er in der Schule – im Gegensatz zu Gigi – ebenfalls nicht erfolgreich ist. Anhand dieser Kleinigkeiten erklärt sich auch der Charakter von Giancarlo. Es fällt ihm schwerer, sich anzupassen, er wirkt nach außen hin etwas verschlossen – so trägt seine Außenwirkung dazu bei, dass er im Vergleich zu Gigi stets weniger beachtet und geschätzt wird. Das wiederum bestimmt sein Handeln; er begeht viele der Fehler in seinem Leben aus Neid und dem Verlangen heraus, auch einmal mit Mittelpunkt zu stehen.

Als die Brüder älter werden, sprechen sie fließend und akzentfrei die deutsche Sprache. Sie sind damit im Film als ‹angekommen› und ‹integriert› markiert. Keiner von ihnen macht den Eindruck, sich unwohl oder gar heimatlos zu fühlen. Doch das Schicksal führt Gigi zurück nach Italien, wohin er die mittlerweile vom Vater getrennte und kranke Mutter begleitet. Während diese in der alten Heimat wieder genest und aufblüht, fühlt sich Gigi unwohl. Er will nicht in Italien bleiben, sondern in Deutschland seine Filmkarriere weiter verfolgen. Dies wird von Giancarlo vereitelt. Zunächst frustriert, lernt Gigi schließlich nach und nach die Vorzüge der alten Heimat wieder zu schätzen. Langsam re-integriert er sich im Dorf Solino und nähert sich dabei seiner Jugendfreundin Ada an. Gigis vollständige emotionale Rückkehr nach Italien wird dadurch markiert, dass ihm Ada beibringt, wieder wie ein Italiener zu sprechen (ab TC 1:39:19). Es fällt Gigi schwer – er hat einen starken Akzent. Er hat sich – auch sprachlich – in Deutschland zuhause gefühlt, das Italienische ist ihm hingegen fremd geworden. Sprache und Identifikation mit dem Land, in dem man lebt, gehören zusammen, was die jüngsten Bemühungen der deutschen Politik zeigen, wenn es um Integration Zugewanderter geht[40]. Indem Gigi sich wieder den Sprachgebrauch seiner alten Heimat aneignet, ist der Prozess seiner persönlichen Reintegration abgeschlossen, er ist in Solino wieder angekommen.

In GEGEN DIE WAND wird das Sprachmotiv ebenfalls aufgegriffen, um Figuren zu charakterisieren. Es wird sogar im Film direkt angesprochen. Cahit, die männliche Hauptfigur, will mit der türkischen Kultur und seinen türkischen Wurzeln offenbar nichts zu tun haben. Schon zu Beginn des Films, als er nach seiner Fahrt mit dem Auto gegen die Wand im Krankenhaus auf Sibel trifft, zeigt sich dies. Sibel hört, wie Cahits Name aufgerufen wird, und schließt aufgrund des Namens, dass er Türke sein muss. Unumwunden fragt sie Cahit (auf Türkisch, deutsch untertitelt): «Bist du Türke? Würdest du mich heiraten?» (TC 00:07:49). Er fragt nur «Was?» und sie wiederholt die Frage. Darauf antwortet Cahit lediglich «Verpiss dich» und lässt sie stehen. Cahit spricht konsequent Deutsch und antwortet nicht auf Türkisch, da

---

40 «Sprache ist der Schlüssel zur Integration». Quelle: Internetseite der Beauftragten für Migration, Flüchtlinge und Integration. http://bit.ly/29z76IZ (10.07.2016).

2 Fallbeispiele: Transkulturelle Inhalte

er sich mit dieser Kultur nicht identifiziert. Weder seine äußere Erscheinung, seine Verhaltensweisen, sein Musikgeschmack, seine Wohnung oder sein sprachlicher Ausdruck deuten darauf hin, dass er türkische Wurzeln hat. Als er beschließt, sich auf die Scheinhochzeit mit Sibel einzulassen, bittet er seinen Freund Seref (Güven Kıraç), als sein Onkel aufzutreten und bei Sibels Familie offiziell um ihre Hand anzuhalten. Diese Situation, die bereits durch die Lügen um Cahits Herkunft und Familie sowie die wahren Absichten von Sibel und Cahit spannungsvoll aufgeladen, wird dadurch verschlimmert, dass Cahit nicht mehr ganz fließend türkisch spricht. Sibels sehr traditionelle Familie spricht im eigenen Haus natürlich nur türkisch. Sibels Bruder fragt schließlich auf Deutsch: «Dein Türkisch ist ganz schön im Arsch. Was hast du mit deinem Türkisch gemacht?» Cahit antwortet umgehend und nüchtern: «Weggeworfen» (ab TC 0:21:30). Dies macht sehr deutlich, dass sich Cahit aktiv dazu entschieden hat, seine türkische Herkunft und Sprache zu vergessen. Sprache als Zugehörigkeitsmerkmal wird hier sehr direkt eingesetzt, um die Figur des Cahit zu charakterisieren. Interessant ist, dass gegen Ende des Films, als Cahit nach Istanbul reist, um Sibel zu suchen, englisch gesprochen wird. Zwar ist dies – laut Akins Audiokommentar[41] – der Not entsprungen, dass das Türkisch des Schauspielers Birol Ünel nicht gut genug für den langen Monolog war. Dennoch passt es auch zur Figur des Cahit. Er sucht Sibels Cousine Selma (Meltem Cumbul) auf, um zu erfahren, wo genau sich Sibel aufhält. Selma weigert sich, Näheres zu erzählen, da Sibel mit einem neuen Freund und einer Tochter glücklich sei und Cahit nicht brauche. Nun will Cahit ihr erklären, warum er Sibel noch einmal wiedersehen muss und ist so voller Emotionen, dass er zu einer dritten Sprache greifen muss, um sich auszudrücken. Gleichzeitig markiert dies den Status der Figur – er schwebt in der Luft, kann weder in Deutschland glücklich werden, noch an die türkischen Wurzeln, die er vergessen wollte, anknüpfen. Er weiß nicht, ob er Sibel noch einmal wiedersehen wird, ob er in der Türkei bleiben oder wieder nach Deutschland gehen soll. Diese momentane Nicht-Zugehörigkeit zu einer Person und einem Ort drücken sich in der Verwendung einer Hilfssprache aus.

2.4.2 Das Lokale im Globalen

Die Handlungsorte von Fatih Akins Filmen sind über den gesamten Globus verteilt. Konzentriert sich die Handlung vom Spielfilmdebut KURZ UND SCHMERZLOS noch auf Akins Heimatstadt und Wohnort Hamburg, so weitet sich der Handlungsraum in IM JULI auf ganz Europa aus. Juli und Daniel durchfahren Deutschland, Österreich, Ungarn, Rumänien und Bulgarien auf ihrem Weg in die Türkei. Solino spielt zum Teil in Deutschland, zum Teil in Italien. In GEGEN DIE WAND und AUF DER ANDEREN SEITE beschränken sich die Handlungsorte auf die Städte Hamburg

---

41   Vgl. Audiokommentar zu GEGEN DIE WAND (ab TC 1:39:00).

2.4 Verortungen

und Istanbul, während SOUL KITCHEN seine Handlung, wenn auch nur in Worten, bis auf China ausdehnt. Die Episode, die Akin zum Omnibusfilm NEW YORK, I LOVE YOU beisteuert, spielt – wie der Titel des Films verrät – in den USA. In seinem derzeit aktuellsten Film, THE CUT, lässt Akin seinen Protagonisten Nazaret (Tahar Rahim) auf der Suche nach seinen Töchtern sogar von der Türkei über Syrien und den Libanon bis in die Karibik (Kuba) und dann in die USA reisen. Außerfilmisch, also auf Produktionsseite, inszeniert Akin sowohl auf globaler als auch auf lokaler Ebene. Innerfilmisch finden sich in Akins Filmen sowohl Figuren, die einen starken Bezug zu ihrem lokalen Umfeld – ihrer Heimat – haben, als auch solche, deren Leben von Reise und Migration geprägt ist. Dies ist, anders als im *accented cinema*[42], zunächst nicht generell als Ursache aller Konflikte stilisiert und schreibt sich nicht als konstituierendes Element in die Filmästhetik ein. Es ist nicht, wie Claudia Sternberg und Daniela Berghahn für das Migranten- und Diasporakino definieren, das primäre Anliegen[43] der Filme Akins, sie mit dem Delokationserfahrung auseinanderzusetzen.

Im transkulturellen, individuellen Mix der Lebensentwürfe der Filmfiguren sind sowohl Mobilität und Austausch mit anderen Kulturen als auch Verbundenheit mit lokalen Bezugspunkten möglich. Wolfgang Welsch schreibt hierzu:

> Transkulturelle Identitäten schließen lokale (regionale, nationale) Präferenzen keineswegs aus. Erstens können diese natürlich zum kulturellen Mix gehören. Und zweitens können sie sogar einen Hauptakzent darstellen. Es wird bei den transkulturellen Identitäten in der Regel so sein, dass manche Elemente mehr, andere weniger Gewicht haben. Ein Hauptakzent kann von Zusatzakzenten belgeitet oder umspielt sein. Man kann sich das nach dem Modell von Standbein und Spielbein vorstellen. Und der Hauptaktzent (das Standbein) kann durchaus lokal oder regional oder national geprägt sein. Das ist sogar innerhalb der Transkulturalität weit verbreitet.[44]

Auch Ezra und Rowden beschreiben, dass sich das Transnationale Kino im Zwischenraum von Lokalem und Globalem formiert: «Transnational cinema arises in the interstices between the local and the global.»[45]

Dieser Zwischenraum entsteht durch Oszillation zwischen Lokalem und Globalem, und Akins Filme bewegen sich zwischen diesen Polen – mal mehr auf den einen, mal auf den anderen hingerichtet. Lokalität konstituiert sich dabei weniger aus einer traditionellen Zugehörigkeit zu einem Ort (räumlich-temporär), sondern

---

42   Vgl. Naficy 2001, siehe Kapitel 1.1.2.1.
43   Vgl. Berghahn, Sternberg 2010.
44   Welsch 2010, S. 63.
45   Ezra, Rowden 2006, S.4: «Transnationales Kino entsteht in den Zwischenräumen zwischen dem Lokalen und Globalem.» – *Übers. d. Verfasserin.*

ergibt sich für die Filmfiguren kontextuell. Nicht mehr die Frage danach, wo man geboren wurde, sondern danach, wo man sich niederlässt und sozial vernetzt ist, sorgt für lokale Verbundenheit:

> I view locality as primarily relational and countextual rather than as scalar or spaical. I seee it as a complex phenomenological quality, constitutet by a sereies of links between the sense of social immediady, the technologies of interactivity, and the realtivity of contexts.[46]

Lokale Akzente liegen bei Akin sehr eindeutig auf dem Wohnort Hamburg und der türkischen Metropole Istanbul. Beides sind Hafenstädte, somit ist kultureller und transkultureller (Waren-)Austausch dort schon seit Beginn der Seefahrt üblich. Immer wieder tauchen beide Städte in den Filmen auf, variantenreich und gleichsam durch die Augen der Figuren inszeniert, aber stets positiv dargestellt. In KURZ UND SCHMERZLOS stellen die Straßen der Stadt, oft dunkel und mit künstlichem Neonlicht beleuchtet, die Ästhetik amerikanischer Gangsterfilme nach, mit denen sich die Figuren identifizieren (vgl. KURZ UND SCHMERZLOS, TC 00:52:14 – 00:56:12). In IM JULI wird Istanbul als sonniger Sehnsuchtsort inszeniert, das romantisch verklärte Ziel von Daniels Reise, an dem die Traumfrau wartet. In GEGEN DIE WAND hingegen, als Sibel, von ihrer Familie ausgestoßen, in Istanbul bei ihrer Cousine Schutz sucht und dabei immer frustrierter und verzweifelter wird, sieht man viele Nachtaufnahmen, enge Gassen und Hinterhöfe.

Besonders spannend ist die Frage nach lokalem Akzent und damit verbunden nach ‹Heimat› in Akins Komödie SOUL KITCHEN. Der Aufbau des Films aus dem Jahr 2009 ist konventionell am Aufbau eines klassischen Dramas orientiert. Nach dem Beginn kommt es zu Konflikten, und innerhalb dieses Gefüges gibt es Punkte, an denen der Protagonist handlungsbestimmende Entscheidungen treffen muss. In der zweiten Hälfte des Films spitzen sich die Ereignisse zu und es folgt ein retardierendes Moment, bevor am Ende alle Handlungsfäden aufgelöst werden. Darin zeigt sich ein deutlicher Kontrast zu den beiden Vorgängerfilmen GEGEN DIE WAND und AUF DER ANDEREN SEITE, die die ersten Teile der Trilogie «Liebe, Tod und Teufel» darstellen und deren Ende eher offen gehalten ist. SOUL KITCHEN ist nicht der letzte Teil dieser Trilogie – vielmehr eine «Fingerübung» als «Auszeit», bevor sich der Regisseur mit dem Teufel auseinandersetzen wird[47]. Interessant macht den Film, trotz der konventionellen Erzählweise, die

---

46 Arjun Appadurai: *Modernity at Large. Cultural Dimensions of Globalization*. Minneapolis/London 1996, S 178: «Ich betrachte Lokalität als primär relational und kontextabhängig, im Gegensatz zu skalar oder räumlich gesehen. Ich sehe Lokalität als komplexe, phänomenologische Größe, konstituiert aus einer Serie von Verbindungen zwischen dem Gefühl sozialer Unmittelbarkeit, der Technologie des Interagierens und der Relativität von Kontexten.» – *Übers. d. Verfasserin.*
47 SOUL KITCHEN: Presseheft. Herausgegeben vom Verleiher Pandora Film GmbH & Co. Verleih KG, Aschaffenburg, Download unter http://bit.ly/29r2z7s (10.07.2016), S. 14.

2.4 Verortungen

eingewobene Verweisstruktur zu Film-, Musik- und Stadtgeschichte sowie zu den Vorgängerwerken. Denn «es geht in dem Film sowieso weniger darum, was passiert (vieles davon ist vorhersehbar), sondern mit welchen Details Akin vermeintlich vertraute Situationen, Orte und Konflikte zu etwas Besonderem macht.»[48] Die Geschichte ist zentriert um den Restaurantbesitzer Zinos, der sein – wenig anspruchsvolles – Restaurant in Hamburg-Wilhelmsburg zusammen mit seinem Bruder (Moritz Bleibtreu) und dem Koch Shayn (Birol Ünel) zunächst in einen angesagten Szenetreff verwandelt und es dann vor einem Immobilienhai retten muss. SOUL KITCHEN sei ein Heimatfilm, zumindest behauptet dies das Presseheft, das zum Filmstart erschien: «SOUL KITCHEN ist ein frecher, schmutziger Heimatfilm»[49]. Interessant wäre dies vor allem in Zusammenhang mit dem ‹Migrationshintergrund›, der in der Diskussion um einen Deutsch-Türkischen Filmemacher, wie bereits gezeigt wurde, häufig immer noch mitschwingt. Möglicherweise wäre ein deutscher Heimatfilm von Fatih Akin ein Argument, um auch den letzten Kritiker oder Theoretiker zu überzeugen, die Kategorie ‹Deutsch-Türkisch› gegen die Kategorie ‹Deutsch› einzutauschen. Denn der Heimatfilm ist ein typisch deutsches Genre, das bereits in der Frühzeit des Films in Deutschland existierte[50], seine Blütezeit jedoch in den 1950er Jahren hatte[51] und das der durch Krieg, Zerstörung, Verlust und Vertreibung angeschlagenen Volksseele ein Gefühl von Stabilität, Beschaulichkeit und konstanten Werten vermittelte[52]. Geprägt und gefördert wurde dies zusätzlich durch die Situation der deutschen Filmlandschaft nach dem Zweiten Weltkrieg. So mussten Filmprojekte von den Alliierten als ‹unbedenklich› eingestuft werden, um realisiert werden zu können. Die zumindest oberflächlich jeglicher Gesellschafts- oder Realitätskritik entleerten Heimatfilme, die hauptsächlich Unterhaltung und Eskapismus boten, durften umgesetzt werden. Filme wie SCHWARZWALDMÄDEL (D 1950, Regie: Hans Deppe) oder GRÜN IST DIE HEIDE (D 1951, ebenfalls unter der Regie von Hans Deppe) waren große Publikumserfolge. Wichtigste Charakteristika des Heimatfilms sind das lokale Setting (möglichst pastoral und malerisch, etwa Heide- oder Alpenlandschaften)[53] sowie die Darstellung einer Liebesbeziehung, in der es zu komödiantischen oder dramatischen Verwicklungen kommt[54]. Diese Elemente bestimmen die Handlung, in deren Verlauf die ‹heile Welt› des lokalen Settings bedroht wird, etwa durch Modernisierung, häufig vor kapitalistischem Hinter-

---

48 Kai Mhim: Soul Kitchen. In: *epd film*, Nr 12, 2009, S. 39.
49 SOUL KITCHEN: Presseheft, S. 10.
50 Vgl. Willi Höfig: *Der deutsche Heimatfilm 1947–1960*. Stuttgart 1973, S. 143.
51 Vgl. ebd., Geleitwort, S. VII.
52 Vgl. Thomas Koebner: Heimatfilm. In: *Reclams Sachlexikon des Films*. Dritte Auflage. Stuttgart 2011, S. 304.
53 Vgl. Höfig 1973, S. 189.
54 Vgl. ebd., S. 337.

2 Fallbeispiele: Transkulturelle Inhalte

grund, oder soziale Probleme in der Gemeinschaft[55]. Am Ende der meist geschlossenen Erzählung jedoch kommt es zu einer glücklichen Auflösung der Konflikte.

Im Neuen Deutschen Film wurde das Genre des Heimatfilmes dann wieder aufgegriffen, jedoch hier als Schablone für Milieustudien und Gesellschaftskritik genutzt[56]. Filme wie JAGDSZENEN AUS NIEDERBAYERN (D 1969, Regie: Peter Fleischmann) oder DER PLÖTZLICHE REICHTUM DER ARMEN LEUTE VON KOMBACH (D 1972, Regie: Volker Schlöndorff) nutzen etablierte Klischees wie das ländliches Setting und die scheinbar heile dörfliche Gemeinschaft, um sie mit ungeschöntem Realismus zu brechen und so an ihnen gesellschaftskritische Themen zu illustrieren.

SOUL KITCHEN ist bei genauerer Betrachtung weder das eine (bieder-romantisiertes Landidyll) noch das andere (realitätsnahe Gesellschaftskritik). SOUL KITCHEN ist eine Komödie, die lediglich Elemente, welche an den Heimatfilm erinnern, aufgreift. Die Auseinandersetzung mit dem Genre steht nicht im Vordergrund. Sie ist, ganz im Sinne der individuellen Mischung und Stilvielfalt, lediglich ein Element von vielen, die gleichwertig nebeneinander stehen. Und doch gelingt Akin, fast nebenbei, zumindest eine Aktualisierung des Genres. Er zeigt, dass die Grundidee von Heimat, auch in Zeiten der Globalisierung und Transkulturalität bestehen bleibt. Als lokales Setting wurde Hamburg-Wilhelmsburg gewählt. Die Location der im Zentrum des Films stehenden Kneipe Soul Kitchen ist damit zwar weder ländlich-idyllisch noch besonders pittoresk, doch sie ist die Heimat, um deren Erhalt der Protagonist des Films kämpft. Als solche wird sie mittels vieler Verweise auf Hamburger Stadtgeschichte und -traditionen akustisch und visuell sehr detailreich dargestellt. Wenn im klassischen Heimatfilm Volkstänze und Volksmusik das lokale Setting illustrierten, so hört man hier Lieder von modernen Hamburger Künstlern oder Ikonen wie Hans Albers, und sieht typische Hamburger Ansichten wie die Köhlbrandbrücke oder – ganz modern – die HafenCity. Auch Liebesbeziehungen spielen in SOUL KITCHEN eine wichtige Rolle für die Handlung, und Probleme gibt es in ihnen zuhauf: Nadine, die Freundin von Protagonist Zinos, geht der Karriere halber ins Ausland, und die Fernbeziehung funktioniert nicht. Ein Happy-End gibt es für diese beiden nicht, dafür deutet sich für Zinos am Ende des Films eine neue Romanze mit Physiopraktikerin Anna (Dorka Gryllus) an, und auch die ‹Heimat›, das Restaurant Soul Kitchen, kann zum Schluss erfolgreich gegen die Bedrohungen von außen verteidigt werden. SOUL KITCHEN liegt ein neues Konzept von Heimat zugrunde, das – wie schon in den Filmen zuvor – Heimat nicht mehr als nationale Zuschreibung denkt, sondern als den Platz, mit dem man sich verbunden fühlt. Damit überführt Akin den Heimatfilm in die globalisierte Gegenwart. Ob man einen deutschen, griechischen oder türkischen Namen im Pass stehen hat,

---

55 Vgl. ebd.
56 Vgl. Pflaum, Prinzler 1992, S. 19ff.

2.4 Verortungen

ist egal, ganz im Sinne eines transkulturell-individuellen Lebensentwurfes. «Heimat als Zustand, nicht als Ort eben»[57], so kommentiert Fatih Akin. SOUL KITCHEN zeigt, wie Heimat (und damit auch Heimatfilm) in einer globalisierten Welt, einer transkulturellen Gesellschaft, aussehen kann. Lokale Besonderheiten gehen dabei jedoch nicht verloren, sondern sie werden integriert. Dies ist ein weiterer Beleg dafür, dass Figuren und Filminhalte sich an transkulturellen Mustern orientieren beziehungsweise Transkulturalität darstellen. So fasst denn auch Wolfgang Welschs Beschreibung des Heimat-Begriffes den Film SOUL KITCHEN, den der türkischstämmige Akin über seine deutsche Heimatstadt Hamburg drehte, gut zusammen:

> Im Übrigen: Vielleicht brauchen wir eine Verortung, eine Heimat. Aber Heimat muss nicht die Gegend sein, in der man aufwuchs. Man kann seine wirkliche Heimat weitab von der ursprünglichen Heimat finden. [...] In gewissem Sinne ist auch die erste Heimat immer nur als zweite Heimat wirkliche Heimat, erst dann nämlich, wenn man sich (angesichts auch anderer Möglichkeiten) bewusst zu ihr entschieden, sie nachträglich eigens gewählt und bejaht hat. Nur dann ist ‹Heimat› keine naturwüchsige, sondern eine kulturelle und humane Kategorie.[58]

Akins Filmfiguren leben den transkulturellen Lebensentwurf, der es ermöglicht, lokale Akzente zu setzen, aber an die globalisierten Welt anschlussfähig zu bleiben und in dieser Bestand zu haben. Die Anthropologin Karen Fog Olwig beschreibt diese Beziehung zwischen dem Leben in der globalisierten Welt und der Konstruktion eines lokalen Rückzugsortes folgendermaßen:

> From a modern, global point of view, place is therefore not only a geografical delimited space where people live their lives and to which they therefore attribute particular meanings. It has also become an anchoring point where modern mobile people can find a source of identification across appreciable distances in a changeable world.[59]

---

57 SOUL KITCHEN. Presseheft. Interview mit dem Regisseur, S. 12
58 Welsch 2010, S. 63.
59 Karen Fog Olwig: Gobal Places and Place-Identities – Lessons from Carribean Research. In: Thomas Hylland Eriksen (Hrsg.): *Globalisation. Studies in Anthropology*. London 2003, S. 60: «Von einem modernen, globalen Standpunkt aus betrachtet, ist ein Ort nicht nur ein geografisch begrenzter Raum wo Menschen ihr Leben verbringen und ihn deshalb bestimmte Bedeutungen zumessen. Ein Ort wurde zudem zu einem Ankerplatz, wo moderne mobile Menschen eine Quelle der Identifikation und Beständigkeit in einer sich verändernden Welt finden können.» – *Übers. d. Verfasserin.*

3 Fallbeispiele: Transkulturelle Formen

3.1 Genre als filmkultureller Mix

3.1.1 Genrebegriff und Genretheorie

Der Genrebegriff – bezogen auf das Medium Film – ist zunächst, ähnlich wie der oben skizzierte Autorenbegriff, ein *Gebrauchs*begriff, also einer, an den bestimmte Zwecke und Interessen gebunden ist. Anhand der Einteilung in Genres können Filme gruppiert, bewertet, verglichen, analysiert, beworben und vermarktet werden. Laut Rick Altman sind im Wesentlichen zwei Stränge der Diskussion um den Begriff auszumachen. Es gibt die Genregeschichte, ein historisch-chronologischer Zugang, der Genres in ihrer zeitlichen Entwicklung und Veränderung analysiert. Außerdem gibt es die Genretheorie, die ahistorisch und generalisierend versucht, den Begriff zu reflektieren und zu beschreiben[1].

Bezogen auf den ersten der von Altman skizzierten Stränge sieht Jörg Schweinitz bei der Entstehung der ersten Filmgenres eine enge Verbindung zum US-amerikanischen Film, der bereits in den 1910er Jahren von industrieller Produktionsform geprägt war. Genrefilme zu produzieren brachte einen «Effizienzgewinn», denn Dekoration, Schauplätze, Kostüme, aber auch bewährte Erzähl- oder Bildmotive waren so «immer wieder verwendbar»[2]. Es gab also bereits früh ein ökonomisches Interesse seitens der Filmindustrie, Filme zu Genres zusammenzufassen. Durchsetzen konnte sich diese Vorgehensweise aber nur, weil Genrefilme auch den Interessen des Publikums entgegen kommen: Es wurde deutlich, dass «die Redundanz der Genrestrukturen keineswegs der Attraktivität des Angebots zum Nachteil

---

1 Vgl. Rick Altman: A Semantic/Syntactic Approach to Film Genre (1984). In: Barry Keith Grant (Hrsg.): *Film Genre Reader*. 2nd Edition. Austin 1995, S. 28f.
2 Jörg Schweinitz: ‹Genre› und lebendiges Genrebewußtsein. In: *montage/av*, Nr. 2, 1994, S. 101.

gereichte»[3]. Und noch einen Vorteil boten die Genrefilme damit der Filmindustrie – sie konnten an Publikumserwartungen angepasst werden und machten damit den Absatz der Filme berechenbar[4].

Bereits in den Anfängen des kommerziellen Films offenbaren sich damit die Wirkmechanismen, die Filmgenres, beziehungsweise das Sprechen über sie, noch heute ausmachen. Auf Produktionsseite erleichtern sie Herstellung und Vermarktung, auf Rezeptionsseite bedienen sie eine Erwartungshaltung[5] und erleichtern die gegenseitige Verständigung über die Filme.

Auch wird deutlich, wie die frühen Produktionsbedingungen bereits determinieren, wie Filmgenres in der Genretheorie analysiert und gruppiert werden: Bezogen auf bestimmte wiederkehrende visuelle Merkmale (Setting und Ausstattung) und narrative Muster (Erzählmotive, Figurenkonstellationen).

Die Genretheorie hat ihre eigene Entwicklung, die zeigt, dass der Genrebegriff durchaus nicht unproblematisch ist – es kommt zu «Schwierigkeiten bei der theoretischen Konzeptualisierung von Genres»[6]. Es verhält sich also mit dem Genrebegriff ganz ähnlich wie mit dem Autorenbegriff: Er existiert als «praktischer filmkultureller Sachverhalt», stellt aber zugleich ein Konstrukt dar, das filmtheoretisch «immer wieder für Debatten sorgt»[7].

Es soll an dieser Stelle darauf verzichtet werden, die Genretheorie im Einzelnen zu rekapitulieren. Stattdessen wird sich im Folgenden auf die für diese Arbeit wichtigen Aspekte konzentriert, wobei natürlich genretheoretische Positionen mit einbezogen werden. Es wird ein Blick zu werfen sein auf das komplizierte Verhältnis von Autorenschaft und Genre, da im vorangegangenen Kapitel die These aufgestellt wurde, dass Fatih Akin ein Autor ist, zumindest insofern er als solcher durch Zuschreibungen konstruiert wird. Außerdem wird auf den spezifischen Umgang mit Filmgenres in den Filmen von Fatih Akin eingegangen. Folgen sollen noch einige Gedanken zum Thema Genre und Transkulturalität, an die sich eine weitere Grundthese dieser Arbeit anschließt.

3.1.2 Genrefilm und Autorenschaft

In der frühen europäischen Filmtheorie taucht das Genrekino zunächst so gut wie gar nicht auf und dient bis in die fünfziger und frühen sechziger Jahre lediglich der unreflektierten Gruppierung und Systematisierung des filmischen Materials[8]. Die erste größere theoretische Auseinandersetzung mit dem Genrefilm hatte die-

---

3 Ebd.
4 Vgl. Ebd.
5 Vgl. Knut Hickethier: Genretheorie und Genreanalyse. In: Felix 2007, S. 63.
6 Schweinitz 1994, S. 99.
7 Ebd.
8 Ebd., S. 103.

3.1 Genre als filmkultureller Mix

sen nicht direkt zum Thema, sondern es ging vielmehr darum, innerhalb der engen Genrevorgaben nach einem persönlichen Regiestil zu suchen: Die Rede ist von der französischen *politique des auteurs* (s. Kapitel 1.2.2). Dieser Zusammenhang wird unter anderem in dem ertragreichen Aufsatz ‹Genre› und lebendiges Genrebewußtsein von Jörg Schweinitz[9] als auch in Knut Hickethiers Beitrag[10] zu Genretheorie und Genreanalyse im Band «Moderne Film Theorie» (2007) konstatiert. Dennoch standen sich das Konzept der Autorenschaft sowie das des Genrefilms vormals unvereinbar gegenüber. Die Standardisierung im Genrefilm war nicht vereinbar mit dem Kunstverständnis früher Filmtheoretiker und wurde daher «mit intellektuellem Abscheu betrachtet»[11]. Dem zugrunde liegt ein Denken der Unvereinbarkeit von Kunst und Trivialkultur, der kulturindustriell produzierte Genrefilme angehören. Das scheint auch heute noch nachzuwirken: «Gerne- und Autoren-Film gelten als sich ausschließende Kategorien»[12].

Für die vorliegende Arbeit hat ein solches Denken argumentativ schlichtweg keinen Belang. Der Autorenbegriff ist, wie bereits skizziert, hier zunächst ein technischer – der Autor wird ‹gemacht›, entsteht durch Zuschreibung. Der Autor wird also nicht als Schöpfergenie verstanden, als Künstler, sondern als ‹Produkt›, welches in ebenjenen kulturindustriellen Zusammenhängen entsteht, in denen auch der Genrefilm entsteht. Der Gegensatz von Autorenkonzept und Genrekonzept muss damit an dieser Stelle nicht durch eine Genretheorie «aufgelöst» werden, wie Knut Hickethier fordert[13]. Durch das hier vertretene Verständnis des Autorenbegriffs (Kapitel 1.2.2) löst er sich von selbst auf und spielt daher für die weitere Argumentation keine Rolle.

3.1.3 Genre bei Fatih Akin

Der Genrebegriff im Zusammenhang mit den Filmen von Fatih Akin ist zweifach von Bedeutung. Einerseits spielt er eine wichtige Rolle bei der Analyse der einzelnen Filme, wenn es darum geht, Vorbilder zu benennen und Bezugspunkte beziehungsweise Zitate kenntlich zu machen. Hier interessiert vor allem die Frage, wie es sich auf Aussage und Wirkung des Films auswirkt, dass Bezug zu bestimmten Genres genommen wird.

Filme werden einem bestimmten Genre zugerechnet, weil sie visuelle, auditive oder strukturelle Ähnlichkeiten aufweisen, die einem großen Kreis von Rezipienten bekannt sind, das heißt, was ein Genre ausmacht beruht auf gesellschaft-

---

9   Vgl. ebd., S. 103.
10 Vgl. Hickthier 2007, S. 67.
11 Schweinitz 1994, S. 102.
12 Vgl. Ivo Ritzer: *Walter Hill. Welt in Flammen.* Berlin 2009, S. 28.
13 Hickethier 2007, S. 69.

3 Fallbeispiele: Transkulturelle Formen

lich-kultureller Konvention[14]. Wenn also ein Film sich auf ein bestimmtes Genre bezieht, wird beim Zuschauer eine Assoziationskette in Gang gesetzt, eine Erwartungshaltung entsteht. Mit ihr kann gespielt werden: Es können altbekannte Muster bestätigt werden, es kann allerdings auch gegen die Konvention verstoßen werden:

> The notion that someone utilizes a genre suggests something about audience response. It implies that any given film works in a particular way because the audience has certain expectations of the genre. We can meaningfully talk of, for instance, an auteur breaking the rules of a genre only if we know what these rules are. And, of course, such rule-breaking has no consequence unless the audience knows as well.[15]

Durch solche Brüche, durch Rekontextualisierung von bekannten Bild- oder Erzählmustern in neuem Umfeld, können neue Aussagen entstehen. Dies soll für die Filme von Fatih Akin in den einzelnen Filmanalysen thematisiert werden. Zu beachten ist jedoch, dass nicht jedes Zitat mit einem Bedeutungsgewinn einhergeht, das muss im Einzelnen überprüft werden, gerade da eine allgemeine, an simple visuelle Wiedererkennbarkeit geknüpfte Verflachung im Zusammenhang mit Genrezitaten festzustellen ist[16].

Die zweite wichtige Rolle, die der Genrebegriff im Zusammenhang mit Fatih Akins Filmen spielt, ist die Frage der Zuordnung der Filme selbst in ein bestimmtes Genre. Wie bereits angedeutet wurde, spielt die Einteilung in Genres vor allem auch bei der Analyse und der Vermarktung von Filmen eine wichtige Rolle. Genrezuschreibungen werden häufig im Vermaktungszusammenhang gesetzt um eine bestimmte Zielgruppe anzusprechen, so etwa bei SOUL KITCHEN, der als Heimatfilm vermarktet wurde (Ankündigungen auf Postern und im Pressematerial). Eigentlich aber trägt der Film nur oberflächlich Züge eines Heimatfilms, im Kern ist er eine Komödie (siehe Kapitel 2.4.2). Das Zitieren von Genrevorbildern ist bei Akin, wie bereits erwähnt, lediglich ein Element von vielen weiteren gleichberechtigten Elementen. Wird einem Film von Seiten der Produktion ein Genrestempel aufgedrückt, so können anschließend Verleiher, Kinobetreiber und andere Beteiligte in der Verwertungskette damit den Film bewerben und über Erwartungshaltungen eine bestimmte potenzielle Käuferschicht ansprechen. Auch von Seiten der Publizistik und Filmkritik wird der Genrebegriff gern genutzt, um den Film zu besprechen, zu bewerten, und ihn mit anderen Filmen zu vergleichen. So werden natürlich auch die Filme

---

14 Vgl. Andrew Tudor: Genre. In: Grant 1995, S. 7.
15 Ebd., S. 8: «Die Annahme, jemand benutze ein Genre, impliziert etwas über Publikumsreaktionen. Sie impliziert, dass jeder beliebige Film Film in einer bestimmten Art funktioniert, weil das Publikum bestimmte Erwartungen an das Genre hat. Wir können beispielsweise bedeutungsschwer davon sprechen, dass ein auteur Genreregeln bricht, wenn wir nur wissen, wie diese Regeln lauten. Und natürlich hat dieses Regelbrechen nur dann einen Effekt, wenn auch das Publikum sie kennt.» – *Übers. d. Verfasserin*.
16 Vgl. Wheeler Winston Dixon: Introduction. In: Ders. (Hrsg.): *Film Genre 2000. New Critical Essays*. Albany 2000, S. 6.

von Fatih Akin öffentlich kategorisiert. Als eines von vielen Beispielen möchte ich hier zwei Begriffskonstruktionen und Genreeinordnungen aus dem bereits zitierten Aufsatz von Ricarda Strobel nennen: KURZ UND SCHMERZLOS ist eine «Gangstergeschichte im Hamburger Kiez-Milieu» und die Narration «verläuft in fünf Phasen nach den Regeln einer klassischen Tragödie»[17]. IM JULI bezeichnet Strobel als «romantisches *road movie* mit komödiantischen Elementen und *happy ending*»[18]. Für die späteren Filme wird keine so offensichtliche Einteilung mehr vorgenommen. Dies – so wird sich in den Filmanalysen zeigen – liegt auch daran, dass die Anlehnung an bestimmte Genreikonografien beziehungsweise -strukturen in den ersten Filmen von Fatih Akin am deutlichsten zutage treten[19]. Worauf es an dieser Stelle aber ankommt, ist die Ambivalenz in den begrifflichen Zuschreibungen, die Strobel wählt. Als Genre oder Erzählelement lassen sich für den ersten Film ‹Gangsterfilm›, ‹Tragödie› und ‹Milieustudie› herauslesen, für den zweiten ‹Roadmovie›, ‹Romanze›, ‹Komödie›. Wie die Filmanalyse gezeigt hat, kommen bei IM JULI auch noch Elemente des ‹Coming-of-Age›-Genres hinzu. Festzuhalten ist, dass auch im Hinblick auf Genrezitate und Genreeinordnung die bereits angesprochene Diversifikation[20] vorherrscht. Diversifikation ist hier gebunden an den Begriff der Transkulturalität. Die Filme sind nicht konkret einem Genre zuzuordnen. Sei es auf der Ebene des beiläufig eingeflochtenen Genre-Zitats oder auf die Struktur eines ganzen Films bezogen: Es überwiegt ein Genre-Mix. Dies führt zur nächsten Grundthese:

Wolfgang Welsch spricht im Zusammenhang von transkulturellen Identitäten von einem «kulturellen Mix»[21]. Der die Filme von Fatih Akin prägende Genre-Mix gehört zu der Diversifikation, die Transkulturalität hervorbringt, und kann als kultureller Mix innerhalb der Filmkultur verstanden werden. Genrereferenzen sind ein gleichberechtigtes Element von vielen. Gleichzeitig findet über die Referenz an Genrestrukturen einerseits eine Selbstverortung statt, die anderseits auch immer eine ökonomische Komponente (Genre als Vermarktungskategorie) hat (siehe Kapitel 4).

3.2 Filmmusik: Kompilation als Strukturprinzip

Die Filmmusik in den Filmen Fatih Akins bildet ein akustisches Äquivalent zur Stil- und Themenvielfalt der Filme und schafft damit sowohl eine Erweiterung als auch abrundende Bestätigung der filmischen Aussagen[22]. In konzentrierter Form findet

---

17 Strobel 2009, S. 144.
18 Ebd., S.145.
19 Vgl. Stefan Volk: Von der Form zum Material. Fatih Akins doppeltes Spiel mit dem Genrekino. In: Ezli (Hrsg.) 2010, S. 152.
20 Ebd., S. 157.
21 Welsch 2010, S. 64.
22 Anmerkung: In diesem Kapitel sollen nur die Spielfilme betrachtet werden, denn hier ist die Musik als stilistisches Mittel zu verstehen. Bei der Dokumentation CROSSING THE BRIDGE – THE

3 Fallbeispiele: Transkulturelle Formen

dies auch Ausdruck in den als Soundtrack-Auskopplung veröffentlichten Tonträgern (im Folgenden Soundtrack), weshalb selbige hier, neben der konkreten Betrachtung von Filmszenen, mit ihrem Konzept und ihrer Vermarktung ebenfalls betrachtet werden. Alle erschienenen Soundtracks sind Kompilationssoundtracks. Zwar sind sie keine ‹reinen› Kompilationssoundtracks, denn dies würde bedeuten, die Musik, die darauf zu hören ist, bestünde zu hundert Prozent aus Stücken, die unabhängig vom Film schon vorher existierten[23]. Dennoch werden auf jedem Soundtrack, selbst bei dem zu AUF DER ANDEREN SEITE, der weitestgehend die von Shantel für den Film geschriebene Musik enthält, auch präexistente Stücke verwendet. Es findet sich also eine bunte Mischung präexistenter, neuer oder zumindest neu aufgenommener Musik. Transkulturalität findet damit ihre Entsprechung in der Kompilation als Strukturprinzip; der individuelle «kulturelle Mix», den Wolfgang Welsch als zentrales Moment hervorhebt, ist übertragbar auf das Prinzip der Kompilation von Musikstücken aus unterschiedlichen Musikkulturen auf einem Soundtrack. Kompilationssoundtracks sind spätestens seit den 1960er Jahren gängige Praxis. Einer der ersten ‹echten› Kompilationssoundtracks war der zu EASY RIDER (USA 1969, Regie: Dennis Hopper)[24]. Dies ist eine Anpassung an den populären Geschmack, auch, um eine zusätzliche Einnahmequelle durch Vermarktung der Filmmusik zu schaffen: «Since soundtrack albums remained the dominant strategy for film music exploitation, the adaptation of scores to pop album formats prevailed throughout the sixties and has continued to be an important practice up to the present.»[25]

Gewiss ist der Vermarktungsaspekt ein Grund für die Auswahl an Stücken, die in einem Film beziehungsweise auf einem Soundtrack zu hören sind. Dennoch sind auch die akustischen Elemente eines Films sinnstiftend und deren Auswahl, so sie denn bewusst getroffen wird, daher zentral für Aussage und Wirkung. Gerade für die Filme Fatih Akins, die sich schnell und ohne großen Widerstand durch mehrere Kulturräume hindurch bewegen, bietet die Musik die Chance, selbige akustisch zu charakterisieren. Gleichzeitig wird aber durch die Verortung in der Populärkultur auch ein universeller Charakter betont, da Populärkultur, die konsumorientiert ist und medial verbreitet wird, potenziell als international funktionierendes Phänomen aufgefasst werden kann. Durch den Soundtrack entstehen medienübergreifende Synergieeffekte, wenn der Tonträger den Film bewirbt und umgekehrt, und wenn die Musik es sowohl vermag, inhaltliche Akzente zu setzen, während sie

---

SOUND OF ISTANBUL ist sie direkt Gegenstand der Auseinandersetzung und erfüllt nicht umfassend die klassischen Funktionen einer Filmmusik.
23 Vgl. Jeff Smith: *The Sounds of Commerce. Marketing Popular Film Music*. New York 1998, S. 155.
24 Vgl. ebd., S. 163.
25 Ebd., S. 154: «Weil Soundtrack-Alben die dominierende Strategie für die kommerzielle Auswertung von Filmmusik geblieben sind, hat die Adaption von scores für populäre Albumformate sich seit den 1960ern durchgesetzt und ist bis heute eine wichtige Praxis geblieben.» – *Übers. d. Verfasserin.*

gleichzeitig eine Anbindung an die internationale Populärkultur herstellt. Wie sich zeigen wird, findet das Vermischen unterschiedlicher Musikkulturen und musikbezogener Kontexte zudem auf mehreren Ebenen statt, die im Folgenden näher aufgeschlüsselt werden sollen.

3.2.1 Filmmusik: Kultureller Mix auf mehreren Ebenen

Die Filmmusik in den Filmen Fatih Akins hat eine Mischästhetik, die sowohl bezogen auf Musikkulturen[26] wie auch für Aufführungspraktiken und andere außermusikalische Kontexte nachweisbar ist. Bei der Betrachtung von Filmmusik haben sich im Laufe der theoretischen Beschäftigung immer wieder Beschreibungskategorien entwickelt, die auch hier angesprochen werden oder Anwendung finden. Daher sollen sie zunächst kurz vorgestellt werden.

«Mit der Einführung des Tonfilms lautete die Kardinalfrage, inwiefern Bild und Musik übereinstimmen sollten»[27], schreibt Corinna Dästner. Dies ist eine der Beschreibungskategorien: Verhält sich die Musik übereinstimmend zu der visuellen Information? Zunächst waren damit vor allem Rhythmus und Bewegung gemeint. Extremstes Beispiel für Übereinstimmung ist das sogenannte *mickey mousing*, bei dem die Musik die visuellen Bewegungen gleichsam ‹nachäfft›, wenn etwa im Film ein Gegenstand eine Treppe hinunterfällt, ‹fällt› auch die musikalische Begleitung in der Tonhöhe. Auf die generelle Differenz zwischen Bild und Ton, die sich aus dem technischen Hintergrund ergibt, sei in diesem Zusammenhang mit Silke Martin noch hingewiesen:

> Die Differenz von Bild und Ton ist dem Film immer schon inhärent, sie ist dem filmischen Dispositiv technisch eingeschrieben und somit kostitutiv für den Film. Trotz aller Zusammenhänge, die die Wahrnehmung des Zuschauers im Zusammenspiel der Sinne stiftet, beruht der Film auf zwei Entitäten, er wird auf zwei Ebenen rezipiert, der Zuschauer sieht und hört den Film.[28]

Eine weitere wichtige Unterscheidungskategorie, nicht nur bezogen auf Musik, sondern auf alle auditiven Informationen im Film, ist die Frage nach deren Lokalisation. Es kann für die Wirkung und Aussage einer Szene wichtig sein, ob die Geräuschquelle innerhalb des filmischen Raumes zu sehen ist oder nicht, oder ob

---

26 Mit Musikkulturen sind nicht etwa nur nationale Musikkulturen (etwa Zuschreibungen wie Arabeskenmusik für die Türkei und das Volkslied für Deutschland) gemeint, sondern auch unterschiedliche Phänomene wie beispielsweise Oper, Neue Musik, Punk, Folk, Jazz.
27 Corinna Dästner: Sprechen über Filmmusik. Der Überschuss von Bild und Musik. In: Harro Segeberg, Frank Schätzlein (Hrsg.): *Sound. Zur Technologie und Ästhetik des Akustischen in den Medien*. Marburg 2005.
28 Silke Martin: Vom klassischen Film zur Zweiten Moderne – Überlegungen zur Differenz von Bild und Ton im Film. In: Kieler Beiträge zur Filmmusikforschung Nr. 2, 2008, S. 55.

sie von den Filmfiguren ebenfalls gehört wird oder nicht. Bekannte Beschreibungsansätze dafür lieferten etwa David Bordwell und Kristin Thompson. Sie haben die Unterscheidung gebunden an den Begriff der Diegese, der ‹filmischen Welt›. Diegetische Töne sind Teil der filmischen Welt und als solche von den Filmfiguren wahrnehmbar. Extra-diegetisch sind Klangereignisse, die nicht Teil der filmischen Welt sind, das heißt, für die Figuren nicht wahrnehmbar[29]. Zudem unterscheiden sie noch zwischen on und off, stellen also die Frage, ob die Soundquelle im Bild zu sehen ist, oder nicht. Die kann im Falle von Filmmusik etwa dann vorkommen, wenn eine der Figuren im Film eine Schallplatte auflegt.

Übergeordnet ist zudem die bereits angesprochene Ebene der grundlegenden Unterscheidung zwischen eigens für den Film komponierter Musik und präexistenter Musik. Dies sagt nichts über eine bestimmte Stilrichtung aus, präexistent kann sowohl instrumentale wie auch solche Musik sein, die eine Songstruktur und Text aufweist. Bereits auf dieser Ebene findet bei Fatih Akin eine Vermischung statt: Auf einigen Soundtracks sind ebenso eigens für den Film komponierte Stücke vertreten wie präexistente, etwa bei SOLINO, IM JULI und AUF DER ANDEREN SEITE. Die eigens komponierten und präexistenten Stücke sind nicht klar getrennt voneinander angeordnet, sondern in der Titelfolge variiert (siehe dazu: Tracklisten im Anhang IIIg). Wichtiges Moment präexistenter Musik ist ihre semantische Vorprägung, die sie mit sich führt und in den Film und die filmische Aussage einbringt. Dies wird später an bestimmten Beispielen noch genauer exemplifiziert.

Die nächste untergeordnete Ebene bei der Betrachtung von Filmmusik ist die der Unterscheidung zwischen rein instrumentaler Musik und Vokalmusik. Diese Setzung wird vorgenommen, da in den Filmen Fatih Akins beide Arten der musikalischen Untermalung vorkommen. Der Gestus der Instrumentierung allein kann natürlich bereits entscheidend sein für die Wirkung der Musik. Atonalität und Dissonanzen in der instrumentalen Musik etwa sind im Horrorfilm entscheidend als Markierungen für Bedrohung und Angst[30]. Wenn noch ein Text hinzukommt, ermöglicht dies noch eine zusätzliche, sprachliche Aussageebene, die bei der Betrachtung Beachtung finden muss. Ob und wie das Potenzial dabei genutzt wird, muss jeweils am Film überprüft werden. Festzuhalten ist jedoch, dass auch bezogen auf diese Ebene alle Soundtracks zu Akins Filmen eine Vermischung der Elemente aufweisen.

Eine weitere Ebene, die im Zusammenhang mit den untersuchten Filmen und Soundtracks beachtet werden muss, ist die der musikalischen Gattung. Auf

---

29 Vgl. David Bordwell, Kristin Thompson: *Film art.* 5., editierte Auflage. New York (u.a) 1997, S. 330.
30 Vgl. Julia Helmerdinger: Von ‹schreienden Dissonanzen› und ‹gedankenlesender Zwölftonmusik›: Musikalische Modernen im Hollywoodkino am Beispiel von CREATURE FROM THE BLACK LAGOON (1954) und THE COBWEB (1955). In: Kieler Beiträge zur Filmmusikforschung, Nr. 2, 2008, S. 84 f.

3.2 Filmmusik: Kompilation als Strukturprinzip

den Soundtracks finden sich nämlich unter anderem geistliche Musik, populäre Songs, folkloristische beziehungsweise traditionell überlieferte Stücke, Chorgesang oder volkstümliche Musik, um nur einige zu nennen. Auch hier ist eine ungewöhnliche Durchmischung festzustellen, am besten nachzuweisen am Soundtrack von SOLINO. Diese Einteilung ‹musikalische Gattung› ist durchaus grob und unscharf, aber genau so lassen sich bestimmte Wirkungen erzielen, die klischeehafte Zuschreibungen abrufen. Chormusik mit Orgelbegleitung und religiösen Textelementen wird sofort als geistliche Musik erkannt und setzt beim Zuschauer gewisse Assoziationen frei, auch wenn eine genaue musikwissenschaftliche Kenntnis fehlt[31]. Auch bestimmte Instrumente können eine Assoziation auslösen, etwa mit einem kulturellen Raum. Der Klang und die Spielweise einer Oud etwa werden schnell dem arabischen Kulturraum zugeordnet, auch ohne ein tiefergehendes Wissen über internationale Musikkulturen. Hiermit werden häufig Klischees bedient, auf die der Zuschauer aus dem europäischen Raum durch seine hiesigen Seh- und Hörgewohnheiten anspricht. Geografische, zeitliche oder institutionelle Zuordnungen sind so leicht zu vermitteln. Wichtig, auch im Hinblick auf die Transkulturalität, ist, dass die Soundtracks zu Akins Filmen niemals nur auf solche eher klischeehaften Momente allein setzen. In der Durchmischung der Elemente kommen aber auch sie vor.

Für die genaue Auseinandersetzung mit der Musik müssen aber die groben Gattungsunterscheidungen noch einmal feiner aufgeteilt werden. Das ist vor allem im Bereich der populären Songs interessant, da diese sehr häufig mit einer bestimmten Aufführungspraktik, (sub-)kulturellen Strömung oder sogar politischen Aussage verknüpft sind. Über populäre Songs lässt sich sehr leicht eine bestimmte gesellschaftliche Sphäre oder ein zeitlicher Rahmen charakterisieren[32]. Zudem sind sie durch ihre Zugehörigkeit zur internationalen Populärkultur gleichsam als ‹globalisiertes› Kulturgut zu verstehen, das im Spannungsfeld zwischen Kunst und Kommerz steht. Somit schaffen die Soundtracks mit ihrer Mischung von traditionellen folkloristischen (teilweise landes- oder regionentypischen) Stücken und populären Songs eine Verbindung von Lokalität und Internationalität und bilden damit eine weitere Grundtendenz der Filme und der Transkulturalität akustisch ab.

Diese allgemeine Einführung vermittelt einen ersten Überblick darüber, wie Transkulturalität und Filmmusik in den Filmen Fatih Akins im Zusammenhang stehen. Im Folgenden sollen einige Phänomene direkt am Material genauer beschrieben werden.

---

31 Vgl. Barbara Flückiger: *Sound Design. Die virtuelle Klangwelt des Films*. 3. Auflage. Marburg 2007, S. 179 zum Thema klangliche Stereotypen.
32 Vgl. Smith 1998, S. 172 f.

3 Fallbeispiele: Transkulturelle Formen

3.2.2 Zeitbezüge und Verweise: SOLINO

Die Handlung von SOLINO entfaltet sich über mehrere Dekaden hinweg, die jeweils durch Untertitel konkret benannt werden: 1964, 1974 sowie 1984. Auch durch weitere, vornehmlich visuelle Merkmale werden die Zeiträume gekennzeichnet, etwa durch die in den Fernsehgeräten der Protagonisten gezeigten Boxkämpfe oder die Ausstattung (Einrichtungsgegenstände oder Kleidung der Darsteller). Doch auch die Musik trägt wesentlich zur Charakterisierung der Handlungszeiträume und -orte bei. Eine Betrachtung der musikalisch induzierten Zeitbezüge ist vor allem für den Film SOLINO von Interesse, da er neben THE CUT der bislang einzige ist, der über weite Strecken hinweg die Vergangenheit (im Vergleich zum Entstehungsdatum des Films) beschreibt. Wie in der Filmanalyse in Kapitel 2 bereits herausgearbeitet, ist die Erzählung zwar nicht in der Ich-Perspektive gehalten, dennoch gibt es eine starke identifikatorische Nähe zur Figur des Gigi. Die Ereignisse in der Rückschau erscheinen zum Teil subjektiv und romantisch-verklärt, und dieser Effekt lässt sich auch bei der musikalischen Untermalung bestimmter dargestellter Zeiträume beobachten.

Im ersten Teil des Films, der im Jahr 1964 spielt, bestimmen zunächst noch die Eigenkompositionen von Jánnos Eolou die akustische Begleitung. Es sind zum großen Teil Melodien im Dreivierteltakt, die an die Walzer von Nino Rota für Francis Ford Coppolas DER PATE (USA 1972) erinnern, beziehungsweise den Gestus anderer berühmter Kompositionen Rotas für italienische Regisseure (etwa für Frederico Fellinis LA STRADA (I 1954)) aufgreifen. Häufig sind die Melodien mit Text unterlegt, etwa bei dem Stück «Canto di Solino» (gesungen von Barbara Vitali, SOLINO OST, Track 1). Durch die Textebene sowie die lockeren (in diesem Fall sogar fast klischeehaften), jedoch den meisten Zuschauern wohl geläufigen Bezüge zu Italien beziehungsweise italienischer Filmkultur wird zunächst eine emotionale Einordnung und Charakterisierung der Figuren ermöglicht. Der Einstieg in die kulturelle Sphäre der Protagonisten wird durch die Musik erleichtert, zugleich werden filmische Vorbilder akustisch zitiert. Da es sich bei den Stücken um Neukompositionen handelt, die nur dem Gestus bestimmter Vorbilder folgen, ist ein Zeitbezug zunächst kaum gegeben. Wichtiger in dieser Phase des Films ist aber auch noch die Charakterisierung der Lebenswelt der italienischen Familie, die noch um das Heimatland herum zentriert ist. Als die Familie schließlich mit der Filmcrew in Kontakt tritt, deren Film vermutlich international vermarktet werden wird, wird die auch die Filmmusik offener. Während des ersten Mittagessens der Filmcrew in der Pizzeria Solino ist der italienische Sänger Emilio Pericoli mit dem Song «Uno per tutte» zu hören, der 1963 den dritten Platz beim Eurovision Song Contest belegte (ab TC 0:31:35).

Mit dem Beginn der zweiten Handlungsphase in den 1970er Jahren verändert sich die musikalische Untermalung. Die Söhne der Familie, Gigi und Giancarlo, sind inzwischen junge Erwachsene, und deren Lebenswelt wird nun mehr durch deutsche oder internationale Popkultur bestimmt. Schon der Zeitsprung von den 1960er in die 1970er Jahre wird vornehmlich durch die Veränderung des akustischen Settings bestimmt. Der Schnitt auf der akustischen Ebene ist hart, die unterschiedlich stilisierten akustischen Räume werden direkt gegeneinander geschnitten, es gibt keine Überblendung. Der Schnitt im Erzählfluss (der abrupte Sprung vom Jahr 1964 in das Jahr 1974) ist somit akustisch äquivalent umgesetzt. Nach dem Schnitt dient die neue akustische Umgebung dann der Charakterisierung der Zeit (1974). In der voll besetzten Pizzeria läuft aus den Lautsprechern psychedelisch anmutende Musik, die bestimmt wird durch den Klang einer elektrischen Gitarre. Die Musik ist – bezogen auf die Dekade, in der der Film spielt – zeitgemäß. Dies wird auch deutlich dadurch gekennzeichnet, dass sie nun häufiger innerdiegetisch verortet ist, also von den Filmfiguren bewusst gewählt und wahrgenommen wird. Sie ist der jüngeren Generation zugeordnet. Das, sowie ihr innerdiegetischer Charakter, wird auch prompt reflexiv kommentiert – Romano beschwert sich bei Gigi «…und mach die Musik aus, die macht mich verrückt!» (TC 0:41:59).

Später findet eine Party in der Wohnung der Amatos statt. Zur Vorbereitung stehlen Gigi, Giancarlo und ein Freund heimlich einige Flaschen Rotwein aus dem Keller der Pizzeria (ab TC 0:44:48). Musikalisch begleitet (und auf der akustischen Ebene schon vor dem visuellen Schnitt eingeleitet) wird diese Szene – diesmal extradiegetisch – von einem Lied der deutschen Rockband Ton Steine Scherben. Sie war eine der bekanntesten Gruppen der 1970er Jahre, die mit sozialkritischen und politischen Texten dem politisch linken Spektrum zuzuordnen ist[33]. Die Musik repräsentiert also die jugendliche Subkultur der 1970er Jahre und schafft damit einen Zeitbezug, der über Schlaghosen und Frisuren hinausgeht. Zudem wirkt der Text («Ich will nicht werden was mein Alter ist») wie eine musikalische Reprise auf die vorangehende Szene, in der Romano Gigi davon überzeugen wollte, die Hotelfachschule zu besuchen und danach sein eigenes Restaurant zu eröffnen. Jugendliche Rebellion (Gigi weigert sich, zur Hotelfachschule zu gehen, Giancarlo bestiehlt seinen eigenen Vater), die Verortung der in Deutschland aufgewachsenen Brüder in der deutschen Jugendkultur sowie der Bezug zu einer bestimmten zeitlichen Epoche (1970er Jahre) werden durch die Auswahl der Musik an dieser Stelle gekonnt und erzählökonomisch geschickt komprimiert umgesetzt.

Die Party wird von psychedelischer Musik begleitet, die recht laut im Vordergrund abgemischt ist, die aber auch innerdiegetisch hörbar zu sein scheint, da die Filmfiguren im Rhythmus tanzen. Es handelt sich um das Stück «*Mother Sky*» der deutschen Progressive-Rock-Gruppe Can. Auch diese Band ist eng mit der deutschen Kultur der 1970er Jahre verknüpft, denn ihr Titel *Spoon* wurde als Titel-

---

33 Vgl. Detlef Siegfried: *Time is on my Side: Konsum und Politik in der westdeutschen Jugendkultur der 1960er-Jahre.* Göttingen 2006, S. 702 f.

song für den TV-Dreiteiler DAS MESSER (D 1971) verwendet. DAS MESSER ist eine der (vor allem in den 1960er Jahren) erfolgreichen Durbridge-Verfilmungen, die ein breites Publikum fanden. Doch auch weniger konkret weckt bereits der Gestus der Musik (etwa ausschweifend lange Gitarrensoli, elektronisch verfremdete Klänge, die surreal und psychedelisch wirken) Assoziationen mit der in den 1960er und 1970er Jahren bei Jugendlichen beliebten Droge LSD, die während der Partysequenz schließlich auch von Gigi, Giancarlo und Johanna konsumiert wird. Fast klischeehaft doppelt sich die musikalische Charakterisierung in der Ausstattung der Sequenz: Es finden sich Lavalampen, Fieberglaslampen, Schlaghosen und Kopftücher. Die musikalische Untermalung jedoch ist ein wesentliches Element für die Charakterisierung der Zeit, und es ist auffällig, dass gerade hierbei besonders häufig auf populäre, präexistente Musik zurückgegriffen wird, die das Vorwissen der Zuschauer anspricht oder zumindest assoziativ in die dargestellte Zeitspanne eingeordnet wird. Dazu passen auch die Aussagen des Regisseurs, der sich mit der Frage konfrontiert sah, wie er denn eine Zeit, die er selbst nicht bewusst miterlebt hat, glaubhaft in Szene setzen soll. Sein (mittlerweile verstorbener) Freund und Geschäftspartner Andreas Thiel hat Akin den Zugang unter anderem über die Musik der Zeit erleichtert: «Es fühlte sich aber keiner dafür zuständig, mich in diese Zeit einzuweisen. Letztendlich hat diese Aufgabe Andreas Thiel übernommen. Er hat mich durch die Musik in diese Zeit eingeführt ...»[34]

3.2.3 Musik als Strukturelement: GEGEN DIE WAND

In GEGEN DIE WAND spielt Musik eine nicht zu unterschätzende Rolle für die Erzählstruktur und die Grundaussagen des Films. Am augenfälligsten wird dies zunächst durch die Musikstücke, die die einzelnen ‹Akte› der Erzählung einleiten. Am Ufer des goldenen Horns vor der pittoresken Kulisse der gegenüberliegenden historischen Halbinsel mit der dominanten Silhouette der Süleymaniye-Moschee platziert, spielt die Musikgruppe von Selim Sesler. Die Musik des Sextetts wird dominiert von Seslers Klarinette, die durch eine Violine, zwei Perkussionsinstrumente, eine türkische Laute sowie ein an das europäische Hackbrett erinnernde Kanun unterstützt wird. Sie spielen Lieder in der Tradition der türkischen Roma. Als Sängerin fungiert die Schauspielerin Idil Üner, die auch in allen vorherigen Filmen Akins zu sehen war. Diese Einleitungssequenz lässt sich mehrfach deuten.

Der Zuschauer wird durch die frontal vor der Kamera platzierte Musikgruppe direkt adressiert. Dies wirkt wie die Einleitung in eine Erzählung, erinnert an den Chor in einer klassischen griechischen Tragödie, der dem Dialog vorangestellt ist. Durch die Kulisse, den türkischsprachigen Gesang und den für das europäische Hörverständnis ‹orientalisch› klingenden Musikgestus erscheint die Sängerin wie

---

34 Behrens, Tötenberg (Hrsg.) 2011, S. 94.

3.2 Filmmusik: Kompilation als Strukturprinzip

eine moderne Sheherazade, die beginnt, ihre Geschichten zu erzählen. Zugleich findet eine geografische Verortung der Geschichte statt, selbst, wer nicht sofort die Stadt Istanbul erkennt, wird durch die Moschee im Hintergrund auf die Türkei oder zumindest ein anderes muslimisch geprägtes Land schließen. Doch es ist hier lediglich ein Spiel mit solchen Klischees zu beobachten. Den Orient-Träumereien, die sich anbahnen, wird durch einen harten Schnitt die Wirklichkeit gegenüber gestellt. Kontrapunktisch zur Anfangssequenz findet sich der Zuschauer plötzlich in einer dunklen, durch künstliches Neonlicht erhellten Clubszenerie wieder (ab TC 0:01:47). Schon an dieser Stelle sind Musik und Schnittrhythmus aufeinander abgestimmt. Das laute Aufflackern der Neonröhren bildet den Schlusstakt des vorangehenden Musikstückes. Dieses interdependente Verhältnis zwischen Schnitt als ästhetischem Grundbaustein des Films und der begleitenden Musik bestimmt GEGEN DIE WAND auch über die Zwischensequenzen mit Selim Seslers Sextett hinaus, stellt ein Leitmotiv des Films dar. Zwar sind die Selbstaussagen eines Filmschaffenden als Teil der eigenen Imagepflege und künstlerischen Agenda stets zu hinterfragen. In diesem Fall jedoch bestärken sie die ohnehin stets spürbare enge Bindung von Musik und Film mit treffenden Worten: «Am Anfang war der Sound…Sound, der mich begleitete, mich inspirierte, mich heilte, mich ausfüllte, den Drang hatte, mit einem Bild, einer Szene, einem Drehbuch, einem Film zu verschmelzen…»[35]

Das war neu: da kommt ein Regisseur, der alle Musikrechte unbedingt vor Drehbeginn geklärt haben wollte, nicht wie üblich, kurz vor der Endabnahme. Endlich jemand, der die Musik so wichtig schätzt, wie sie für das Medium Film nun mal ist. (…) Aber so lebt dieser Film von Anfang an – im Kopf des Drehbuchschreibers und Regisseurs, bei den Drehvorbereitungen und beim Drehen selbst – mit der Musik, die die jeweiligen Personen oder Situationen charakterisiert.[36]

Welch immense Bedeutung präexistente Musik haben kann – gerade durch ihr vorheriges Auftreten in anderen Kontexten, durch die ihr inhärenten kulturellen, sozialen und inhaltlichen Codes – das zeigt sich an einem Film wie GEGEN DIE WAND besonders deutlich. Der starke Kontrast zur traditionellen Musik Selim Seslers setzt die Spannungen zwischen den Kulturen, die im Film in mehrfacher Hinsicht spürbar sind (zum Beispiel durch Cahit, der seine türkischen Wurzeln fast vergessen hat; Sibel, die ihrem traditionellen Elternhaus entfliehen will; Sibels Cousine Selma, die wiederum die moderne Türkei repräsentiert), akustisch um. Popkultur (zwischen Globalität und Lokalität (Hamburger und Istanbuler Bands) oszillierend) wird mit traditioneller Musik verbunden und im Kontext des Films zu einem funktionieren-

---

[35] Fatih Akin: Gegen den Sound. Kurzkommentar im Booklet zu «Gegen die Wand – Original Motion Picture Soundtrack», Bonn: Normal Records, 2004.
[36] Klaus Maeck: Respekt, Digger. Kurzkommentar, ebd.

3 Fallbeispiele: Transkulturelle Formen

den Ganzen verschmolzen. Das lässt sich beschreiben als in audiovisuelle Ästhetik umgesetzte Transkulturalität. Der Film in seiner Gesamtwirkung profitiert von der zwischen den Polen entstehenden Spannung, die ihm mehr Tiefe verleiht.

Das enge Verhältnis zwischen der präexistenten Musik und den Filmfiguren und damit auch zur Gesamtästhetik des Films ist klar erkennbar. Einerseits kann präexistente Musik die Figuren in einer bestimmten kulturellen und zeitlichen Sphäre verorten. Anderseits kann sie unmittelbar Gefühle der Figuren ausdrücken. Zu dem Verhältnis von Sinnstiftung und Vergänglichkeit populärer Musik schreibt Peter Wicke:

> Doch Popsongs sind komplexer, als der erste Blick und der flüchtige Höreindruck offenbaren. An ihnen lassen sich Wertvorstellungen, Lebensentwürfe und Erinnerungen festmachen, die unter entsprechenden Bedingungen eine unerwartete soziale Sprengkraft entfalten können. Popsongs artikulieren in der profanen Sprache von Klängen, Gesten, Bildern und Modeeinfällen affektive Muster der Wahrnehmung und Sinngebung. [...] Von den Medien transportiert in die Topografie einer individuellen Lebenswirklichkeit, werden sie hier, im Alltagsleben, erweitert um Dimensionen, die weder vom gesungenen Text noch von der Musik ablesbar sind, aber darin so etwas wie einen Rahmen finden. Was am Ende dann zählt, sind nicht die musikalischen und verbalen «Botschaften», vielmehr bilden die Songs ein Koordinatensystem, das offen ist für verschiedene Möglichkeiten des Gebrauchs, der Deutung, der Sinnlichkeit und des Vergnügens.[37]

Damit ist das Instrumentarium, das der Einsatz präexistenter Popmusik dem Film zur Verfügung stellt, treffend beschrieben. Die Musik führt eine Geschichte mit sich, je nachdem, in welchen Kontexten sie zuvor bekannt wurde. Dies zu entschlüsseln setzt beim Zuschauer allerdings eine gewisse Vorkenntnis voraus. Zugleich kann die Musik, durch ihren Klanggestus oder auch durch Textstücke eine unmittelbare Wirkung entfalten, die im Moment des Erklingens emotional fassbar wird.

Musik ist in GEGEN DIE WAND immer zu hören, wenn die Protagonisten starken Emotionen ausgeliefert sind. Sie wirkt wie ein Katalysator, um der Tiefe der Gefühle Ausdruck zu verleihen, wobei wichtig ist, dass die Figuren sie ebenfalls hören können – sie ist innerdiegetisch verortbar. Dennoch ist sie, betrachtet man die Tonebene, stark im Vordergrund abgemischt, das heißt, sie weist generell einen hohen Lautstärkepegel auf und andere Geräusche sind, wenn überhaupt, dann nur zusätzlich hörbar, sie übertönen die Musik niemals komplett. Einige Beispiele illustrieren dies anschaulich. Wenn Cahit mit dem Auto aufbricht, mit dem er wenige Sekunden später auf die Wand zusteuert (ab TC 0:04:30), läuft im Auto der Song «I feel You» von Depeche Mode (entnommen dem Album «Songs of faith and devotion» (Mute Records, 1993)). An Cahits Bewegungen sieht man, dass er den Song

---

37 Peter Wicke: *Rock und Pop. Von Elvis Presley bis Lady Gaga*. München 2011, S. 10.

ebenfalls hören kann. Der musikalische Gestus ist – im Gegensatz zum Text, der von Liebe handelt – eher technisch-kühl, im Vordergrund steht ein treibender Gitarrenrhythmus, der den Rhythmus des Schlagzeuges doppelt, die Grundstimmung ist angespannt und düster. Dieser Gegensatz tobt auch in Cahit. Wie der Zuschauer später erfährt, war er einst glücklich verheiratet. Seit seine Frau jedoch verstarb, bleibt seine Liebe zu ihr unerwidert und er stürzt in eine emotionale Dunkelheit. Das schrille elektronische Kreischen zu Beginn des Songs, das fast in den Ohren schmerzt, scheint die gezeigten Bilder zu illustrieren, da es starke Ähnlichkeit mit dem Geräusch quietschender Reifen hat. Der Song ist somit in die Tonspur des Films ideal integriert, da die Grenzen zwischen präexistenter Musik und den Geräuschen des Films verwischen. Das wird fortgeführt, wenn Cahit den Wagen beschleunigt (nun sind tatsächlich Motorengeräusche zu hören). Er tut dies im Rhythmus der Musik, passend zum Übergang von Strophe zu Refrain. Das unterstreicht, wie eng Schnitt und Filmhandlung mit der Musik verbunden sind. Musik und Film, die sich beide in der Zeit entfalten, werden zeitlich parallelisiert, die Vorgaben der Musik bestimmen den Film. Wie die Musik auch Verbindungen zwischen den Figuren spürbar machen kann, zeigt sich in der Reprise des Songs. Nach Cahits Verhaftung flieht Sibel zu ihrer Cousine Selma nach Istanbul. Dort fühlt sie sich jedoch nicht wohl und beginnt immer mehr, Cahits selbstzerstörerische Tendenzen zu übernehmen. In dem sie wie Cahit wird, kann sie ihm trotz der erzwungenen Trennung nahe sein. Nachdem sie bei Selma ausgezogen ist, betrinkt sie sich in einem Club bis zur Besinnungslosigkeit. Vorher tanzt sie, mit einer Flasche Alkohol in der Hand (ab TC 1:25:30), ähnlich wie Cahit tanzte, nachdem er sich über seine Liebe zu Sibel klar wurde. Das Lied, zu dem Sibel tanzt, ist «I feel you», und ähnlich wie Cahit, der seinen Wagen gegen die Wand lenkte, ist auch Sibel dem totalen Zusammbruch, geistig wie körperlich nahe (In den darauf folgenden Szenen wird sie vergewaltigt, verprügelt und man sticht sogar mit einem Messer auf sie ein). Ihr Tanz hat nicht euphorisches, sondern sie taumelt, betäubt durch den Alkohol. Für diesen Moment wird sie zu Cahit, ohne Selbstachtung und dabei, sich zu zerstören. Die Musik untermalt dies, ein akustischer Rückgriff auf Cahits Verfassung zur Zeit seines Autounfalls. Die Textzeile «I feel you» gewinnt neue Ausdruckskraft, denn Sibel kann Cahits Leiden durch ihr Verhalten nun körperlich nachempfinden.

Doch auch positive Gefühle, etwa als Cahit und Sibel kurz nach der Hochzeit sich erstmals emotional annähern, drücken sich durch Musik aus. Sibel genießt ihre neuen Freiheiten und lässt sich ein Bauchnabelpiercing stechen. Während sie in der gemeinsamen Wohnung das Piercing bewundert, läuft der Titel «Temple of Love» von der britischen Band The Sisters of Mercy (Neuaufnahme mit der Sängerin Ofra Haza, Warner Music 1992). Zur Exposition des Songs rollt Sibel ihr Shirt nach oben, und man sieht das Piercing (ab TC 0:39:35). Mit Einsetzen der Stimme der Sängerin beginnt Sibel zu tanzen, zunächst vor dem Spiegel, schließlich tanzt sie vor Cahit. Szenengestaltung, Schnitt und Musik sind wieder aufeinander abgestimmt. Nach einem kurzen Dialog (geschrien, wegen der lauten Musik) fasst Sibel Cahit am Arm und beide tanzen ausgelassen. An dieser Stelle hat der Zuschauer das erste Mal das Gefühl, dass Cahit und Sibel Gemeinsamkeiten haben, dass sie sich annähern. Ausdrücken können sie das körperlich, indem sie gemeinsam tanzen, und die Musik liefert die Grundlage dafür. Die Musik ist eine Brücke zur generellen Körperlichkeit des Films, da Rockmusik stets stark mit Körperkultur (Mode, Stars) und Bewegung (Tanz) verbunden ist.

Auch Momente der Hilflosigkeit werden durch Musik untermalt, sie bietet den Figuren Trost und Unterstützung. Als Sibel nach Cahits Verhaftung einen erneuten Versuch macht, sich die Pulsadern aufzuschneiden, legt sie zuvor eine CD auf und dreht die Lautstärke hoch (ab TC 1:06:39). Als Sibel nicht weiß, wo sie bleiben soll und eine Nacht bei Cahits Freund Seref verbringt, um sich vor ihrer Familie zu verstecken, kann er ihre Verzweiflung erst dadurch beruhigen, dass er ein Lied für sie singt (ab TC 1:12:18).

Musik ist für den Film GEGEN DIE WAND essenziell, «sie gibt den Bildern Tiefe und den Protagonisten Gefühl»[38]. Dadurch hat die Musik wesentlichen Einfluss auf basale Elemente der Ästhetik des Films, wie Schnitt, Tempo und Erzählstruktur.

3.2.4 Verorten und Verweisen: KURZ UND SCHMERZLOS, SOUL KITCHEN

Beim Spiel mit Verortung und Verweisen sind vor allem außermusikalische Kontexte von Interesse, weswegen in diesem Abschnitt anstatt enger Betrachtung der Wechselwirkungen von Musik mit konkreten Filmszenen eher auf allgemeine Phänomene hingewiesen werden soll. Gerade auch die außermusikalischen Kontexte, die vor allem populäre Musik hervorbringt, sind als ein «diskursives Instrument kultureller Auseinandersetzungsprozesse»[39] wichtig für die Gesamtwirkung eines Films.

Filmmusik kann helfen, bestimmte Grundaussagen eines Films zu untermauern. Im Fall von KURZ UND SCHMERZLOS reicht bereits die mit dem Film assoziierte Musik, um das zu tun. Bei Fatih Akins Debütfilm hilft sie vor allem dabei, den kulturellen Transferprozess, den der Film leistet, zu bestärken. Wie in der Figurenanalyse (Kapitel 2.2.1) bereits angedeutet, ist dieser Transferprozess einer der großen Verdienste des Films. Es werden bekannte Genremuster zitiert und abgerufen, diese aber in neue Kontexte gestellt. Das italo-amerikanische Gangstermilieu eines Scorsese-Films wird transportiert nach Deutschland, nach Hamburg-Altona, in die Lebenswelt von jungen Kleinkriminellen mit nicht näher spe-

---

38 Ebd.
39 Peter Wicke: Populäre Musik. Sachteil, Band 7, Spalte 1696 in: Friedrich Blume, Ludwig Finscher (Hrsg.): *Die Musik in Geschichte und Gegenwart*. 2. Aufl. Kassel (u. a.) 1994.

3.2 Filmmusik: Kompilation als Strukturprinzip

zifiziertem Migrationshintergrund. Durch diesen Schritt gelingt die Abkehr vom traditionellen Migrantenfilm, vom problemzentrierten «*cinema of the affected*» hin zu einem natürlicheren Umgang mit dem Leben ‹zwischen› zwei Kulturen[40]. Nicht mehr der Konflikt mit der neuen Kultur steht im Vordergrund, die drei Protagonisten haben sich längst mit ihrem Leben in Deutschland arrangiert, Nationalitäten spielen höchstens hintergründig eine Rolle: «In contrast with the protagonists of the ‹cinema of the affected›, who typically are constrained by, or even hermetically sealed off from, their German environment, these three characters confidently own these urban spaces.»[41]

«Leidensperspektive und Betroffenheitsgestus weichen» auf diese Weise «einer Vielstimmigkeit»[42], die alte Vorstellungen vom ‹Migrantenfilm› hinter sich lässt. Die Protagonisten bewegen sich nicht nur selbstbewusst durch die deutsche Kultur, sie sind auch Teil der Populärkultur. Dies ist eine wichtige Voraussetzung, wenn man davon ausgeht, dass Popkultur universellen Charakter hat, eine gleichsam international ausgerichtete (wenn auch anglo-amerikanisch geprägte), kommerzialisierte Form der Kultur darstellt. Amin Farzanefar schreibt, bezogen auf KURZ UND SCHMERZLOS:

> Die Jungs sind schick und sexy und neigen zur narzisstischen Pose, die durch keinen deutschen Regieblick mehr relativiert wird. Hier wird das Klischee vom kriminellen Ausländer ohne falsche Scham ausgespielt, und die bis dahin eher geduckte und triste Mitleids-Tragik üblicher «Milieustudien» wird selbstbewusst zum großen Filmpathos durchgestylt. Das Extra liegt in den zahlreichen formalen und inhaltlichen Anleihen beim Hollywood-Genrefilm – bei Coppolas DER PATE etwa, oder Martin Socrseses Mafiadrama GOOD FELLAS – und mit dieser Überhöhung und Ästhetisierung dockt der «Migrantenfilm» endlich, endlich in der Popkultur an.[43]

Wenn der Migrantenfilm in der Popkultur andockt, so tut er das aber nicht nur durch visuelle Bezüge zu Vorbildern. Eine nicht zu unterschätzende Rolle spielt dabei auch die Filmmusik. Zwar ist während des gesamten Films eigentlich nur die eigens für den Film komponierte Musik von Ulrich Kodjo Wendt zu hören (hauptsächlich instrumental und zumeist extradiegetisch eingespielt). Im Abspann wird unter dem Punkt ‹Musik› auch einzig Wendts Name genannt. Dennoch ist ganz vereinzelt auch populäre Musik zu hören, innerdiegetisch und nur im Hintergrund, etwa aus Autoradios (zum Beispiel bei TC 0:10:25 oder TC 0:22:03). Dies reicht bereits aus, um den Film in der Populärkultur zu verorten, die Musik lässt sich als

---

40 Burns 2006, S. 133.
41 Ebd., S. 144: «Im Gegensatz zu den Protagonisten des Betroffenheitskinos, die typischerweise von ihrer deutschen Umwelt eingeengt oder komplett abgeschnitten sind, haben sich diese drei Protagonisten ihre urbane Umwelt zu Eigen gemacht.» – *Übers. d. Verfasserin.*
42 Farzanefar (2005), S. 237.
43 Ebd., S. 236.

3 Fallbeispiele: Transkulturelle Formen

moderner Soul bzw. Hip Hop erkennen, 1998 (bis heute) eine aktuelle Strömung in der populären Musik. Neben einem Original Soundtrack mit den Stücken von Ulrich Kodjo Wendt (Urban/Universal 1998) erschien dann auch ein reiner Hip Hop-Sampler mit dem Titel «Kurz und Schmerzlos – Hip Hop inspiriert von Fatih Akins Spielfilm Kurz und Schmerzlos» (Yo Mama/Rough Trade 1998). Hip Hop ist ein internationales Phänomen der Populärkultur mit Wurzeln in den USA – die Tracks auf dem Sampler zum Film wiederum stammen von 1998 aktuell erfolgreichen deutschen Interpreten wie Fünf Sterne Deluxe oder Ferris MC. Durch die mit ihm assoziierte Musik findet also sowohl eine Verortung des Films in der internationalen Populärkultur statt, wie auch im lokalen (deutschen) Kontext derselben. Das kann, auch im Rückschluss zu Amin Fazanefar, als ein wichtiges Element dafür gesehen werden, dass der Film dem Klischee ‹Migrantenfilm› entgeht und stattdessen schon über seine Musikauswahl Transkulturalität umsetzt.

In SOUL KITCHEN wird das Spiel mit Verortung und Verweisen noch ausgeweitet. Diesmal (was sich auch mit einem höheren Gesamtbudget, als es für das Erstlingswerk zu Verfügung stand, zu tun hat) finden sich ausgesprochen viele präexistente Originaltitel sowohl im Film wie auch auf dem als Doppel-CD erschienenen Soundtrack («Soul Kitchen Original Motion Picture Soundtrack», Universal 2009). Die Doppelvermarktungsstrategie (Film wirbt für Soundtrack und umgekehrt) kann bei einer solchen Fülle an Titeln besonders gut greifen. Die Mischung unterschiedlicher Elemente ist hier besonders groß – beispielsweise sind neben aktuellen Tracks auch ältere Stücke zu hören. Aktualität als Zeichen für Authentizität in Sachen Jugend- beziehungsweise Populärkultur ist zum Verorten nicht mehr notwendig (2009 ist Fatih Akin als Regisseur und Drehbuchverfasser bereits etabliert und bekannt). So können Soundtrack und Ausstattung des Films mit eingebundenen Retro-Elementen spielen. Bereits der Name des Films verweist auf einen populärmusikalischen Zusammenhang: SOUL KITCHEN schafft den Bezug zur Soul Music. Der Begriff Soul Music wurde zunächst nicht als Stilbegriff gebraucht, sondern diente in den 1960er Jahren dazu, die Musik der afroamerikanischen Bevölkerung in den USA zu kennzeichnen. Dies zeigt sich vor allem daran, dass das führende Musikmagazin der USA, Billboard (gegründet 1894, ermittelt die wöchentlichen Verkaufscharts in den USA) 1964 die Kategorie «Rhythm and Blues», die afroamerikanische Musik erfasste, in «Soul» umbenannte[44]. Doch auch stilistisch bildete sich Soul als eigene Musikform heraus: Rhythm and Blues wurde um Elemente des Gospel (Gesangsstil, Emotionalität) und Pop erweitert:

> Broadly speaking, soul was the combination of rhythm & blues, gospel, and pop. The gospel ingredient was most evident in the supremely emotional, pleading and jubilant vocals and harmonies. Rock-solid rhythm sections, punchy horn arrange-

---

44 Vgl. Charles T. Brown: *The Art of Rock and Roll.* Third Edition. Upper Saddle River 1992, S. 107.

3.2 Filmmusik: Kompilation als Strukturprinzip

ments, and tight instrumental and vocal ensemble work were also frequent hallmarks of the classic soul sound.[45]

Soul als Musikform ist eng verbunden mit dem Selbstverständnis der in den USA lebenden Afroamerikaner, das sich in den 1960er und 1970er-Jahren wandelte und ein neues Selbstbewusstsein erhielt[46]. Soul ist daher nicht nur als musikalisches Phänomen, sondern auch als gesellschaftlich-kulturelle Praxis und Ausdrucksform zu betrachten. Zur Stimmung in den USA der 1960er Jahre schreibt Brown:

> Integration was a fundamental issue. Although theoretically integration began in the mid-ineteenth century, it was not until the 1960s that political action on a widespread basis had any affect. The black Muslim movement, riots over racial issues, and civil rights legislation (the Act of 1965) all pointed to the need for change within society. Although the black movement was first, it was quickly follwed by other minority movements and ultimately by that for the Equal Rights Amendment.[47]

Die Musik ist Ausdruck eines erstarkten Selbstbewusstseins und eines damit verbundenen Lebensstils, der sich durchsetzen kann, weil Labels wie Motown in Detroit und Stax in Memphis, die Soul-Künstler förderten und verlegten, große monetäre Erfolge erzielten[48]. Soul Music ist in ihren Ursprüngen die Musik einer Bevölkerungsminderheit, die sich selbstbewusst und sehr emotional Gehör verschafft und so ein Teil der US-amerikanischen Populärkultur wird. Musikkulturen werden verschmolzen – das Ergebnis ist eine Art akustischer Transkulturalität: «Denn was als Ausdruck des neuen schwarzen Selbstbewusstseins etikettiert wurde, war tatsächlich die musikalische Verwirklichung des amerikanischen Traums – des Traums von Martin Luther King, von einem aus vielen Quellen gespeisten Amerika.»[49]

---

45 Richie Underberger: Soul. In: Vladimir Bogdanov, Chris Woodstra, Stphen T. Erlewine: (Hrsg.): *All Music Guide to Rock*. San Francisco 2002, S. 1323 f.: «Am weitesten Sinne war Soul die Kombination von Rhythm and Blues, Gospel und Pop. Der Gospel-Anteil wurde am deutlichsten in den herausragend emotionalen, flehenden und frohlockenden Texten und Harmonien. Harte Rhythmus-Sektionen und knackige Bläser-Arrangements, dichte instrumentale und vokale Ensemble-Arbeit waren gängige Kennzeichen des klassischen Soul-Sounds.» – *Übers. d. Verfasserin.*
46 Vgl. Peter Wicke: Soul. In: Ders., Wieland Ziegenbrücker: *Sach-Lexikon Popularmusik*. 2., erw. Auflage. Mainz 1987, S. 364 f.
47 Brown 1992, S. 102: «Integration war ein grundlegendes Thema. Obwohl Integration theoretisch bereits Mitte des 19. Jahrhunderts begann, war es nicht vor den 1960er Jahren, dass politische Aktionen auf breiter Basis irgendeinen Effekt hervorbrachten. Die black-muslim-Bewegung, Aufstände wegen Rassenfragen und die Bürgerrechtsgesetze (die Verordnung von 1965) deuteten alle auf das Bedürfnis nach Veränderung in der Gesellschaft. Obwohl die Bewegung zur der black muslims die erste war, wurde sie dicht gefolgt von anderen Minderheiten-Bewegungen und mündete schließlich im Gesetzeszusatz zur Gleichstellung aller Bürger.» – *Übers. d. Verfasserin.*
48 Vgl. ebd., S. 112.
49 Gerald Hündgen: Do You Like Good Music? Schwarze Musik zwischen Soul, Funk und Diso. In: Peter Kemper, Thomas Langhoff, Ulrich Sonnenschein (Hrsg.): *Alles so schön bunt hier. Die Geschichte der Popkultur von den Fünfzigern bis heute*. Leipzig 2002., S. 151.

3 Fallbeispiele: Transkulturelle Formen

Wichtiger noch, fand eine Fusion ‹schwarzer› und ‹weißer› Kultur im Rahmen der Musikproduktion auch direkt statt, in der unmittelbaren Zusammenarbeit von Musikern untereinander und mit Produzenten, wie Hündgen am Beispiel von Wilson Picketts Song «*In the midnight hour*» aufzeigt:

> Doch was schwärzer als schwarz klang, war in Wahrheit das Ergebnis einer außergewöhnlichen kulturellen Fusion. Natürlich drückte «The Wicked Pickett», der auch privat sehr unberechenbare Pickett, der Platte seinen Stempel auf. Doch die Komposition stammte vom damals 23jährigen weißen Booker-T.-Gitarristen Steve Cropper. Und die zündende Idee, den Beat auf die eigentlich unbetonte Note im Takt zu legen, kam von Jerry Wexler. Der weiße Chef des New Yorker Labels «Atlantic», der mit dem Modern Jazz der frühen fünfziger Jahre großgeworden war, hatte sich persönlich nach Memphis begeben, um zu erkunden, was es mit diesem neuen Musikboom im tiefen Süden der USA auf sich hatte.[50]

Die Musik in SOUL KITCHEN schreibt diese «kulturelle Fusion», übertragen auf die heutige Zeit und nach Deutschland, fort. Bis heute ist Soul, beziehungsweise dessen Weiterentwicklungen (etwa Funk, Disco, Contemporary R'n'B) ein wesentlicher Bestandteil populärer Musik und in aktuellen Musikcharts stets vertreten, was sicher auch damit zu tun hat, dass sich diese Musik zum Tanzen gut eignet. Es sind sowohl ‹Klassiker› des Soul wie Curtis Mayfield oder Kool and the Gang auf dem SOUL KITCHEN-Soundtrack vertreten, wie auch aktuelle Künstler, beispielsweise Jan Delay oder das deutsch-französische Duo Er France. Das mit ihr durch die gesellschaftliche Bedeutung in den USA der 1960er verbundene integrative Moment der Soul Music wird genutzt, um eine weitere integrative Leistung zu vollbringen: Obwohl der Protagonist Grieche ist und von einem Regisseur mit ‹Migrationshintergrund› inszeniert wurde, wird SOUL KITCHEN als moderner Heimatfilm beworben (Siehe Kapitel 2.4.2).

Auch diese sehr ausgefallene kulturelle Fusion von Soul und Hamburger Lebensart setzt die Filmmusik um, wodurch auch auf dem Soundtrack ein besonders spannungsreicher Mix entsteht. So findet sich neben Soulklassikern und aktueller Popmusik auch Hans Albers mit seiner für den Film DAS HERZ VON ST. PAULI (D 1957) aufgenommenen Version des Stücks «*Das letzte Hemd hat leider keine Taschen*». Bereits das weckt eine Kette von Assoziationen. Hans Albers (1891–1960) war einer der bekanntesten deutschen Schauspieler, der mit vielen prominenten Regisseuren zusammengearbeitet hat (etwa Josef von Sternberg, Robert Siodmak oder Helmut Käutner). Er ist zudem gebürtiger Hamburger und spielte in berühmten Filmen, die mit Hamburg thematisch verknüpft sind (etwas DAS HERZ VON ST. PAULI (D 1957), AUF DER REEPERBAHN NACHTS UM HALB EINS (D 1954) oder GROSSE FREIHEIT NR. 7 (D 1944)), es besteht also bereits ein (medial vermittelter) Bezug

---

50 Ebd., S 150.

3.2 Filmmusik: Kompilation als Strukturprinzip

zwischen Albers und der Stadt Hamburg. Durch das Verwenden des Titels in der Version von Hans Albers wird also sowohl auf bestimmte Momente der deutschen Filmgeschichte verwiesen, wie auch ein starker Lokalbezug geschaffen. Das Spiel mit Verweisen geht jedoch noch weiter. Ein großer Teil der im Film zu hörenden Musik setzt sich aus immer neuen Versionen des Stücks «*La Paloma*» (ursprünglich von Sebastián de Yradier). «*La Paloma*» ist ebenfalls von Hans Albers für die Filme AUF DER REEPERBAHN und GROSSE FREIHEIT NR. 7 gesungen worden und wird daher generell mit maritimer, speziell mit hanseatischer Atmosphäre assoziiert. Die wohl bekannteste deutsche Textfassung schrieb Helmut Käutner für seinen Film GROSSE FREIHEIT NR. 7. Er handelt vom Leben der Seemänner, die ihre Frauen an Land zurück lassen müssen, und passt so natürlich auf ganz simple und vordergründige Weise zu der Situation des Filmprotagonisten Zinos, der von seiner Freundin Nadine getrennt ist (ein Grundmotiv der Filmhandlung).

Zudem gilt «*La Paloma*» als eines der am häufigsten aufgezeichneten Stücke der Welt, es wurde unter anderem auch von Elvis Presley, dem Glenn Miller Orchestra oder Plácido Domingo aufgenommen. Spätestens mit dem Einbezug eines solchen ‹Welthits› ist der Film in einer globalen Populärkultur verortet, gleichzeitig setzte er deutliche lokale Akzente. Zumindest musikalisch gelingt der Spagat zwischen Global- und Lokalkultur in einer individuellen Mischung, die gerade durch ihe Pendeln zwischen diesen Polen verhindert, sich durch übermäßiges Zitieren in bloßer Beliebigkeit zu verlieren. Und dadurch, dass der Song in so vielen unterschiedlichen Versionen (etwa als Spieluhrmelodie oder in einer spanischen Version) vorkommt, wird zugleich seine lange und wechselvolle Geschichte mit reflektiert und aufgegriffen.

3.2.5 Subtiler Mix: AUF DER ANDREN SEITE

Viel weniger laut und im Vordergrund als die Tonspur des Vorgängerfilms GEGEN DIE WAND ist der Soundtrack von AUF DER ANDEREN SEITE ausgefallen. Tobias Kniebe von der Süddeutschen Zeitung schreibt «Wenn GEGEN DIE WAND ein Rock-'n'-Roll-Song über die Liebe war, dann ist AUF DER ANDEREN SEITE eine Ballade über Tod und Vergebung»[51]. Dieser auf die Gesamtästhetik der Filme bezogene Vergleich, der sich eines musikalischen Vokabulars bedient, lässt sich tatsächlich auch auf eine Betrachtung der Tonspur alleine anwenden. Die Filmmusik von Shantel[52] wirkt sehr subtil und flächig im Hintergrund, anstatt in den Vordergrund zu treten. Präexistente Musik kommt hauptsächlich handlungsbedingt und innerdiegetisch verortbar

---

[51] Tobias Kniebe: Gegen die Götter. In Süddeutsche Zeitung 24.05.2007, online unter http://bit.ly/29HEfkh (10.07.2016).

[52] Shantel (Stefan Hantel), geboren 1968, ist ein deutscher DJ/Produzent mit osteuropäischen Wurzeln (die Großeltern stammen aus der Ukraine). Bekannt wurde er hauptsächlich durch das Mischen von traditionellen osteuropäischen Klängen mit modernen Dance-Beats.

3 Fallbeispiele: Transkulturelle Formen

zum Einsatz. Shantel setzt den Gedanken eines individuellen, transkulturellen Mix in seinem musikalischen Schaffen um. Er mischt Elemente aus unterschiedlichen Musikkulturen, etwa osteuropäische Folklore mit westlichen Dance-Rhytmen (zum Beispiel in seinen Bucovina-Club-Veröffentlichungen, Essay Recordings 2003 und 2005). Das musikalische Genre, in dem sich Shantel als DJ bewegt, ist bereits in sich sehr ‹transkulturell›. Die DJ-Kultur, die wesentlicher Bestandteil der Techno- und Dance-Szene ist, entwickelte sich bereits mit dem HipHop:

> Der Begriff «Techno» ist mehrdeutig. Er ist zunächst ein Sammelbegriff für verschiedene Spielarten elektronischer Musik und die Jugendkultur, die mit dieser Musik entstanden ist. Die Wurzeln des Techno liegen vor allem in der Praxis des Plattenauflegens bei Partys. Im Mittelpunkt steht dabei die Möglichkeit, durch die Kombination von zwei Plattenspielern mit einem Mischpult die Musik ohne Unterbrechung zu Präsentieren. Bereits im HipHop wurden die damit verbundenen Techniken verfeinert und der Discjockey endgültig zum eigenständigen Künstler.[53]

Der DJ an sich ist also ein Künstler dadurch, dass er vorhandenes Material neu arrangiert, mischt und zu etwas Neuem macht. Auch das HipHop-Genre wurde aus der Vermischung einer Vielfalt musikalischer Einflüsse geboren:

> Dabei fing alles ganz unerhört an. Über zwanzig Jahre ist es her, daß die verschiedenen Stränge afroamerikanischer Unterhaltungskunst wie Doo Wop, Funk, Soul und Disco, aber auch Latin, Salsa und Rock zu einer neuen musikalischen Ausdrucksform verschmolzen. Nie zuvor wurde ein Genre aus einer derartigen Vielfältigkeit heraus geboren. Es waren die DJs, die mit ihren universellen Musikkenntnissen und neuen Mixtechniken den Grundstein für die Entwicklung des HipHop legten.[54]

Sowohl elektronische Musik Tanzmusik als auch HipHop sind musikalische Genres, die durch ihre Vielfältigkeit, ihren eigenen Mix der Musikkulturen, leben. Das heißt, sie enthalten Transkulturalität im Sinne eines individuellen kulturellen Mix bereits als Teil ihrer innersten Struktur. Die Zusammenarbeit von Akin und Shantel gründet daher auf einer gemeinsamen Sicht der Dinge:

> Akın chooses to work with Shantel for aesthetic reasons. The connecting link between the artists is the belief in openness of music and a curiosity about new musical mixes and creations. (…) The alliance of both artists grounds their mutual belief in a pan-European musical fusion.[55]

---

53 Erik Meyer, Thomas Ramge: Welcome to the Machine. Acid, House und Techno. In: Kemper, Langhoff, Sonnenschein (Hrsg.) 2002, S. 308.
54 Heike Blümner: Street Credibility. HipHop und Rap. In: ebd., S. 292.
55 Gueneli 2011, S. 141 f.: «Akin entscheidet sich aus ästhetischen Gründen, mit Shantel zu arbeiten. Die Verbindung zwischen beiden Künstlern ist ihr Glaube an die Offenheit der Musik und eine Faszination für neue musikalischen Mischungen und Kreationen. (…) Die Allianz beider Künst-

Und dennoch ist die Filmmusik kein vordergründig wilder Mix aus Folklore und modernen Elementen. Akin und Shantel arbeiten sehr subtil und erheben die Mischung von Elementen zum dramatischen Stilmittel. Der gesamte komponierte Score von AUF DER ANDEREN SEITE basiert auf einem Song, «*Ben Seni Sevdugumi*» von Kazim Koyuncu. Dieser Song ist – mit Text – auch an zwei Stellen des Films zu hören, und zwar wenn Nejat auf dem Weg zum Dorf seines Vaters an der Schwarzmeerküste an einer Tankstelle hält, um sich zu bevorraten (ab TC 0:00:15 und TC 1:43:01). Doch auch die Instrumentalstrecken beruhen auf diesem Song. Shantel hat den Song in einzelne Spuren zerlegt und so die beteiligten Instrumente auseinanderdividiert[56]. Jede einzelne der Spuren, somit jedes Instrument, wurde nun einer der Filmfiguren zugeordnet. Einzelne Szenen wurden dann – je nach den in ihnen agierenden Figuren – vertont. Die Handlung des Films mit ihren drei Haupterzählsträngen entwickelt sich teilweise zeitlich versetzt. So kommt es nur zu einem einzigen Moment im ganzen Film, in dem alle einzelnen Tonspuren gemeinsam zu hören sind, und zwar wenn sich die Wege der Hauptfiguren (für sie unbewusst) kreuzen[57].

Somit markiert die Musik einen dramatischen Höhepunkt, der allerdings für den Zuschauer als solcher kaum wahrnehmbar ist. Denn während die Figuren des Films eigentlich einander suchen, fahren sie in diesem Moment (ab TC 1:00:10) in unterschiedlichen Transportmitteln aneinander vorbei. Das Mischen (diesmal im Kleinen, lediglich Tonspuren werden gemischt) dient in diesem Moment der Unterstützung der Narration. Filmhandlung und musikalische Ausdrucksform unterstützen sich gegenseitig. Der Mix als Strukturprinzip durchdringt Erzählstruktur und musikalische Begleitung.

3.3 Erzählstrukturen

3.3.1 Makrostruktur

Die Makroerzählstrukturen der Filme Fatih Akins sind nicht außergewöhnlich, sondern eher traditionell, entsprechen sie doch weitestgehend bekannter Hollywood-Dramaturgie: Sie folgen den Prinzipien, die bereits in der griechischen Antike für die darstellenden Künste formuliert wurden. In seiner «Poetik» verweist Aristoteles für Tragödie und Komödie auf das Prinzip der Einheit von Zeit und Raum[58], auf eine in sich geschlossene Handlung[59], die einen klaren Anfang und ein

---

ler gründet sich auf einer gemeinsamen Überzeugung für pan-europäische musikalische Fusionen.» – *Übers. d. Verfasserin.*
56 Vgl. Behrens, Tötenberg (Hrsg.) 2011, S. 183.
57 Vgl. Gueneli 2011, S. 143.
58 Vgl. Aristoteles: *Poetik*. Griechisch/Deutsch. Übersetzt und herausgegeben von Manfred Fuhrmann. Stuttgart 1982, S. 27.
59 Vgl. ebd., S. 33.

3 Fallbeispiele: Transkulturelle Formen

klares Ende hat[60]. Die Ereignisse sollen, so Aristoteles, idealerweise kausallogisch miteinander verknüpft[61] sein und die Auflösung der Handlungsfäden sollte sich aus ihnen heraus ergeben[62]. Es sind genau diese antiken Prinzipien, denen die klassische Hollywood-Dramaturgie folgt, so wie sie zum Beispiel Thompson und Bordwell beschreiben. Dazu gehören eine konsistente, für den Zuschauer leicht nachzuvollziehende Kette von Ursache und Wirkung, die Handlung ist zeitlich und örtlich begrenzt, es dominiert eine geschlossene Erzählform, es gibt klare Handlungsmotivationen der Hauptfiguren, die die Narration voranbringen[63].

Der am häufigsten vorkommende dramaturgische Aufbau eines Films gliedert sich in drei Akte: Die Exposition (Vorstellung von Figuren und Problem-konstellationen), den Hauptteil (Etablierung und allmähliche Zuspitzung der Konflikte) und den Schluss (Klimax und Auflösung der Konflikte)[64]. Seit dem 17. Jahrhundert hat sich für Schauspiel und andere narrative Aufführungen (zum Beispiel Oper und Operette) auch eine Fünf-Akt-Struktur etabliert, wie sie etwa Gustav Freytag[65] formuliert.

Die Filme von Fatih Akin entsprechen in ihrer Struktur zum größten Teil diesen traditionellen Formen: Abgesehen davon, dass einzelne Handlungselemente durch den nachträglichen Schnitt zeitlich vorgreifend oder überlappend angeordnet werden (siehe Kapitel 3.3.2, Rahmung), liegt den Filmen dennoch immer eine kausallogische Abfolge der Handlungspunkte, eine Einheit von Zeit und Raum sowie eine abschließende Auflösung der Konflikte zugrunde.

Mit ihrer Verbundenheit zur eher starren, klassischen Dramenform des Drei- oder Fünfakters steht die Makrostruktur der filmischen Erzählung bei Fatih Akin in starkem Gegensatz zur Vielfalt der sonstigen Stilmittel und inhaltlichen Themen. Andererseits scheint es, als ob gerade durch dieses starke makrostrukturelle Gerüst versucht wird, den transkulturellen Mix in seiner Stil- und Formvielfalt für den Zuschauer in einem fassbaren Rahmen zu halten.

Ein Beispiel für eine besonders strenge Einhaltung der Fünf-Akt-Struktur ist GEGEN DIE WAND. Die fünf Akte werden sehr deutlich gekennzeichnet, in dem vor jedem der fünf Teile die Filmhandlung unterbrochen wird und ein kurzes musikalisches Intermezzo folgt. Regisseur Fatih Akin selbst gibt an, diesbezüglich vom klas-

---

60 Vgl. ebd., S. 25.
61 Vgl. ebd., S. 29.
62 Vgl. ebd., S. 25.
63 Vgl. Bordwell, Thompson 1997, S. 108 ff.
64 Viele Drehbuchratgeber verweisen auf die Drei-Akt-Struktur, etwa Frome (2009) oder Keane (2013). Vgl: Shelley Frome: *The art and craft of screenwriting: fundamentals, methods and advice from insiders*. Jefferson 2009, S. 236 f. und Christopher Keane: *Schritt für Schritt zum erfolgreichen Drehbuch*. Übersetzt von K. Winter, 3. Auflage. Berlin 2013, S. 107.
65 Vgl. Gustav Freytag: *Die Technik des Dramas*. 2., verbesserte Auflage. Leipzig 1872. Kapitel 2: «Fünf Theile und drei Stellen des Dramas», S. 100–120.

sischen Theater inspiriert worden zu sein[66]. Er verortet den Film damit explizit in der Traditionslinie großer Dramen. Ähnlich wie bei KURZ UND SCHMERZLOS (US-amerikanischer Gangsterfilm, überführt nach Hamburg, siehe Kapitel 2.2.1) oder SOUL KITCHEN (Deutscher ‹Heimatfilm› mit griechischem Protagonisten, siehe Kapitel 2.4.2) wird hier ein vorhandenes Genre- beziehungsweise Erzählmuster genutzt, um es mit eigenen Inhalten und Themen zu füllen. Diese Themen werden damit im Gewand des Altbekannten dem Zuschauer vermittelt, während gleichzeitig Genre- und Erzählmuster aktualisiert werden.

Der Film beginnt nach den Vorspanntiteln mit einer totalen Einstellung, die die sechsköpfige Band von Selim Sessler (der auch im Dokumentarfilm CROSSING THE BRIDGE zu sehen ist – die Dreharbeiten zur Dokumentation schlossen sich an den Dreh von GEGEN DIE WAND an) zeigt. Sie befinden sich am Goldenen Horn von Istanbul. Die Musiker, gekleidet in schwarzen Anzügen, sitzen, während in der Mitte die Schauspielerin Idil Üner (bereits aus früheren Akin-Filmen bekannt) in einem roten Kleid steht und singt. Im Mittelgrund des Bildes sieht man das Wasser des Meeresarms, im Hintergrund das gegenüberliegende Ufer mit der Süleymaniye-Moschee. Die Sonne scheint und der Bildaufbau wirkt äußerst pittoresk, ähnlich einem Postkartenmotiv. Den deutschen Untertiteln kann man den sinngemäßen Text der Zeilen entnehmen, die Idil Üner singt. Es geht um die Klagen eines Mannes, dessen Liebe von seiner Auserwählten nicht erwidert wird. Der Gestus der Musik – Roma-Musik mit türkischem Einschlag – erscheint eher heiter, der Text jedoch deutet die tragischen Ereignisse der Filmhandlung voraus. Im ersten Akt (TC 0:00:00 – 0:15:47) lernt der Zuschauer die Hauptfiguren Sibel und Cahit sowie die Grundproblematik kennen. Sibel will ihrem strengen Elternhaus entfliehen und bittet den lebensmüden Cahit, sie zum Schein zu heiraten.

Nach knapp 16 Minuten beginnt der zweite Akt (TC 0:15:47 – 0:45:13) mit einer abrupten Schnitt zurück auf die Musiker am Bosporus. Das von Idil Üner gesungene Lied endet mit der Aufforderung «Such dein Brautgeld zusammen», und das nimmt vorweg, was im folgenden Segment geschieht (langsam ansteigende Handlungskurve). Sibel heiratet Cahit. Die beiden lernen sich kennen, und was als Scheinehe begann, löst – zunächst bei Cahit – echte Gefühle aus. Akt drei (TC 0:45:13 – 1:15:00) stellt den dramatischen Höhepunkt dar. Wieder beginnt er mit einem – diesmal instrumentalen – Musikstück der Sesler-Gruppe in Istanbul. Innerhalb der Filmhandlung erkennen nun sowohl Cahit als auch Sibel ihre wahren Gefühle füreinander. Während für einen kurzen Moment ein Happy End möglich scheint, schlägt die Handlung um, als Cahit im Affekt einen von Sibels früheren Liebhabern erschlägt und ins Gefängnis muss, während Sibel vor ihrer ‹entehrten› Familie nach Istanbul flüchtet. Der vierte Akt (TC 1:15:00 – 1:19:22) zeigt, wie sich die Hauptfiguren ver-

---

66 Vgl. Presseheft GEGEN DIE WAND, timebandits films GmbH 2004, S. 7. Download unter http://www.timebandits-films.de/ (10.09.2015).

ändern und sich quasi ins Gegenteil verkehren, somit zum jeweils anderen werden. Während Cahit im Gefängnis durch die Hoffnung, Sibel wiederzusehen, immer mehr Lebenswillen entwickelt, scheint Sibel in Istanbul ziellos herumzuirren und zu verwahrlosen. Frustriert von ihrem Leben bei der strebsamen Cousine und dem Job als Zimmermädchen, den Selma ihr besorgt hat, läuft Sibel heimlich davon (ab TC 01:24:14). Sie geht in einem Club um zu tanzen, wobei sie eine Flasche hochprozentigen Alkohols in der Hand hält. Im Club läuft der Song «*I feel you*» von Depeche Mode, somit ergibt sich eine Doppelung der Sequenz, in der Cahit mit dem Auto gegen die Wand fährt und wo der Song ebenfalls zu hören ist. Auch die Inszenierung weist Ähnlichkeiten auf, Sibels Tanz wird nicht in kontinuierlichem Bilderfluss gezeigt, sondern in *jump cuts*. Wie Cahit seinerzeit ist sie dabei, sich und ihr Leben komplett zu zerstören. Schließlich fällt sie im Alkoholtaumel zu Boden und bleibt dort liegen, bis alle anderen Gäste fort sind. Diese Gelegenheit nutzt der Barkeeper, um sie zu vergewaltigen (ab TC 1:26:13). Sie erwacht dabei nicht, und wird erst später von ihm geweckt und rausgeworfen. Es scheint, sie könne nicht tiefer sinken, doch sie treibt ihr Unglück noch weiter voran. Als sie in einer Gasse von drei Männern angepöbelt wird, beleidigt sie sie und beginnt, sich mit ihnen zu prügeln. Sie liegt bereits blutend auf dem Boden und die Männer kehren ihr den Rücken, doch sie richtet sich noch zwei Mal auf und provoziert sie solange, bis einer ihr schließlich ein Messer in den Bauch rammt (TC 1:29:19) und sie schwer verwundet liegen bleibt. Ihre Lage ist so hoffnungslos, wie die von Cahit, bevor sie in sein Leben trat.

Der letzte Akt (TC 1:29:22 – 1:50:27) löst schließlich alle Handlungsfäden auf. Er führt Sibel und Cahit ein letztes Mal zusammen, endet jedoch nicht mit einem Happy End, in dem beide für immer zusammen bleiben. Nach einer einzigen Liebesnacht trennen sich ihre Wege. Sibel bleibt bei ihrer Familie, die sie mittlerweile hat. Cahit fährt mit einem Bus zu seinem Geburtstort. Ein letztes Mal folgt ein Schnitt auf die Band am Bosporus. Die Musiker sind nun ins Abendrot getaucht. Ihr Lied endet, die Musiker stehen auf und verbeugen sich. Der Film endet mit einer Schwarzblende und es folgen die Abspanntitel.

Nicht alle Filme Akins halten sich so konsequent wie GEGEN DIE WAND an eine klassische Fünf- oder Drei-Akt-Struktur. Viele spezifische Möglichkeiten des Mediums Film, mit der Erzählstruktur zu spielen, werden auch in Akin-Filmen genutzt, etwa *flashbacks*, Zeitraffungen und im Besonderen Rahmungen (siehe Kapitel 3.3.2). Doch selbst wenn durch nachträglichen Schnitt Handlungselemente neu angeordnet werden und sie so im fertigen Film nicht zwingend chronologisch aufeinanderfolgen, bleibt doch eine für den Zuschauer nachvollziehbare Kausallogik als Grundordnung vorhanden. Das anschaulichste Beispiel dafür ist AUF DER ANDEREN SEITE.

AUF DER ANDEREN SEITE, der im Herbst 2007 in Deutschland uraufgeführt wurde, hat im Vergleich zu seinem Spielfilm-Vorgänger GEGEN DIE WAND einen

3.3 Erzählstrukturen

wesentlich ruhigeren Erzählgestus. Auch der Gesamteindruck des Films ist ganz anders: Optisch wirkt er insgesamt heller und kontrastärmer, es gibt keine exzesshaft-schockierenden Bilder (wie etwa den Aufprall von Cahits Wagen oder Sibels blutige Selbstmordversuche in GEGEN DIE WAND) und häufig sind ganze Szenen mit nur einer Einstellung gedreht. Frances McDormand, 2004 Jurymitglied bei der Berlinale, sagte bezogen auf GEGEN DIE WAND «your film rocks»[67]. Noch einmal sei auf Tobias Kniebe von der Süddeutschen Zeitung verwiesen, der schreibt «Wenn «GEGEN DIE WAND» ein Rock-'n'-Roll-Song über die Liebe war, dann ist «AUF DER ANDEREN SEITE» eine Ballade über Tod und Vergebung»[68]. Diese Vergleiche zu musikalischen Ausdrucksformen treffen den Gestus der Filme sehr gut und bestätigen die oben skizzierten Gesamteindrücke. Doch auch wenn AUF DER ANDEREN SEITE leiser und zurückhaltender wirkt als sein Vorgänger, so ist er nicht weniger aussagekräftig. Der zurückgenommene Ton passt sich dem Thema an – AUF DER ANDEREN SEITE bildet den zweiten Teil der Trilogie «Liebe, Tod und Teufel». Es geht also um den Tod, aber mehr noch um Verlust und Schuld, um Vergebung und neue Chancen. Im Sinne eines individuellen transkulturellen Lebensstils wirkt es sehr lebensnah, wie sich die Schicksale der sechs Hauptfiguren berühren (was in der verwobenen Erzählstruktur seine formale Entsprechung findet). Wiederholungen und visuelle Analogien einzelner Szenen führen zudem zu einem in sich sehr stabilen und konsistenten Gesamteindruck.

Der Spannungsbogen des Films wird dadurch aufrecht gehalten, dass die Zeitebenen der drei Haupthandlungsstränge durcheinandergewirbelt und miteinander verwoben werden. Teilweise sind die Zusammenhänge und Berührungspunkte der drei Handlungsstränge nicht sofort erkennbar, sondern ergeben sich für den Zuschauer erst im Laufe der Rezeption. Dennoch wäre es möglich, die Ereignisse durch einen anderen Schnitt in eine korrekte chronologische Abfolge zu bringen. Die Story ist eine kausallogische Abfolge von Ereignissen (die teilweise jedoch gleichzeitig geschehen), die als Plot im fertigen Film mithilfe eines kreativen Schnittes jedoch nicht-linear präsentiert werden.

3.3.2 Rahmung

Der prinzipiell chronologische, in sich geschlossene und kausallogisch nachvollziehbare makrostrukturelle Grundaufbau der Filme wird nahezu ausnahmslos mit einer weiteren erzähltechnischen Besonderheit verstärkt. Es findet sich in fast jedem der Filme eine Rahmung des Geschehens, die die Geschlossenheit der Story unterstreicht und deutlich deren Anfang und Ende markiert. Diese Rahmung kann sowohl ein visuelles oder auditives Motiv sein, als auch auf narrativer Ebene statt-

---

67   Zitiert nach Gansera in: *epd Film*, Nr. 10, 2007, S. 28–29.
68   Kniebe 2007

finden. Bereits in Akins erstem abendfüllenden Spielfilm KURZ UND SCHMERZLOS wird eine Rahmung der Handlung vorgenommen. Am Ende des Films gibt es einen Rekurs zu den Ereignissen, die zu Beginn stattfanden, als alle drei Hauptfiguren noch lebten und gemeinsam die Hochzeit von Gabriels Bruder feierten. Die letzte Einstellung des Films (ab TC 1:30:00) zeigt Gabriel und seinen Vater in Gebetshaltung. Die Kamera zoomt schließlich über ihre Köpfe hinweg auf einen Bilderrahmen an der gegenüberliegenden Wand. Dort verharrt sie auf dem Foto, das Alice auf der Hochzeitsfeier von den drei Freunden geschossen hat. Mit diesem Rekurs auf den Beginn der Handlung rahmt das Bild die Handlung. Trotz der Tragik des Handlungsverlaufes schließt es für den Betrachter das Gesehene in einer wehmütigen, aber versöhnlichen Geste ab. Es bildet damit deutlich den visuellen Schlusspunkt einer in sich geschlossenen Erzählform.

Auch im Folgefilm IM JULI gibt es eine erzählerische Rahmung, hier sogar doppelt. Der Film beginnt nach den Vorspanntiteln damit, dass Daniel während der Sonnenfinsternis auf einem Feld erwacht und sich von Isa als Anhalter mitnehmen lässt. Er beginnt, Isa von seiner Reise quer durch Europa zu erzählen, wobei die Filmhandlung zum Beginn seiner Erzählung zurückspringt. Alle Plotereignisse sind demnach eine Art Rückblende, bis der Film (und Daniels Erzählung) schließlich wieder in der Gegenwart von Daniels und Isas Begegnung ankommt (bei TC 1:16:33). Dies ist eine große Rahmung – die Filmhandlung ist in diesem Moment jedoch noch nicht ganz abgeschlossen. Sie geht, nun nicht mehr als Rückblick, weiter, bis Daniel in Istanbul schließlich Juli wieder trifft und ihr seine Liebe gesteht. Die zweite Rahmung ist der Aufgriff des Sonnenmotivs (ab TC 1:29:50) – Daniel entdeckt auf Julis Rücken die tätowierte Sonne. Der Sonnenring, den Juli ihm einst schenkte, hatte die Handlungsereignisse des Films ausgelöst. Somit wird auch hier auf den Beginn des Films rekurriert, eines der zentralen Motive noch einmal aufgegriffen und somit ein rahmender Endpunkt gesetzt.

Bei SOLINO lässt sich ein ganz ähnliches Verfahren beobachten. Nach den Vorspanntiteln beginnt der Film mit einer Szene, die – erzähltechnisch – in der Gegenwart (1984) spielt. Nach einigen statischen Ansichten des Dorfes Solino, in dem gerade die Dämmerung hereinbricht und dessen Gassen menschenleer sind, beginnt die Handlung (ab TC 00:00:40). Der erwachsene Gigi steht an einem Projektor vor einer Leinwand, die an einer großen Backsteinwand angebracht ist. Die Vorstellung ist gut besucht, viele Gäste sitzen mit dem Rücken zum Betrachter auf Stühlen des Freilichtkinos. Nach einem Zoom auf Gigis Gesicht schwenkt die Kamera in eine der Zuschauerreihen – dort sitzen Gigis Frau Ada, seine Mutter Rosa und sein Bruder Giancarlo. Alle blicken auf die Leinwand, die sich nun irgendwo hinter der Kamera befindet. Noch kann der Zuschauer, der den Film zum ersten Mal sieht, keines der Gesichter und keine der sich darauf spiegelnden Gemütsregungen einordnen und verstehen, zumal es keine verbalen Erklärungen gibt. Wie auch bei IM JULI wird die ganze Geschichte der Familie Amato im Rück-

3.3 Erzählstrukturen

blick erzählt, es findet eine zeitliche Rahmung der Erzählung statt. Der Film endet so, wie er angefangen hat: im Freiluftkino von Solino, und die Erzählung kommt damit zum Ende. Gigi führt neben seinem ersten Film «Dat is jetzt wech» auch seinen neuesten (und letzten), in Solino gedrehten Film «Dat is jetzt fest» (ab TC 1:52:46) vor. Zwischenschnitte auf Giancarlo zeigen, dass dieser weint – er fühlt sich ganz offenbar schuldig und sein Handeln tut ihm leid. Die letzte Einstellung zeigt, wie Gigi ihn mit einer vergebenden Geste umarmt, bevor die Kamera etwas nach oben schwenkt auf die Leinwand des Freilichtkinos, die vom Licht des Projektors angestrahlt wird, gelegentlich unterbrochen vom Schatten, den vorbeilaufende Zuschauer werfen. Mit einer Schwarzblende setzen die Abspanntitel ein.

Nicht nur in den Spielfilmen gibt es eine Rahmung. Auch im Dokumentarfilm CROSSING THE BRIDGE – THE SOUND OF ISTANBUL ist sie zu finden. Nach den Vorspanntiteln und der kurzen Exposition sieht man Alexander Hacke mit der Band Baba Zula, die auf einem Bosporuskutter musizieren (ab TC 0:03:12). Am Ende kehrt die Filmhandlung zurück zu der Band auf dem Kutter, die dokumentarische Erzählung wirkt dadurch rund und gerahmt (TC 1:21:02 – 1:23:36).

Die Rahmung in GEGEN DIE WAND ist, genau wie die Teilung in fünf Akte, überdeutlich markiert. Die Einstellung mit der Musikgruppe am Bosporus steht am Beginn der Erzählung und auch an ihrem Ende. Anfang und Schluss sind durch ihre Handlungen und die unterschiedlichen Lichtstimmungen noch unterstrichen. Das erste Musikstück wird – noch aus dem Off – angezählt: «bir, iki, üç, dört» (türkisch: eins, zwei, drei, vier). Nach dem letzten Musikstück verbeugen sich die Musiker. Zudem wurden die Szenen offenbar über den ganzen Tag verteilt aufgenommen, denn der Sonnenstand verändert sich. Mit dem Ende des Films ist auch das Ende des Tages erreicht, denn die Musiker stehen bei ihrem letzten Stück im Abendrot.

Bei AUF DER ANDEREN SEITE findet sich eine Rahmung des Gesamtgeschehens ähnlich der von IM JULI, SOLINO und CROSSING THE BRIDGE. Dem ersten Kapitel ist eine kurze Sequenz vorangestellt, in der Nejat mit dem Auto an einer Tankstelle in der Türkei hält. Er steigt aus, kauft Reiseproviant und fährt dann weiter (TC 0:00:15 – 0:02:08). Die Dialoge werden auf Türkisch geführt und sind deutsch untertitelt. Diese Sequenz ist für den Zuschauer nicht einzuordnen, erst am Ende des Films kommt die Erzählung wieder dort an, und dann sind das Geschehen und die Motivation Nejats zu verstehen. Es gibt also – trotz des Spiels mit den zeitversetzten drei Handlungssträngen und der Einteilung der Erzählung in Kapitel – eine erzählerische Rahmung.

Auch SOUL KITCHEN weist eine Rahmung auf. Sie ist weniger inhaltlich als mehr visuell umgesetzt. Der Film endet, wie er anfing, die Szenen werden nahezu gespiegelt. Die erste Einstellung des Films ist eine Totale, die eine Straße und Parkplätze in Hamburg-Wilhelmsburg zeigt. Ein weißer Transporter kommt schnell auf die Kamera zugefahren, biegt kurz vor ihr ab und die Kamera schwenkt mit, um seine

Fahrt zu verfolgen. Im unteren Bild erscheinen Vorspanntitel. Vor einem heruntergekommen wirkenden Industriegebäude hält der Transporter an, die Kamera fährt dabei langsam näher. Zinos, der Protagonist des Films, steigt aus, holt eine Kiste aus dem Laderaum und geht damit die Treppen zum Eingang hoch. Nach einem Schnitt in den spartanisch wirkenden Innenraum sieht man, dass es sich offenbar um ein Restaurant handelt, denn der Raum steht voller Tische und Stühle (ab TC 0:00:27). Ein Rumpeln und Klirren ist vernehmbar, und Zinos läuft in die Küche. Die Kamera zoomt auf die Geschirrspülmaschine, Zinos öffnet sie und holt zerbrochene Teller heraus. Kurz starrt er den Teller an, dann folgt ein harter Schnitt. Die Kamera zeigt nun in einer leichten Obersicht eine gedeckte Tafel, doch das weiße Tischtuch ist ungebügelt und keiner der Teller passt zu dem anderen, es kommen sogar Fondue-Teller und Plastikschüsseln zum Einsatz. Der komödiantische Gestus des Films ist damit festgelegt, zudem ist klar: Zinos wird vom Pech verfolgt, versucht aber, das Beste daraus zu machen. Auch eine der skurrilen Nebenfiguren wird eingeführt. Eine Schiebetür öffnet sich, und ein bärtiger älterer Herr ruft: «Ey, du Arschloch». Zinos hat ihm das Warmwasser abgestellt, denn er ist mit der Miete im Verzug. Er hat eine Mütze auf dem Kopf und hinter ihm ist ein Boot zu erkennen, er ist eine Art grummelnder alter Seebär. Gespielt wird er von dem mittlerweile verstorbenen Demir Gökgöl, der in GEGEN DIE WAND Sibels strengen Vater spielte. Schließlich folgt eine Nahaufnahme eines großen Schalters, den eine Hand umlegt. Auch die Musik ändert sich in diesem Moment. Eine neue Einstellung zeigt vor dunklem Hintergrund das Namensschild des Restaurants (und gleichzeitig den Filmtitel), das durch den zuvor betätigten Schalter nun beleuchtet wird (TC 0:01:05). Anschließend wird Zinos' Arbeit in der Küche gezeigt. Die Küche sieht nicht besonders gepflegt aus, das Mobiliar ist wild zusammengestellt, und zubereitet wird *convenience food* aus Plastikbeuteln. Die Pommes Frites werden im gleichen Öl frittiert, wie zuvor der Backfisch aus der Tiefkühltruhe, der Kartoffelsalat aus dem Großpack wird lieblos auf den Teller geklatscht. Im Verlauf des Filmes lernt Zinos von Shayn das Kochen auf höherem Niveau. Er verliert seine Freundin Nadine und darüber hinaus auch noch fast sein Restaurant an einen Immobilienhai. Doch am Ende bekommt er sein Soul Kitchen zurück. Nachdem alles ein positives Ende genommen hat, wiederholt sich die erste Einstellung des Films. Zinos› Lieferwagen fährt vor dem Soul Kitchen vor. Einzig die Jahreszeit ist eine andere, es ist Winter, Schnee liegt auf den Straßen. Alles ist wieder beim Alten: Sokrates ist wieder eingezogen und kann die Miete nicht bezahlen. Ein bestens gelaunter Zinos winkt ab, mit dem Verweis, es sei «schließlich Weihnachten» (TC 1:28:22). Etwas jedoch hat sich geändert. Als Zinos anschließend einen Tisch im Restaurant deckt (wie zu Beginn des Films), tut er das sehr sorgfältig, diesmal mit gebügeltem weißem Tischtuch und gutem Geschirr. Anschließend steht er in der Küche und kocht, doch diesmal sind es keine lieblos zubereiteten Fertiggerichte, sondern er kocht mit Leidenschaft, wie Shayn es ihm gezeigt hat. Der einzige Gast ist Anna.

Das letzte Filmbild zeigt die Beiden, sich am Tisch gegenüber sitzend, von außen gefilmt. Dazu rieseln Schneeflocken vor der Kamera herunter. Musikalisch wird die Szene untermal von Louis Armstrongs «The Creator has a Masterplan», das auch akustisch noch einmal bestätigt, dass am Ende alles gut ist.

Eine Rahmung, die das Thema des Films sehr aussagekräftig unterstreicht, gibt es im Dokumentarfilm MÜLL IM GARTEN EDEN. Der Film wurde 2012 in Deutschland uraufgeführt. Es ist eine Langzeitdokumentation. Während den Dreharbeiten zu AUF DER ANDEREN SEITE in Çamburnu, dem Dorf von Akins Großeltern, wurde der Regisseur 2006 auf einen Umweltskandal aufmerksam, der sich dort abspielte. Obwohl die Bevölkerung protestierte und der Bürgermeister sich zumindest für bessere Schutzmaßnahmen einsetzte (und daraufhin verklagt wurde), wurde über dem am Hang liegende Dorf eine Müllkippe gebaut. Gestank und giftige Abwässer sowie die Gefahr von Erdrutschen bedrohen und belästigen seit dem die Dorfbevölkerung. Zu Beginn des Films kommen einige Offizielle zu Wort, ebenso wie einige erboste Stimmen der Dorfbevölkerung. Der Zuschauer erhält zum Einstieg so zunächst ein unkommentiertes Stimmungsbild. Es folgen weitere unkommentierte Aufnahmen des Dorfes. Dorfleben, Gebäude, die wunderschöne Lage am Hang über der Schwarzmeerküste und die sattgrünen Tee-Anbauflächen werden kontrastiert mit Bildern von der schier endlos wirkenden Müllhalde. Nach einigen weiteren Interviewszenen, in denen der Zuschauer über die Problematik informiert wird, wird eine der Hauptfiguren eingeführt (ab TC 0:07:17). Es handelt sich um Bünyamin Seyrekbasan, einen Hobbyfotografen, der die Vorgänge um den Bau der Mülldeponie von Anfang an fotografisch dokumentierte. Während der Dreharbeiten der Langzeitdokumentation, die sich von 2007 bis 2012 erstreckten, war Akin mit seinem Team natürlich nicht ständig vor Ort. So wurde der Fotograf auch zum Kameramann, um als ortsansässige Person schnell auf neue Ereignisse reagieren zu können und das entsprechende Filmmaterial zu liefern. Seyrekbasan ist einer der Dorfbewohner, die die Dokumentation näher portraitiert und durch die der Zuschauer emotional in das Geschehen eingebunden wird. Er symbolisiert – gemeinsam mit anderen – den nicht enden wollenden Kampf der Bewohner Çamburnus gegen die Mülldeponie, die Umweltverschmutzung und die Nichteinhaltung der Mindeststandards. So kehrt der Film dann am Ende, mit den letzten Einstellungen – rahmend zu Seyrekbasan zurück (ab TC 1:27:45). Man sieht, wie er bei sich zuhause seine Foto- und Kameraausrüstung zusammenpackt. Schließich geht er hinaus auf die Dorfstraße. Bergauf läuft er, mit dem Rücken zur Kamera langsam von ihr weg, um neue Aufnahmen zu machen. Der Kampf der Bewohner wird weitergehen, so wie der Fotograf weiter seiner Arbeit nachgeht. Der Weg, der dabei vor ihnen liegt, ist steil und einsam, scheint das Bild auszudrücken.

Akins derzeit neuester Film THE CUT (2015) hat eine sehr lineare Erzählstruktur. Die Ereignisse folgen in der korrekten Reihenfolge chronologisch aufeinander. Keine stilistischen und narrativen Experimente lenken von der Geschichte und

3 Fallbeispiele: Transkulturelle Formen

Botschaft des Films ab. Es geht darum, den Genozid der Türken an den Armeniern vor Augen zu führen, und zwar so, dass dieses in der Türkei noch kaum verarbeitete, teilweise sogar verleugnete Ereignis endlich aufgearbeitet wird. Dies soll geschehen, indem man sich mit der Hauptfigur Nazaret emotional identifiziert und anhand seines Einzelschicksals über das Geschehene nachdenkt. Nazaret verliert im Konflikt mit den Türken seine Ehefrau und seine Zwillingstöchter. Später erfährt er, dass die Töchter überlebt haben, und macht er sich auf die Suche nach ihnen. Eine Rahmung wie etwa in SOLINO oder IM JULI ist hier aufgrund der chronologisch-linearen Erzählung nicht möglich. Dennoch wird auch bei THE CUT nicht ganz auf ein rahmendes Motiv verzichtet. Zu Beginn des Films, als Nazaret seine beiden Töchter von der Schule abholt, sehen die drei Kraniche, die über das Land fliegen (ab TC 0:04:45). Nazaret erzählt seinen Töchtern, es hieße, wenn jemand Kraniche sehe, werde er bald eine Reise machen. Auf dieses Motiv wird am Ende des Films rekurriert. Als Nazaret nach langer und beschwerlicher Reise kurz davor steht, seine einzig noch lebende Tochter in den USA zu finden, zeigt die Kamera kurz eine Gruppe Kraniche am Himmel (ab TC 0:55:04). Als Nazaret und seine Tochter sich dann endlich gegenüberstehen und sich umarmen, ist auf der Tonspur das Rufen der Kraniche zu hören (ab TC 1:59:57).

4 Das Konzept Fatih Akin

In den Kapiteln 2 und 3 wurde der Bezug innerfilmischer Themen und Motive zur Idee der Transkulturalität aufgezeigt. Im vierten Kapitel soll nun noch einmal ein Schlaglicht auf das Thema Autorenschaft geworfen werden. Lässt sich auch unter diesem Aspekt eine Verbindung zum Thema Transkulturalität festmachten? Lassen sich in Arbeitsweise, Vermarktung oder Selbst-Positionierung strukturelle Analogien zum Transkulturalitätsprinzip aufzeigen? Hierzu werden im Sinne einer kontextorientierten Werkanalyse[1] im Folgenden auch außerfilmische Kategorien einbezogen.

4.1 Vielfalt und Kontinuität auf produktionstechnischer und filmübergreifender Ebene

4.1.1 Besetzung

In der Tat lässt sich auf der Ebene der Produktionsbedingungen ein ‹kultureller Mix›, das Vermischen unterschiedlicher Sphären, beobachten. Ein Beispiel dafür ist die Wahl der Schauspieler. Mit ihr entsteht eine strukturelle Analogie zum individuellen transkulturellen Mix, den in dem Fall Regisseur und Caster/Casterin bestimmen und zusammenstellen. So spielen national und international bekannte Schauspieler neben Laiendarstellern, Freunden und Familienangehörigen des Regisseurs. Zu beobachten ist dies beispielsweise in SOLINO. Barnaby Metschurat und Moritz Bleibtreu als Gigi und Giancarlo sind zwei bekannte deutsche Schauspieler. Ihre jüngeren Versionen werden von zwei italienischen Laiendarstellern gespielt, einen davon hat Akin aus dem «Hochhaus-Ghetto» heraus gecastet[2]. Hinzu kommt noch der italo-

1 Vgl. Distelmeyer 2003.
2 Vgl. Behrens, Tötenberg (Hrsg.) 2011, S. 99.

4 Das Konzept Fatih Akin

amerikanische Schauspieler Vincente Schiavalli als Regisseur Baldi, der mit seinen Parts in Hollywood-Produktionen wie EINER FLOG ÜBER DAS KUCKUCKSNEST (USA 1975) oder GHOST – NACHRICHT VON SAM (USA 1990) auch international bekannt ist. Dass diese Mischung auch Nachteile bringen kann und überlegt sein muss, zeigte sich an der Ausstrahlung des Films in Italien. Dort lief er nur im Fernsehen, nicht im Kino, und wurde nicht besonders gut aufgenommen, weil die Glaubwürdigkeit fehlte: Die Mitglieder der Familie Amato wurden von Schauspielern verkörpert, die aus ganz unterschiedlichen Gegenden Italiens stammten und alle unterschiedliche Dialekte hatten[3]. Hier hat der kulturelle Mix nicht funktioniert.

Anders verhält es sich in GEGEN DIE WAND. Neben den professionellen Schauspielern wie Birol Ünel oder Mehmet Kurtuluş spielen Laiendarsteller (Sibel Kekilli war bei Drehbeginn noch unerfahren; Aysel Iscan, die Sibels Mutter spielt und eine gute Freundin von Fatih Akins eigener Mutter ist, hatte noch nie zuvor in einem Film mitgewirkt). Außerdem treten Schauspieler auf, die in der Türkei bereits berühmte ‹Stars›, in Deutschland aber kaum bekannt sind (etwa Meltem Cumbul als Sibels Cousine). Auch integriert Fatih Akin neben seinem Bruder Cem weitere Freunde und Bekannte in kleinen Nebenrollen (Sibels Tochter gegen Ende des Films ist die Tochter eines Verwandten Akins, eine der Stammgäste in einer Kneipe ist die Hamburger Musikerin Mona Mur). Durch die unterschiedlichen Hintergründe und Spielweisen der Darsteller entsteht eine besonders lebendige Vielfalt an Charakteren. Diese authentisch wirkende Vielfalt wurde durch gezielte Casting-Politik vorsätzlich und künstlich hergestellt. Für die Rolle des Cahit hatte Regisseur Akin von Beginn an Birol Ünel im Kopf: «Ich bewundere ihn. Wie Kurt Cobain und Jim Morrison zelebriert er die poetische Selbstzerstörung. Die Rolle der verlorenen Seele Cahit ist sehr auf Birol angelegt.»[4]

Zur produktionstechnischen Vielfalt und authentischen Wirkung tragen auch weitere Kleinigkeiten bei: Teilweise wurde an öffentlichen Plätzen gedreht, ohne dass die Anwesenden davon wussten (etwa bei dem Konzert, bei dem Birol Ünel mit blutigen Armen auf der Bühne tanzt). Die Schauspieler trugen (auch durch Mangel an Budget für die Ausstattung) häufig ihre eigene Kleidung, keine von Fremden ausgewählten Kostüme[5]. Durch diesen Mix aus Zufallsbegegnungen, Improvisation und unterschiedlichsten Darstellungsstilen entstanden die teils dokumentarisch anmutenden Bilder in GEGEN DIE WAND. Insgesamt betrachtet kann jedoch kein genereller Modus des Realismus für den Film konstatiert werden, wenn durch die Unterbrechung der Narration durch die Musikakte stets auf die Künstlichkeit und Fiktion des Gezeigten verwiesen wird.

In AUF DER ANDEREN SEITE spielt Hanna Schygulla – eine der bekanntesten deutschen Schauspielerinnen, die durch ihre Rollen in Filmen von Rainer Werner Fass-

---

3 Vgl. ebd., S 112.
4 Fatih Akin, zitiert nach Presseheft GEGEN DIE WAND, timebandits films GmbH 2004, S. 5. Download unter http://www.timebandits-films.de/ (10.09.2015).
5 Vgl. Audiokommentar der DVD-Fassung (ab TC 0:10:41).

binder eng verknüpft ist mit dem Neuen Deutschen Film. Daneben engagiert Akin den türkischen Schauspieler Tuncel Kurtiz. Neben einigen internationalen Rollen ist er vor allem bekannt aus Filmen des international einflussreichen[6] türkischen Regisseurs Yilmaz Güney. Auch Güney übte, ebenso wie Fassbinder in Deutschland, Kritik an Politik und Gesellschaft, weswegen er in der Türkei lange in Haft saß[7]. Die Schauspieler Hanna Schygulla und Tuncel Kurtiz entstammen damit einer ganz anderen filmkulturellen Szene als beispielsweise Idil Üner oder Patrycia Ziółkowska, die im gleichen Film zu sehen sind. Im transkulturellen Mix verbindet Akin – im Rahmen seiner Möglichkeiten, denn nicht immer ist jeder Schauspieler verfügbar oder bereit – genau die Eigenschaften, die er braucht, und damit unterschiedlichste filmkulturelle, nationale und gesellschaftliche Sphären. Mit seinen internationalen Besetzungen bringt er unterschiedlichste kulturelle Hintergründe auch in der vorfilmischen Realität zusammen. Nun geschieht dies natürlich bei jeder Filmproduktion – Schauspieler haben unterschiedliche Ausbildungen genossen, unterschiedliche familiäre Hintergründe, auch bei einer rein deutschen Produktion. Film ist immer ein Gemeinschaftsprodukt, das von vielen Faktoren und Menschen beeinflusst wird. Wie wichtig aber die richtige Kombination von Mitarbeitern (vor und hinter der Kamera) ist, wird im nächsten Kapitel noch einmal genauer besprochen.

4.1.2 Team Akin

Kein Filmregisseur, auch wenn er noch so große künstlerische Autonomie anstrebt, kann alleine arbeiten. Von Schauspielern, Ausstattern, Kameraleuten, Beleuchtern, Filmkomponisten und Cuttern bis hin zu Marketing und Vertrieb, um nur einige zu nennen, müssen im Filmgeschäft, das trotz Förderlandschaft auch gewinnorientiert ist, weitere Menschen beteiligt werden. Gerade für den Autorengedanken ist dieser synkretische und konsumorientierte Charakter ein zentrales Problem. Wenn Jan Distelmeyer im Rahmen einer kontextorientierten Werkanalyse den Film als Produkt sieht, entspricht dies nur den gesellschaftlichen und ökonomischen Realitäten. Doch auch ein ‹Produkt› kann einen eigenen Charakter, eine künstlerische Aussage haben – und dennoch im ökonomischen Sinne erfolgreich sein. Filme entstehen im Team. Dass Akin als Drehbuchautor, Regisseur und Produzent dabei eine prägende Rolle spielt, sei unbenommen. Doch gleichzeitig arbeitet er immer wieder mit den gleichen Personen zusammen. Nur so, mit einem Team, das in seinem Kern kontinuierlich zusammenarbeitet, ist beim Gemeinschaftsprodukt Film eine stilistische Kontinuität möglich.

Sehr wichtig für die Arbeit Fatih Akins ist in diesem Zusammenhang sein Cutter Andrew Bird. Bereits in Akins frühen Kurzfilmen, SENSIN – DU BIST ES und GETÜRKT war Bird beteiligt und hat seither bei jedem der Akin-Filme (außer dem

---

[6] Vgl. Jan Heijs: *Yilmaz Güney. Sein Leben – Seine Filme.* Übersetzung: B. Mantilleri/Ü. Güney. 1. Auflage. Hamburg 1983, S. 6f.
[7] Vgl. ebd.

4 Das Konzept Fatih Akin

Beitrag für den Omnibusfilm NEW YORK, I LOVE YOU) den Filmschnitt übernommen. Bird ist also ein fester und wesentlicher Bestandteil von Akins Team. Wie wichtig die Arbeit des Cutters ist und wie sehr sie sich auf das Endergebnis auswirkt, zeigt das Beispiel AUF DER ANDEREN SEITE. Eines der herausragenden Merkmale des Films ist seine verwobene, auf mehreren Zeitebenen operierende Handlung. Dies war im Original-Drehbuch zunächst nicht vorgesehen. Probescreenings hinterließen das Publikum ratlos, der Film funktionierte nicht. Erst durch den Schnitt erhielt der Film dann nachträglich die Struktur, die ihn so besonders macht[8]. Andrew Bird wurde für seine Arbeit an AUF DER ANDEREN SEITE im Jahr 2008 zurecht mit dem Deutschen Filmpreis in der Kategorie Schnitt ausgezeichnet.

Ein ebenso wichtiges Element für die Gesamtwirkung eines Films ist die Filmmusik. Auch hier zeigen sich Kontinuitäten im Team. Die Musik für die ersten Kurzfilme bis hin zu KURZ UND SCHMERZLOS und IM JULI stammt von Ulrich Kodjo Wendt. Für GEGEN DIE WAND war hingegen präexistente Musik wichtig, die der Regisseur selbst mit ausgewählt hat, gleiches gilt für SOUL KITCHEN. Ebenfalls eine über mehrere Filme reichende Zusammenarbeit im Bereich Musik ergab sich mit Alexander Hacke, Bassist der Band Einstürzende Neubauten. Hacke war für die Musikbearbeitung in CROSSING THE BRIDGE zuständig und trat in der Dokumentation auch vor der Kamera auf. Sowohl zu MÜLL IM GARTEN EDEN als auch zu Akins aktuellstem Film THE CUT hat er den Soundtrack beigesteuert.

Kameramann Rainer Klausmann war an den Filmen SOLINO, GEGEN DIE WAND, AUF DER ANDEREN SEITE, Akins Episode «Der Name Murat Kurnaz» für den Omnibusfilm DEUTSCHLAND 09, SOUL KITCHEN und THE CUT beteiligt.

Doch vor der Kamera gibt es, trotz der in Kapitel 4.1.1 erläuterten Vielfalt auch Kontinuitäten. Es gibt ‹typische› Akin-Schauspieler, und solche, die zumindest in mehreren Akin-Produktionen auftauchen. Das mag unterschiedliche Gründe haben, von Eignung, persönlicher Freundschaft bis hin zu Verfügbarkeiten und finanziellen Details. Dennoch sorgen diese Schauspieler, ob gewollt oder nicht, auch für eine Kontinuität im Erscheinungsbild der Filme. Allen voran sind dies die ‹typischen› Akin-Schauspieler Adam Bousdoukos und Idil Üner. Üner ist sowohl in KURZ UND SCHMERZLOS, als auch in IM JULI, GEGEN DIE WAND, AUF DER ANDEREN SEITE und in der Episode «Die alten bösen Lieder», Akins Beitrag zum Omnibusfilm VISIONS OF EUROPE zu sehen. In Letzterer ist sie – neben den Musikern – als Sängerin die Hauptfigur. Adam Bousdoukos spielt in KURZ UND SCHMERZLOS, IM JULI, SOLINO, GEGEN DIE WAND und SOUL KITCHEN. Ebenfalls häufig zu sehen ist Moritz Bleibtreu, der sowohl bei IM JULI als auch bei SOLINO und SOUL KITCHEN eine der Hauptfiguren spielt. Auch in THE CUT hat er einen kurzen Gastauftritt als Unternehmer. Birol Ünel hat neben seinen größeren Rollen in GEGEN DIE WAND und

---

8 Vgl. Akins und Birds Kommentare in: Fatih Akin – Tagebuch eines Filmreisenden. Dokumentarfilm, Deutschland 2007, Regie: Monique Akin (TC 0:47:00 – 0:49:30).

4.1 Vielfalt und Kontinuität auf produktionstechnischer und filmübergreifender Ebene

SOUL KITCHEN bereits einen Kurzauftritt in IM JULI. Öfter sieht man auch Mehmet Kurtuluş: Er spielte sowohl im Akins frühem Kurzfilm GETÜRKT, als auch in KURZ UND SCHMERZLOS und IM JULI sowie in GEGEN DIE WAND. Auch Fatih Akins Bruder Cem Akin ist häufiger zu sehen, in KURZ UND SCHMERZLOS, IM JULI, GEGEN DIE WAND und SOUL KITCHEN. Ganz generell weist SOUL KITCHEN nahezu ein ‹Best of›-Akin-Cast auf. ‹Heimat› hat eben auch etwas mit ‹Team› zu tun. Neben Bousdoukos, Bleibtreu, Ünel und Cem Akin sind ebenfalls Catrin Striebeck, Demir Gökgöl und Lars Rudolph zu sehen. Striebeck spielte Maren, Cahits gelegentliche Sexpartnerin in GEGEN DIE WAND, Gökgöl Sibels gestrengen Vater. Lars Rudolph war in AUF DER ANDEREN SEITE als Besitzer des deutschen Buchladens in Istanbul zu sehen. Diese Besetzungen sorgen schon rein optisch für eine gewisse Kontinuität und Konsistenz. Akin selbst spricht auch gern von seiner «Family»[9], wenn es um seine Mitarbeiter geht. Akins Filme bauen auf diese «Family», ihr Erscheinungsbild wird durch sie mitgeprägt. Im Rahmen der Autorentheorie soll an dieser Stelle auf eine treffende Formulierung zum Thema Teamarbeit hingewiesen werden. In seinem 2010 erschienenen Buch über den amerikanischen Regisseur Tim Burton spricht Christian Heger die Problematik an, dass Film immer ein Gemeinschaftsprodukt sei: «Nun hat der Verlust unumschränkter Herrschaft über das Kunstwerk Film – […] – gewiss nicht nur negative Seiten, konstituiert sich das Kino doch nicht nur im Schlechten, sondern auch im Guten als facettenreiches Kollektiv-Erzeugnis, in dem sich im besten Fall die Fähigkeiten Vieler zu einem in sich stimmigen Ganzen bündeln»[10]. Heger überführt den alten Begriff der «Politique des auteurs» in die treffende Phrase «Politique des collaborateurs»[11]. Diese Umschreibung betont die Teamleistung, die die Grundlage dafür bildet, dass eine filmische Autorenschaft, die sich dann in Vermarktung und Öffentlichkeit auf eine Person zuspitzt, überhaupt funktioniert.

4.1.3 Vermarktung

Die Marke Fatih Akin ist bereits ein Begriff. Das kann man daran erkennen, wie konsequent die Filme mithilfe des Namens vermarktet werden. Seien es Filmplakate oder DVD-Releases[12], der Satz «Ein Film von Fatih Akin» ist überall zu lesen, zumeist genauso groß wie die der Hauptdarsteller. Es wird eindeutig auf den Regisseur als Urheber der Filme verwiesen, der Name wird also als Verkaufs- und Kategorisierungsmerkmal genutzt. Beim Produzieren seiner Filme setzt Fatih Akin ebenfalls auf Kontinuität. Die ersten Filme, SENSIN – DU BIST ES, GETÜRKT, KURZ UND

---

9   In: Patrick Bauer: Wie im falschen Film. Interview mit Fatih Akin. In: *SZ-Magazin* Nr. 40, 2014, online unter: http://bit.ly/29wSKYE (10.07.2016), S. 2.
10 Heger, Christian: *Mondbeglänzte Zaubernächte. Das filmische Universum von Tim Burton.* Marburg 2010, S. 19.
11 Ebd.
12 Verwendete DVD-Editionen sind im Anhang III d aufgelistet.

4 Das Konzept Fatih Akin

SCHMERZLOS, IM JULI, SOLINO und GEGEN DIE WAND hat Ralph Schwingel von der Hamburger Firma Wüste Filmproduktionen produziert. Hier hatte Akin sein erstes Drehbuch (KURZ UND SCHMERZLOS), noch als Gymnasialschüler, eingereicht[13]. Es ist wohl Schwingel zu verdanken, dass Akin überhaupt angefangen hat, Regie zu führen (er war zunächst Schauspieler und wollte in dem Film die Rolle des Gabriel spielen). Schwingel hat ihm dann jedoch geraten, die Regie zu übernehmen[14]. Zudem hat Ralph Schwingel Fatih Akin mit seinem Cutter Andrew Bird bekannt gemacht[15]. Er hatte also einen nicht zu unterschätzenden Einfluss auf die Karriere von Fatih Akin. Ebenso einflussreich war vermutlich der 2006 verstorbene Andreas Thiel. Er hatte Akin als Schauspieler in einem seiner Filme besetzt und wurde später «Akins wichtigster künstlerischer Berater, schließlich Partner und Produzent»[16]. Partner wurde er, als Akin Wüste Filmproduktionen verließ, um mit Thiel zusammen 2003 seine eigene Produktionsfirma corazon international zu gründen. GEGEN DIE WAND wurde so teils von Wüste Film und teils von Akins neuer Firma produziert[17]. Seitdem wurden alle von Akins Filmen von corazon international produziert. Lediglich für den neuesten der Filme, THE CUT, wurde zur Finanzierung des sehr teuren Projekts eine weitere Firma zur Co-Produktion, bombero international, gegründet[18].

Für Vertrieb, die Auswertung der Filme auf Datenträgern sowie für die Vermarktung derselben und damit auch für die optische Ausgestaltung der Werbemittel sind Verleihfirmen zuständig. Seit 2007 arbeitet Akin mit Pandora Filmverleih zusammen. Akin sagt selber, nach schlechten Erfahrungen durch Verleihfirmen, die zu viele Vorgaben machten: «Heute werden die Filme durch mich vermarktet. (…) Seit AUF DER ANDEREN SEITE arbeiten wir mit Pandora, da passen Vermarktung und Film zusammen»[19]. Seit dem sind alle Filme bei Pandora erschienen, denn, so Akin, man habe alle Ziele erreicht: «Mit demselben Verleih und immer mit uns gemeinsam»[20].

Der Regisseur ist sich also bewusst, was es für die Imagebildung, die Etablierung der Marke Akin, bedeutet, dass er auch bei der Vermarktung der Filme ein möglichst großes Mitspracherecht hat. Er weiß: «Die Vermarktung ist Teil des Filmemachens»[21].

Eine andere Art, sich mit seinen Filmen in bestimmten Kreisen und Strukturen zu etablieren, ist die Platzierung der Filme in den wichtigen europäischen Filmfestivals. Durch den Erfolg von GEGEN DIE WAND wurde Akin in die Festivaljury von Cannes berufen, als Preisträger des Europäischen Filmpreises ist er Mitglied der

---

13 Vgl. Behrens, Tötenberg (Hrsg.) 2011, S. 38f.
14 Vgl. ebd. S. 42.
15 Vgl. ebd., S. 46.
16 Ebd., S. 108.
17 Vgl. ebd., S. 116.
18 Vgl. Bauer 2014, S. 1.
19 Behrens, Tötenberg (Hrsg.) 2011, S. 112.
20 Ebd.
21 Ebd., S. 111.

European Film Academy. Durch seine (erfolgreiche) Präsenz auf den großen europäischen Festivals ordnet sich Akin deutlich in die Sphäre des Arthouse-Films ein, in den «inneren Zirkel der europäischen Autorenfilmer»[22]. Ein aktuelles und bezeichnendes Beispiel, wie wichtig ihm der Verbleib in diesem Zirkel ist, bietet sein neuestes Werk, THE CUT. Der Film sollte ursprünglich bei den Festspielen von Cannes uraufgeführt werden. Doch es war nicht sicher, ob die Jury ihn ins Hauptprogramm aufnehmen würde. In Venedig, wo er den Film ebenfalls eingereicht hatte, wurde er in den Hauptwettbewerb um den Goldenen Löwen aufgenommen. Daraufhin zog Akin den Film in Cannes «aus persönlichen Gründen» zurück[23]. Dies zeigt deutlich, wie wichtig dem Regisseur das Thema Imagepflege ist. Die Vermarktung und die im Rahmen der Möglichkeiten selbstbestimmte Ausgestaltung auch der außerfilmischen Gegebenheiten sind für das Gesamtkonzept Fatih Akin von großer Bedeutung.

4.2 Konstruierte Autorenschaft

4.2.1 Verweisen und Zitieren als Verortungsstrategie

Fatih Akin ist ein Autor, weil er zu einem gemacht wird – so die These aus dem Kapitel 1.2.2.2. Dies geschieht durch Zuschreibungen von außen[24], durch Zuarbeit des Teams und durch das Vermarkten des Namens als Marke. Doch auch der Regisseur selbst trägt dazu bei, diese Marke zu formen. Er tut dies unter anderem, in dem er sich durch Verweise und Zitate in bestimmten Traditionen der Filmgeschichte verortet, sich so in diese Traditionslinien einschreibt. Malte Hagener schreibt in Bezug auf Genrezitate: «Von Seiten der Filmemacher dient der bewusste Einsatz von Genreelementen dazu, eine Genealogie für ein Werk zu schaffen, Vorbilder aufzurufen und sich in eine historische Reihe einzuordnen.»[25]

Diese Feststellung lässt sich auch auf andere Formen des Verweisens ausweiten. Schon mit KURZ UND SCHMERZLOS und dessen starkem Bezug zum Vorbild MEAN STREETS (siehe Kapitel 2.2.1) findet eine Verortung statt. Es wird damit nämlich auch deutlich auf Martin Scorsese verwiesen, den erfolgreichen US-Regisseur, der seinerseits – wie Akin – auch vom Thema Migration betroffen ist. Scorsese ist ein Beispiel dafür, wie es das Enkelkind von Einwanderern (Scorseses Großeltern stammen aus Italien) zu Erfolg und Berühmtheit und zu kulturellen Verdiensten für die ‹neue› Heimat bringen kann. Von diesem Gesichtspunkt aus betrachtet sind die Verweise in KURZ

---

22 Martin Scorsese holte Akin in die World Cinema Foundation. «Das ist, als wäre er nun im innersten Kreis, der Tafelrunde des internationalen Autorenkinos, aufgenommen». Zitiert nach Gansera in: *epd Film*, Nr. 10, 2007, S. 29.
23 Bauer 2014, S. 1.
24 Vgl. Gansera 2007, S. 28
25 Malte Hagener: Der Begriff Genre. In: Rainer Rother, Julie Pattis (Hrsg.): *Die Lust am Genre. Verbrechergeschichten aus Deutschland*. Berlin 2011, S. 15.

4 Das Konzept Fatih Akin

UND SCHMERZLOS, Akins Debutfilm, mit dem er erstmals ins öffentliche Bewusstsein tritt, sehr klug kalkuliert. Die Mission ist klar: Akin ist gekommen, um als Kind von Einwanderern neuen Schwung in das deutsche Kino zu bringen, die deutsche Kulturlandschaft zu prägen und einer der großen deutschen Regisseure zu werden. Dies scheinen die Verweise auf Scorsese zu implizieren, und Akin formuliert dies sogar selbst: «Scorsese und die anderen Italo-Amerikaner haben siebzig Jahre gebraucht, bis sie anfingen, ihre Filme zu machen. Die Algerien-Franzosen haben dreißig Jahre für ihr cinéma beur gebraucht. Wie sind schneller. Wir legen jetzt schon los.»[26]

Beachtenswert ist dabei, dass ein Martin Scorsese heute nicht mehr im Kontext eines ‹Migrantenkinos› diskutiert wird. Er ist ein international bekannter, vielfach Oscar-nominierter Regisseur. Es gibt eine weitere Parallele zwischen Akin und Scorsese: Beide haben ihre – nicht zu verleugnenden – durch Migration geprägte Familiengeschichte in filmischer Form rekapituliert. Scorseses Dokumentation ITALIANAMERICAN wurde 1974 in den USA veröffentlich, Akins Dokumentation WIR HABEN VERGESSEN ZURÜCKZUKEHREN wurde 2001 für das deutsche Fernsehen produziert. Scorsese sollte nach Akins Wunschvorstellung zudem ursprünglich die Rolle des Regisseurs Baldi in Akins Film SOLINO übernehmen, sagte jedoch ab[27]. Mittlerweile kennen sich Akin und Scorsese jedoch gut[28], Scorsese hat ihm auch seinen Bekannten Mardik Martin vermittelt, der unter anderem das Drehbuch zu ITALIANAMERICAN verfasste und Akin beim Drehbuch zu THE CUT unterstützte.

Doch Akin verweist nicht nur auf amerikanische (Hollywood-)Filmgesichte, sondern auch auf die europäische. In seinem zweiten Langspielfilm IM JULI finden sich sowohl Szenen, die an Hitchcock erinnern, als auch an die Frühgeschichte des europäischen Kinos. Als der Protagonist aus IM JULI, Daniel Bannier, auf seiner Reise nach Istanbul von Juli getrennt wird, ist er in Ungarn auf sich selbst gestellt und folgt vertrauensselig der geheimnisvollen Luna. Die Inszenierung wird an dieser Stelle leicht surreal verzerrt. Dies hat durchaus eine durch den Plot bedingte Ursache: Nachdem Daniel eigentlich den Club verlassen will, zu dem Luna ihn gebracht hat, überredet sie ihn, noch eine weitere Cola mit ihr zu trinken. In einem Hinterzimmer versetzt sie diese mit Drogen. Nachdem das Pulver im Glas landet, leuchtet es unheilvoll auf (TC 0:47:54; Abb. 8), was an das ebenso unheilvoll leuchtende Milchglas in Alfred Hitchcocks SUSPICION (USA 1941; Abb. 9) erinnert[29].

Auf der akustischen Ebene beginnt Musik, die die ganze Szene überdauert und sonstige Geräusche übertönt. Dadurch wirkt sie extradiegetisch, obwohl im Hintergrund auf der Bühne des Clubs eine Band den Song spielt. Die nächste Einstellung beginnt ungewöhnlich, mit einer Detailaufnahme von Daniels Auge. Die Kamera

---

26 Nicodemus 2004, S. 340.
27 Vgl. Behrens, Tötenberg (Hrsg.) 2011, S. 102.
28 Vgl. Gansera 2007, S. 29.
29 Vgl. François Truffaut: *Mr. Hitchcock, wie haben Sie das gemacht?* 21. Auflage, München 1999, S. 132f.

4.2 Konstruierte Autorenschaft

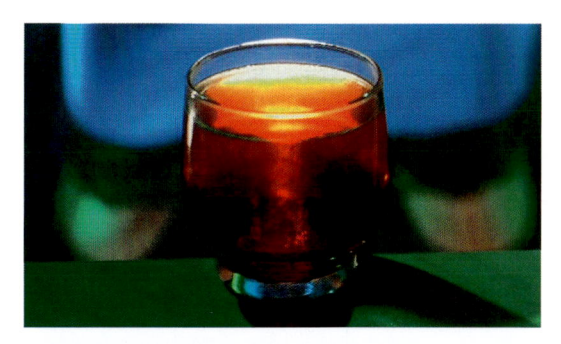

8 Im Juli: Aufleuchtendes Glas

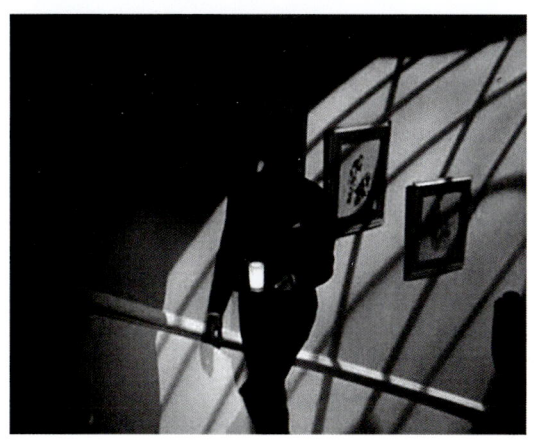

9 Suspicion: Leuchtendes Milchglas

zoomt zurück und zeigt sein Gesicht in Nahaufnahme, er blickt verwirrt auf eine Stelle, die sich dort befindet, wo die Kamera steht. Im bunten, künstlichen Licht des Clubs tanzen im Hintergrund Personen. Danach findet ein Perspektivwechsel statt, die Kamera nimmt nun Daniels Blick ein. Er starrt Luna an, die vor der Bühne des Clubs tanzt. Mit ihrem Tuch wirbelt sie herum, verdeckt später damit ihr Gesicht. Als sie das Tuch wieder nach oben zieht, hat sie sich in Melek verwandelt (TC 0:48:36). Wieder wird Daniel gezeigt, der sich verwirrt an den Kopf fasst. Gegenschuss – Melek tanzt, verknotet das Tuch und wirft es Richtung Kamera. Als es zurückgezogen wird, steht wieder Luna vor Daniel. Nachdem eine vorbeigehende Person das Bild kurz verdunkelt, tanzt jedoch plötzlich Juli vor Daniel. Diese surreale Umsetzung verdeutlicht zum einen den Rausch, dem Daniel ausgeliefert ist und der seine Wahrnehmung trübt. Zum anderen zeigt er aber auch die Verwirrung, die in Daniels Kopf herrscht, denn er scheint mittlerweile nicht nur an Melek zu denken, sondern auch von Lunas Attraktivität angezogen zu sein, ebenso wie von Juli. Bezeichnend ist, dass Juli die letzte der Frauen ist, die ihm erscheint, bevor die Kamera ins Dunkle schwenkt und die Szene endet. Die nächste Szene hat gar kei-

4 Das Konzept Fatih Akin

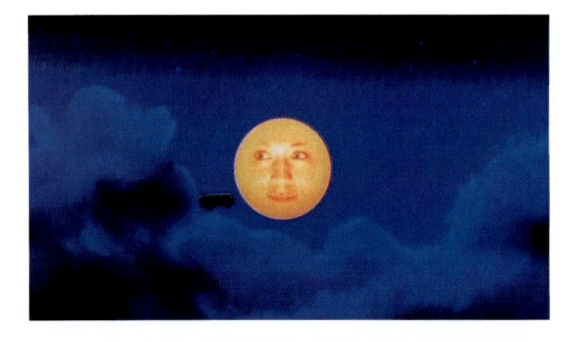

10 IM JULI: Traumsequenz

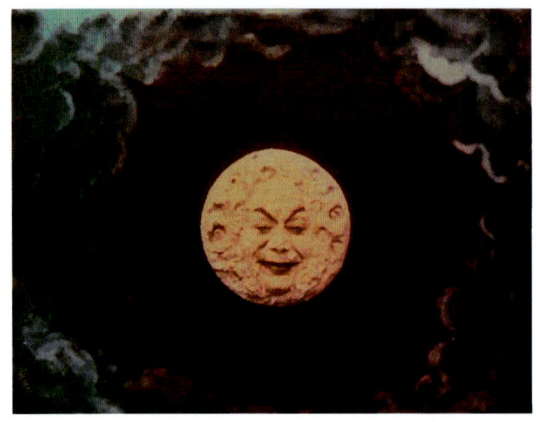

11 LA VOYAGE DANS LA LUNE

nen Realitätsbezug mehr: Von einem dunkelblauen, leicht bewölkten Nachthimmel scheint ein unnatürlicher, gelber Mond im Zentrum des Bildes. Lunas Gesicht ist in den Mond eingearbeitet, und als winzig klein von links nach rechts ihr Bus durch das Bild fliegt, verfolgt sie ihn mit ihren Augen (ab TC 0:49:55). Sphärische Synthesizer-Klänge sind zu hören. Diese Szene erscheint wie eine kurze Traumsequenz, vollkommen aus der Diegese heraustretend (Abb. 10). Sie ist eine offensichtliche Anlehnung an den Film LE VOYAGE DANS LA LUNE von Georges Méliès (F 1902; Abb. 11).

Mit diesem Verweis auf einen Stummfilmklassiker kann deutlich gemacht werden, dass man sich selbst seiner medialen Geschichte bewusst ist.

Auch auf einer allgemeineren, motivischen Ebene ruft Akin Bekanntes ab, so etwa in SOLINO. Wie bereits erwähnt, ist eines der Hauptmotive des Films Gigis Liebe zum Bild beziehungsweise zum bewegten Bild. Das Spiel mit der ‹Magie der Bilder› wird in SOLINO bis hart an die Grenze zum Kitsch verfolgt, was stellenweise nahezu naiv wirkt, ist es doch ein filmhistorisch sehr oft gebrauchtes Motiv[30].

---

30 Selbstreferenzieller Umgang mit dem eigenen Medium zieht sich durch die ganze Filmgeschichte. Beispiele aus unterschiedlichen Epochen sind etwa THE BIG SWALLOW (GB 1901, R.: J. William-

4.2 Konstruierte Autorenschaft

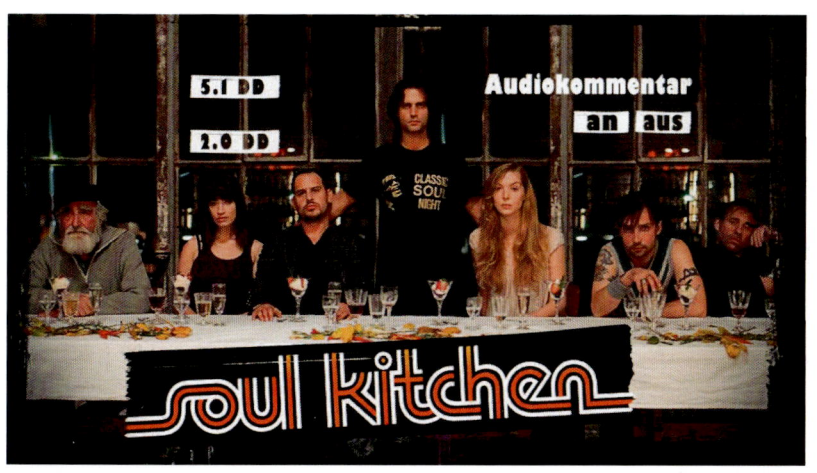

12 SOUL KITCHEN: DVD-Menü

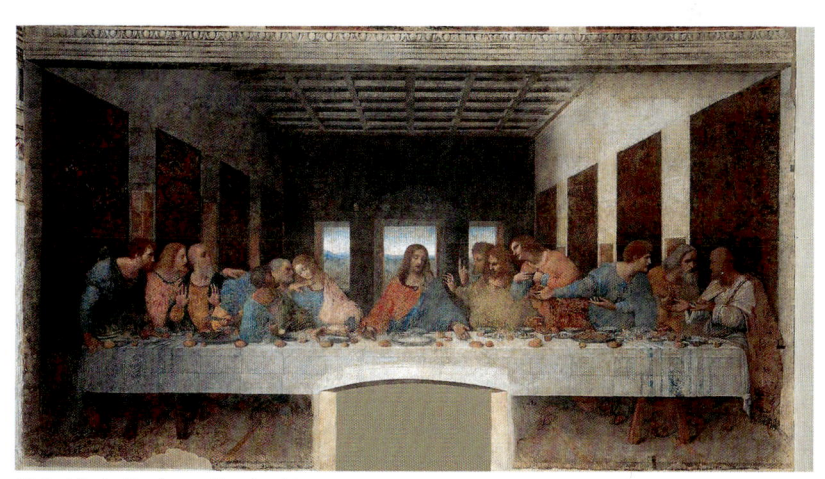

13 Da Vincis «Das letzte Abendmahl»

 Wie auch auf der Ebene der Filmmusik mit Verweisen und Zitaten gespielt werden kann, wurde im Kapitel 3.2.4 für den Film SOUL KITCHEN bereits dargestellt. Akin verweist jedoch auch auf bekannte Werke der bildenden Kunst. Auf Filmplakat, DVD und im DVD-Menü des Films SOUL KITCHEN sieht man Protagonist Zinos und andere Figuren an einer langen Tafel aufgereiht (Abb. 12), ein Motivaufbau, der stark an das Wandgemälde «Das letzte Abendmahl» von Leonardo DaVinci erinnert (Abb. 13).

  son), KING KONG (USA 1933, R.: Cooper/Schoedsack), 8 ½ (I/FR 1963, R.: F. Fellini), LA NUIT AMÉRICAIN (FR 1973, R.: F. Truffaut), NOUVO CINEMA PARADISO (I/FR 1988, R.: G. Tornatore), LIVING IN OBLIVION (USA 1995, R.: T. DiCillo).

4 Das Konzept Fatih Akin

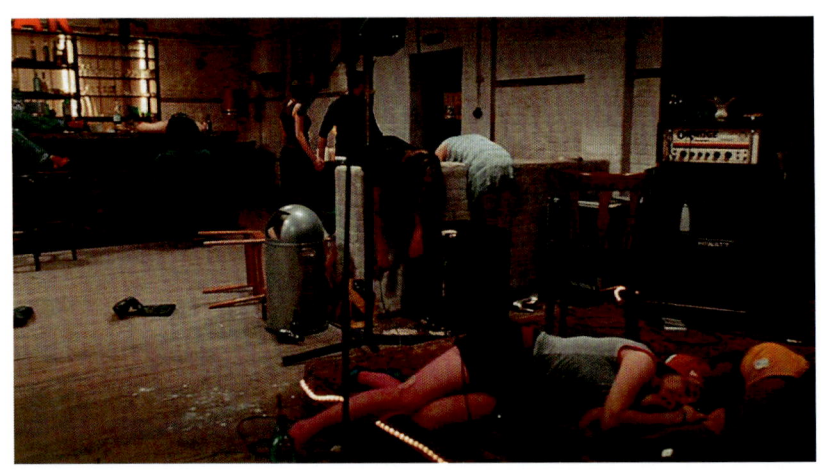

14 SOUL KITCHEN: Partyrausch

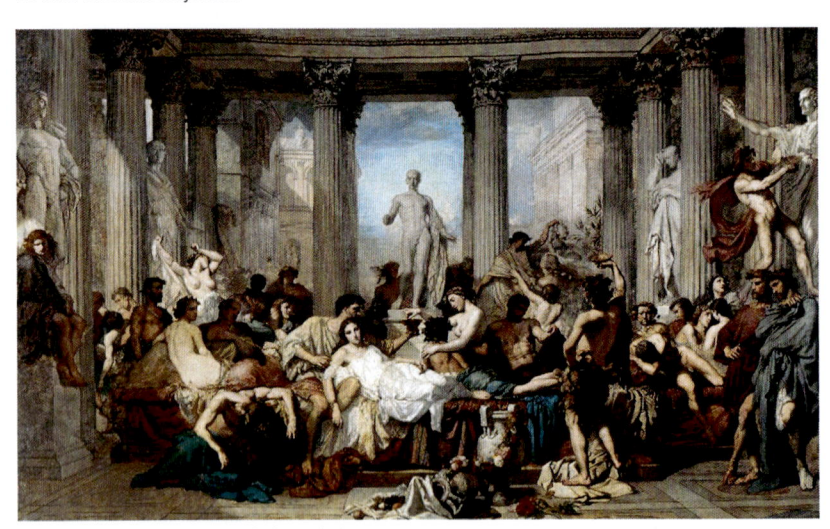

15 Thomas Couture: «Spätrömische Dekadenz»

Später im Film findet eine große Feier im Restaurant Soul Kitchen statt. Shayn, der Koch, hat an die Nachspeise, die serviert wird, zuvor Baumrinde gerieben, die aphrodisierend wirken soll. Als der Gastraum im Bild gezeigt (ab TC 0:56:55) wird, sieht man die Wirkung. Überall verteilt, in Gruppen oder zu zweit, stehen beziehungsweise liegen Menschen herum, die sich küssen und befingern, einige tanzen auch (Abb. 14). Die Szenerie erinnert an Gemälde von Orgien (Bacchus- und Diyonisosdarstellungen oder etwa Thomas Coutures «Romaines de la décadence», das sich auf die römische Dekadenz bezieht; Abb. 15).

168

4.2 Konstruierte Autorenschaft

Letzteres passt auch inhaltlich zu den Geschehnissen im Film, denn wenige Einstellungen später liegen viele Gäste träge oder schlafend auf Sofas und auf dem Boden (etwa TC 1:00:19, Bildvorder- und Mittelgrund). Wie die zunehmende Dekadenz das Ende des römischen Reiches mit heraufbeschwor, so ist auch im Film an dieser Stelle der Höhepunkt der kurzen Erfolgsgeschichte des Soul Kitchen erreicht, bevor alles zerfällt.

Eine weitere Anspielung auf ein Gemälde, die ebenfalls das Thema der Filmszene unterstreicht, findet sich in Akins Omnibusfilm-Episode «Chinatown». Es geht um die Einsamkeit des alternden Künstlers, der es nicht schafft, sich in der Anonymität der Stadt der jungen Chinesin, seiner Muse, zu nähern.

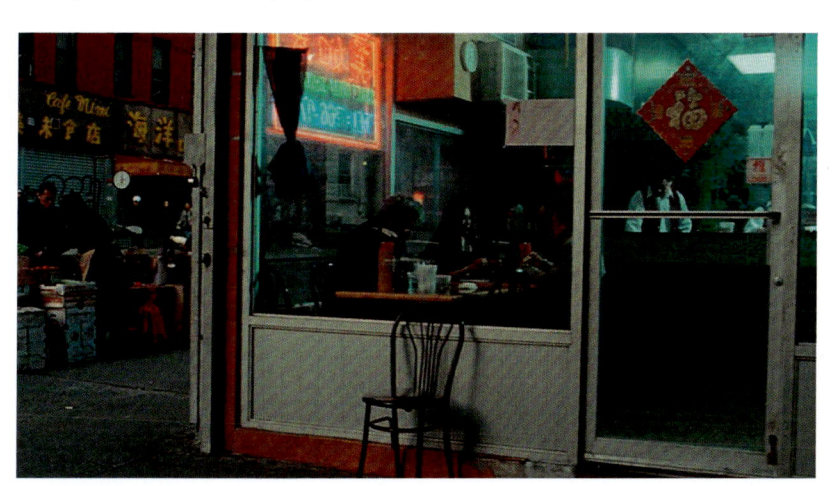

16 «Chinatown»

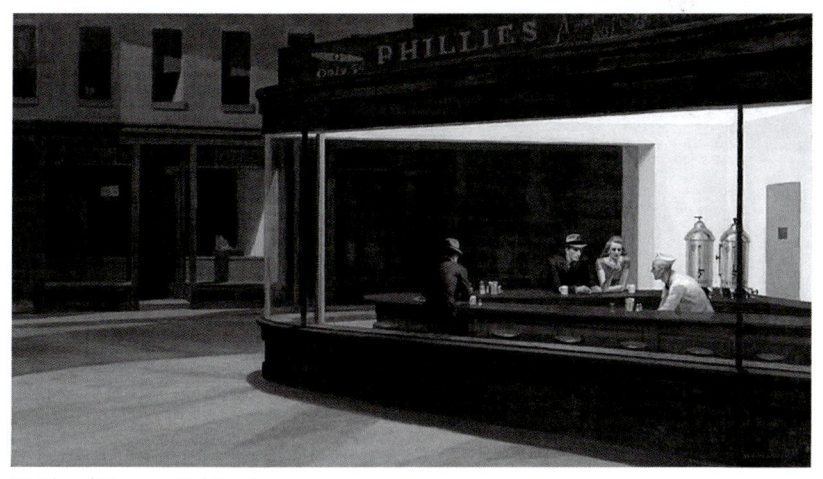

17 Edward Hopper: «Nighthawks»

169

4 Das Konzept Fatih Akin

Die Kamera zeigt zunächst von außen den Künstler, der allein an einem Tisch sitzt (Abb. 16). Durch die großen Glasscheiben ist er gut zu erkennen, und die Perspektive sowie das rot gestrichene Haus auf der anderen Straßenseite erinnern stark an Edward Hoppers berühmtes Gemälde «Nighthawks» (Abb. 17).

Das Gemälde setzt sich mit dem Thema Einsamkeit in urbaner Umgebung auseinander, ausgedrückt durch Leere und Trostlosigkeit der Szenerie. Auch die Figur Yücels wirkt einsam, gleichzeitig getrieben.

Eine ganz besonders konzentrierte Form des Verweisens und Verortens findet sich in Akins Episode «Die alten bösen Lieder» im Film VISIONS OF EUROPE. VISIONS OF EUROPE basiert auf einer Idee von Lars von Trier, dessen Firma Zentropa Entertainment den Film zusammen mit dem ZDF und Arte auch koproduzierte. Fünfundzwanzig renommierte Regisseure aus den zu jener Zeit fünfundzwanzig EU-Mitgliedsstaaten waren aufgerufen, einen kurzen Beitrag zu ihrer Sicht auf Europa beizusteuern. Vorgegeben war dabei lediglich die Länge von höchstens fünf Minuten, ein Einheitsbudget sowie das Drehformat 16:9. Unter den Regisseuren finden sich äußerst bekannte Namen, etwa Peter Greenaway (Großbritannien), Aki Kaurismäki (Finnland) oder der des von einem islamischen Fundamentalisten im Jahre 2004 ermordeten Niederländers Theo Van Gogh. Der deutsche Beitrag stammt von Fatih Akin. Er basiert auf dem Gedicht «Die alten, bösen Lieder» von Heinrich Heine (erschienen 1827), das 1840 im Rahmen seines Liederzyklus «Dichterliebe» von Robert Schumann vertont wurde. Akins Beitrag ist der vierte der fünfundzwanzig Filme. Die einzelnen Filme von VISIONS OF EUROPE stehen in keinem direkten Bezug zueinander und sind stilistisch sehr verschieden. Daher wird im Folgenden lediglich der Beitrag von Fatih Akin betrachtet.

Wie jede der Episoden beginnt auch «Die alten bösen Lieder» mit der Angabe des Titels. Vor einem gelben Hintergrund, über den von rechts nach links schemenhaft schwarze Schatten huschen, wird zu perkussiver Musikbegleitung der Titel der Episode (englisch «The evil old songs») am rechten Bildrand eingeblendet. Direkt darunter stehen der Name des Regisseurs sowie der des Landes, das er repräsentiert. Nach etwa sieben Sekunden beginnt der Film. Zu sehen – in schwarz-weiß – ist zunächst ein von zwei Scheinwerfern beleuchteter Vorhang. Es folgt eine eingeblendete Texttafel im Stil von alten Stummfilm-Zwischentiteln, die den Titel des Gedichts von Heine zeigt und anschließend Heine und Schumann als Urheber von Text und Musik benennt. Danach wird auf die musikalische Bearbeitung durch FM Einheit (alias Frank-Martin Strauß[31]) und Caspar Brötzmann verwiesen, bevor zuletzt Idil Üner als Sängerin aufgeführt wird. Interessant ist die akustische Untermalung, die aus alten deutschen Marsch- und Volksliedern besteht. Von Männerchören gesun-

---

31 Frank-Martin Strauß hat übrigens sowohl mit den Einstürzenden Neubauten als auch mit der Sängerin Mona Mur zusammengearbeitet und steht somit in Bezug zu anderen Arbeiten Akins (GEGEN DIE WAND und CROSSING THE BRIDGE, siehe Abspanntitel der Filme).

4.2 Konstruierte Autorenschaft

gen, erklingen Stücke wie «*Die Wacht am Rhein*», die eng verknüpft sind mit der Zeit des Dritten Reiches und die darum heutzutage nicht mehr oft gesungen werden. Die Klangqualität ist schlecht, die Töne klingen blechern und so, als stammten sie von einer alten, verkratzten Schallplattenaufnahme. Damit wird das Tonmaterial als ‹alt› beziehungsweise ‹vergangen› definiert. Ein metallisches Kratzgeräusch, von FM Einheit mit einer Stahlspirale erzeugt, übertönt die Aufnahmen teilweise. Hinzu kommt, dass einzelne Stücke ineinander übergeblendet werden, keines der Stücke wird ausgespielt. Ursprüngliche inhaltliche Aussagen der Aufnahmen werden ‹zerhackt› und somit dekonstruiert. Akin baut bereits in den ersten Sekunden ein deutliches Verweissystem auf. Das gewählte Schwarz-Weiß sowie die Schrift in Zwischentitel-Form verweisen auf die Tradition des Stummfilms und somit auch auf eine Kunstform, in der sich deutsche Produktionen hervorheben[32]. Die akustische Untermalung verweist einerseits auf deutsche Volksliedtraditionen und zugleich auf deren Missbrauch durch die Nazis. Auch die Wahl des Settings – gedreht wurde im Deutschen Schauspielhaus Hamburg – spielt auf eine große deutsche Tradition, nämlich die des Theaters, an. Somit werden zugleich Deutschland-Klischees wie «Das Land der Dichter und Denker» aufgerufen, als auch die Schattenseiten der deutschen Geschichte angemahnt. Gerade auch der Titel von Akins Episode, «Die Alten bösen Lieder», bekommt durch das Abspielen alter Wehrmachtslieder einen sehr konkreten Bezug, wenn auch der Text von Heine vor dem Zweiten Weltkrieg entstand. Wie bereits zuvor erwähnt, werden Klänge jedoch verfremdet, dekonstruiert. Akin positioniert seinen Film also tief in deutscher Tradition, gleichzeitig kritisiert er Teile davon – und fügt Neues hinzu. Bereits die Tatsache, dass das Schumann-Lied mit dem Text von Heinrich Heine, welches nach der Einleitung mit den oben beschriebenen Bezügen zur deutschen Kultur erklingt, nicht von einer deutschen, sondern von der türkischstämmigen Sängerin Idil Üner dargeboten wird, kann diesbezüglich als (wenngleich simples) *statement* gelesen werden. Die Handlung beginnt mit einer Fanfare im Stil der alten Schallplattenaufnahmen (ab TC 0:00:27). Der Vorhang öffnet sich, man blickt zunächst von der Bühne aus in einen großen, verschwenderisch ausgestatteten Publikumsraum. Schließlich sieht man, immer noch in schwarz-weiß, die Bühne in einer totalen Einstellung. Der Bildraum ist fast gänzlich schwarz, lediglich um den in der Mitte stehenden FM Einheit ist die Bühne erhellt. Der Künstler ist zu sehen, wie er sein Instrument, zwei von der Decke hängende Stahlspiralen, bearbeitet. Schließlich endet der Fanfarenklang, und es setzen Streicherklänge ein, nun in einer hervorragenden und klaren, also modernen, Klangqualität. Gleichzeitig werden die vier Musiker, die in den Logen des Saals sitzen, gezeigt. Daran anschließend wird auf Idil Üner geschnitten, die zu singen

---

32 Filme des Expressionismus, die auch international bekannt sind und als Klassiker der Filmgeschichte gelten. Zu nennen wären Regisseure wie Robert Wiene, Friedrich Wilhelm Murnau oder Fritz Lang.

4 Das Konzept Fatih Akin

beginnt. Sie steht zunächst auf einem der Ränge und die Kamera begleitet sie, als sie zum Parkett hinunter schreitet. Ihr Gesang ist leise, fast flüsternd. Der Text des Liedes beschreibt Übel der Vergangenheit, die es gilt, nun zu begraben, und die Stimme der Sängerin wirkt so, als schäme sie sich des Vergangenen oder als sei sie bemüht, das schlafende Übel nicht zu wecken. Dabei blickt sie häufig in die Kamera. Die teils übertrieben wirkende Mimik und Gestik erinnert erneut an die Spielweise im expressionistischen Stummfilm, könnte gleichzeitig aber auch als Verballhornung von TV-Sendungen mit volkstümlichen Musikern vor Alpenpanoramen gedeutet werden, die sich in Deutschland großer Beliebtheit erfreuen. Als Nebenelement der Filmhandlung ist FM Einheit mit seiner perkussiven Bearbeitung der Stahlspirale häufig sichtbar. Diese Figur, die Idil Üners Gesang begleitet, lässt sich lesen als Repräsentant der Kulturschaffenden, der beständig seine Arbeit zum Gesamtklang hinzufügt, diesen aber mit einigen der erzeugten Geräusche auch hin und wieder stört. Denn auch das Anmahnen von Missständen, das Aufmerksam machen, Ermahnen und Verstören, ist Aufgabe der Kunst. Üner singt ihr Lied zu Ende, doch damit ist Akins Beitrag zu den europäischen Visionen noch nicht vorbei. Wie in den meisten seiner Filme führt der Regisseur auch hier die Handlung wieder zurück an den Beginn, zumindest akustisch – Üner geht zu einem altmodischen Grammophon und legt die Nadel auf den Tonträger (ab TC 0:03:30). Es erklingt erneut Marschmusik mit einem Männerchor, doch die Tonqualität ist schlecht und die Musik von der Schallplatte wird zudem überlagert von sphärischen Perkussionsklängen. Die Bilder werden zunehmen surrealer, ebenfalls wird das Klanggemisch auf der akustischen Ebene immer wilder. Die Kamera zoomt zunächst aus extremer Vogelperspektive von Üner und dem Grammophon zurück nach oben. Schließlich wird in einer Mehrfachbelichtung eine zweite Idil Üner mit ins Bild eingeblendet. Man sieht sie von vorn, sie hält sich den Kopf mit beiden Händen und schüttelt sich, als wolle sie quälende Erinnerungen abschütteln. Der Bildhintergrund (eine dritte eingeblendete Ebene, der Theatersaal) beginnt, sich immer schneller zu drehen. Bild und Ton geraten in einen Strudel. Schließlich wird eine weitere Bildebene hinzugefügt, die den die Stahlspiralen bearbeitenden FM Einheit zeigt, schließlich noch eine, die eine Kamerafahrt durch die Zuschauerreihen des Theaters zeigt. Die unterschiedlichen Ebenen mischen sich wild ineinander. Kreisbewegung, Kamerafahrt, Vogelperspektive und die sich windende Schauspielerin werden übereinander geschichtet. Sie repräsentieren damit gekonnt die Wirren des Projektes Europa, das sich zwischen Tradition und Moderne, Fortschritt und Stillstand, Integration des Fremden und Bewahrung des Eigenen erst noch finden muss. Akins Film endet schließlich offen – ebenso wie die Zukunft Europas noch offen ist. Ab Minute 0:04:58 verschwinden die aufeinander geschichteten Bildebenen und es ist wieder das Grammophon zu sehen. Es läuft noch, jedoch scheint die Schallplatte festzuhängen und der gleiche Musikabschnitt wiederholt sich immer wieder. Schließlich wird zurück in die Vogelperspektive geschnitten, und man sieht von sehr weit oben, wie Idil Üner das Grammophon sich selbst überlässt und aus dem Bildraum abgeht. Es folgt eine Schwarzblende und «Die alten bösen Lieder» endet. Die springende Schallplatte dürfte die Probleme repräsentieren, um die Europa immer wieder kreist, die Unfähigkeit, sich aus alten Mustern zu lösen. Der Ausgang des Experiments bleibt offen. Damit gelingt Akin ein optisch wie akustisch eindrücklicher filmischer Blick auf Europa. Gleichzeitig erscheint Akins Beitrag zu VISIONS OF EUROPE wie eine komprimierte Darstellung des eigenen Schaffens. Wie bereits in KURZ UND SCHMERZLOS, IM JULI und später in abgeschwächter Form auch in weiteren Filmen wird auf bestimmte Traditionslinien (Stummfilm, Theater, Literatur und Musik) verwiesen, die mit neuen Elementen (die musikalische Bearbeitung durch FM Einheit, die türkischstämmige Sängerin) gemischt werden und so durch das gleichberechtigte Nebeneinander die Idee Transkulturalität umsetzen. Das Anspielen auf diverse Traditionen dient der Verortung, kann aber gleichzeitig auch eine Art Absicherung darstellen. Um etwas Neues etablieren, ist es gut, dabei auch auf etwas Bekanntes, bereits Akzeptiertes zurück zu greifen. Wenn nun die Elemente gleichberechtigt nebeneinander stehen, wird das Neue in das Alte integriert. Akin leistet Integration auf filmischer Ebene und verortet gleichzeitig dabei sein eigenes Schaffen in bestimmten Traditionslinien.

4.2.2 Konstruktion eines Œuvres: Selbstverweise

Autorenschaft im Sinne der Konstruktion einer ‹Marke Akin› lässt sich am einfachsten durch Wiedererkennbarkeit herstellen, mit der das ‹Werk› eine optische oder narrative Konsistenz erhält. Dass dies mittels der Besetzung mit bestimmten ‹Stamm›-Schauspielern, wie in Kapitel 4.1.1 erläutert, geschehen kann, ist eindeutig. Es gibt aber noch andere Arten von Selbstverweisen, die den Eindruck eines konsistenten Œuvres erzeugen.

Zunächst gab es den Versuch des Regisseurs, auf sich selbst zu verweisen, in dem er in kurzen Cameo-Auftritten in seinen eigenen Filmen zu sehen war. Berühmtestes Beispiel für Cameo-Auftritte in eigenen Filmen ist Alfred Hitchcock[33], auch heute praktizieren dies namhafte, international erfolgreiche Regisseure wie Quentin Tarantino oder Peter Jackson. Auch der deutsche Autorenfilmer Rainer Werner Fassbinder war in kleinen Rollen in seinen eigenen Film zu sehen, etwa in HÄNDLER DER VIER JAHRESZEITEN (D 1971) oder ANGST ESSEN SEELE AUF (1974). Akin stellt sich mit diesem Vorgehen deutlich in eine bestimmte Traditionslinie. In seinen Kurzfilmen SENSIN – DU BIST ES und GETÜRKT übernahm Akin selbst die Hauptrolle, vermutlich aus praktischen Gründen (Kostenersparnis). Zudem plante Akin, der in der Schule Theatererfahrung sammelte, zunächst eine Karriere als Schauspieler, bevor er ins Regie-

---

33 Hitchcock beschreibt, diese Auftritte seien entstanden aus «Zweckmäßigkeit» und hätten sich dann entwickelt zu einem «Gag». In: Truffaut (1966/1973), S. 44.

4 Das Konzept Fatih Akin

fach wechselte[34]. In KURZ UND SCHMERZLOS spielt Akin schließlich den Drogenhändler Nejo. Diese Figur scheint der Handlung entrückt und taucht nur einmal auf (ab TC 0:47:45), ist jedoch für die kommenden Ereignisse von großer Bedeutung. Nejo hat eine Waffe, und Costa besorgt sich eben diese Waffe, um damit Muhamer, der zuvor Bobby getötet hat, aus Rache zu erschießen. So unbedeutend die Figur des Nejo auch erscheint, so liefert sie doch ein kleines Detail (Waffe), das die finalen Ereignisse dramatisch steigert. Zudem scheint Akin sich mit dem Gastauftritt selbst zu charakterisieren. Nejo erzählt den drei Freunden Gabriel, Bobby und Costa eine abenteuerliche Geschichte, wie er durch Zufall an diese Waffe gekommen ist. Er hat sie in einem Auto gefunden, von dem er fälschlicherweise annahm, es sei seines (gleicher Wagentyp). Dort lag die Waffe im Handschuhfach. Diese Story gleicht der Lebensgeschichte des Regisseurs, der durch Umwege zum Regie führen gekommen ist und damit gleichsam eine narrative ‹Waffe› besitzt, mit der er große Geschichten erzählen kann.

Ähnlich angelegt ist die Figur, die Akin in IM JULI spielt. Auch sie taucht nur einmal kurz auf (ab TC 0:59:55), hat jedoch eine erzähltechnisch zentrale Bedeutung. Nachdem Juli und Daniel auf ihrer Reise in Ungarn getrennt wurden, versucht Daniel ohne Papiere und Gepäck, die Grenze zu Rumänien zu passieren. Akin spielt den kaugummikauenden Grenzbeamten, in dessen Macht es liegt, den Schlagbaum zu öffnen oder Daniel die Einreise zu verweigern. Er besitzt damit die Macht darüber, die Ereignisse zum Positiven zu wenden oder vorschnell enden zu lassen. Genau wie diese Figur des Grenzbeamten hat Akin die Macht darüber, seine Filmfiguren zu lenken und ihre Geschicke in ein Happy End oder eine Tragödie zu führen.

Diese Cameo-Auftritte werden von Akin nicht fortgeführt, sondern enden bereits mit SOLINO (2002). Dennoch schreibt sich Akin weiterhin in seine Geschichten ein, denn viele seiner Figuren tragen fortan autobiografische Züge. Die Figur des Gigi mit ihrer Leidenschaft für das gerahmte und bewegte Bild erinnert an den «leidenschaftlichen»[35] Kino-Liebhaber und Filmkenner Akin. Cahit aus GEGEN DIE WAND repräsentiert Akins rebellische und kämpferische Seite, den «Boxer»[36] in ihm. Dass seine Figuren autobiografische Züge tragen, ist keine romantisch-verklärte Annahme eines Rezipienten, der dadurch eine deutlich erkennbare Urheberschaft Akins bestätigt sehen will. Vielmehr bestätigt Akin es selbst. Auf die Beobachtung hin, AUF DER ANDEREN SEITE wirke weniger autobiografisch als die Vorgänger, antwortet er: «Es ist nur weniger offensichtlich. Alle sechs Personen des Films repräsentieren Seiten in mir.»[37]

Ob es sich tatsächlich um autobiografische Elemente handelt, oder ob auch das nur Teil einer bewussten Taktik zum Erschaffen einer ‹Marke› Akin ist, kann natürlich nicht überprüft werden. So oder so ist es jedoch ein wichtiger Baustein, um

---

34   Vgl. Behrens, Tötenberg (Hrsg.) 2011, S. 42.
35   Vgl. Gansera 2007, S. 28.
36   Vgl. Behrens, Tötenberg (Hrsg.) 2011, S. 172.
37   Ebd., S. 173.

4.2 Konstruierte Autorenschaft

Wiedererkennbarkeit zu generieren. Es sind nicht nur autobiografische lesbare Bezüge, mit denen Fatih Akin auf sich selbst verweist. Er verweist auf thematischer und motivischer Ebene ebenso auf seine eigenen Filme. Dabei handelt es sich oft um ‹kleine›, in der filmischen Erzählung nebensächliche Dinge, die nicht sofort ins Auge fallen, etwa einzelne Motive, wiederkehrende Schauplätze, bestimmte Songs oder szenische Analogien.

Neben den sehr offensichtlich wiederkehrenden Schauplätzen Hamburg und Istanbul ist es zum Beispiel ein bestimmtes Hotel, das häufiger auftaucht. Es handelt sich um das Büyük Londra Oteli im Istanbuler Stadtteil Beyoğlu, das unweit der Einkaufsmeile İstiklal Caddesi liegt (Abb. 18). Das Hotel hat einen mittlerweile etwas heruntergekommenen Charme. Es stammt aus dem Jahr 1891 und wurde 1910 in ein Hotel, damals unter dem Namen Grand Hotel des Londres, umgewandelt. Angeblich hat Ernest Hemingway schon dort übernachtet[38]. Heute gehört das Hotel zu den eher bescheidenen Unterkünften, doch der Glanz alter Zeiten lässt sich durch Architektur und Ausstattung teilweise noch erahnen. Das Büyük Londra ist zum ersten Mal in GEGEN DIE WAND zu sehen. Cahit mietet sich dort ein, als er in Istanbul nach Sibel sucht. Auch im Dokumentarfilm CROSSING THE BRIDGE ist das Hotel wieder zu sehen, denn Alexander Hacke wohnt dort und startet von dort aus seine Nachforschungen zur Istanbuler Musikszene. Der elegante Aufenthaltsraum mit roten Samtvorhängen dient als Ort, an dem die Kapelle von Selim Sesler die Sängerin Müzeyyen Senar (ab TC 1:11:24; Abb. 19) begleitet. Das Hotel ist auch in AUF DER ANDEREN SEITE der erste Wohnort von Susanne, die in Istanbul nach ihrer

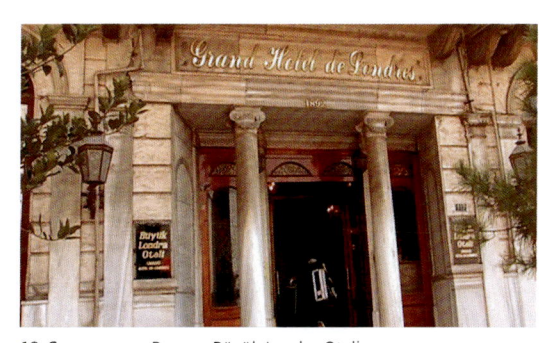

18 CROSSING THE BRIDGE: Büyük Londra Oteli

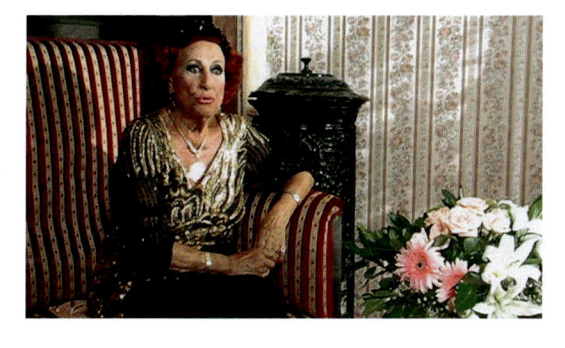

19 CROSSING THE BRIDGE: Müzeyyen Senar

---

38 Vgl. Homepage des Hotels unter http://bit.ly/29G8tqC (10.07.2016).

4 Das Konzept Fatih Akin

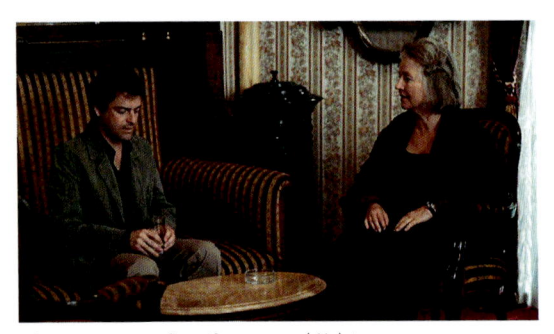

, AUF DER ANDEREN SEITE: Susanne und Nejat

Tochter Lotte sucht. Der gleiche Aufenthaltsraum, in dem in CROSSING THE BRIDGE Müzeyyen Senar gefilmt wurde, ist der Ort, an dem Susanne sich zum ersten Mal mit Nejat trifft (ab TC 1:28:31; Abb. 20).
Wiedererkennbarkeit über mehrere Filme hinweg macht den Ort zu etwas Besonderem für Fans von Fatih Akin. So kann man in einem Reiseführer aus dem Jahr 2008 lesen: «Seit der Deutsch-Türkische Filmemacher Fatih Akın einige Szenen seines berühmten Films «Gegen die Wand», der 2004 auf der Berlinale den Goldenen Bär gewann, im «Büyük Londra Oteli» drehte, genießt das Haus in Cineastenkreisen geradezu Kultstatus.»[39] Damit bietet das Hotel als Ort nicht nur charaktervolle Kulisse und Wiedererkennbarkeit, die ein konsistentes ‹Werk› unterstreicht. Es bietet darüber hinaus einen realen Ort, zu dem Filmrezipienten und Fans Zugang haben und so indirekt Teil der filmischen Welt werden können.

Auch auf der akustischen Ebene kann Wiedererkennbarkeit geschaffen werden. So erklärt Akin, dass es in jedem seiner Filme (außer SOLINO) – wie eine Art akustisches Markenzeichen – einen Song von Sezen Aksu zu hören gibt. Akin selbst bezeichnet es weniger als Markenzeichen denn als Glücksbringer[40]. Für einen Rezipienten, der mit der Stimme und Werk von Sezen Aksu wenig vertraut ist, ist dies womöglich schwer nachvollziehbar. Leichter fällt es, die Wiederholung eines bestimmten Songs (in diversen Interpretationen) über mehrere Filme hinweg nachzuvollziehen. Auch dafür finden sich Beispiele, so etwa in CROSSING THE BRIDGE. In der Dokumentation über die Istanbuler Musikszene sieht man in einer Sequenz Selim Sesler mit seinen Begleitmusikern in seiner Privatwohnung. Bei ihnen ist Brenna MacCrimmon, eine Kanadierin, die, fasziniert von alten Aufnahmen türkischer Musiker, mit Sesler daran arbeitet, diese Musik wieder bekannt zu machen (ab TC 0:34:31). Hier schafft Akin – wenn nicht schon durch den Schauplatz des Films – eine sehr konkrete Verbindung zum Vorgängerfilm GEGEN DIE WAND. Wie schon zuvor durch die Besetzung gleicher Schauspieler oder die Zusammenarbeit mit gleichen Crewmitgliedern wird hier eine zumindest durch solche äußeren Faktoren spürbare Konsistenz des eigenen Werks unterstützt. Sesler ist bekannt aus GEGEN DIE WAND, und das Lied, dass nun nicht von Idil Üner, sondern Brenna MacCrimmon gesungen wird, war schon in GEGEN DIE WAND zu hören.

---

39 Martina Gorgas (Redaktion): Merian Reiseführer *Istanbul*. 1. Auflage. München 2008, S. 44.
40 Vgl. Behrens, Tötenberg (Hrsg.) 2011, S. 48.

4.2 Konstruierte Autorenschaft

Einen weiteren musikalischen Selbstverweis findet man in Müll im Garten Eden. Es ist der Song «*Ben Seni Sevdugumi*» von Kazim Koyuncu. Er bildet zum einen die Basis für den instrumentalen Soundtrack von AUF DER ANDEREN SEITE und ist zudem an zwei Stellen im Film in gesungener Version zu hören, einmal im Original von Koyuncu, einmal in einer Version von Koyuncu zusammen mit der Sängerin Şevval Sam. Der gleiche Song wird von ebendieser Sängerin, Şevval Sam, in der Dokumentation Müll im Garten Eden für die Bevölkerung des Ortes Çamburnu bei einer Art Dorffest live aufgeführt (ab TC 0:15:28). Sogar thematisch greift diese Wiederholung. In AUF DER ANDEREN SEITE erkundigt sich Nejat beim Tankstellenbesitzer nach dem Song, der im Radio zu hören ist. Und der antwortet: «Er ist vor zwei Jahren an Krebs gestorben. Er war noch jung. So wie Sie. Alles wegen Tschernobyl»[41]. Eine Krankheit in Folge einer atomaren (Umwelt-)Katastrophe, dies passt thematisch zu den Befürchtungen von gesundheitlichen Schäden, die die Einwohner in Çamburnus aufgrund des von der Müllkippe verseuchten Grundwassers haben.

Szenische Analogien, die auf andere Filme aus dem Akin-Korpus verweisen, sind hin und wieder zu beobachten. Abgesehen davon, dass erzählerisch immer eine Rahmung (siehe Kaptiel 3.3.2) stattfindet, gibt es auch auf makrostruktureller Erzählebene Ähnlichkeiten. Akin erzählt in SOLINO von den ungleichen Brüdern Gigi und Giancarlo. Giancarlo, der Ältere, verhält sich Gigi gegenüber häufig niederträchtig. Etwa in der Szene, in der beide in das Geschäft von Herrn Klasen einbrechen, um die Super8-Kamera zu stehlen, die Gigi so gerne haben möchte (ab TC 0:01:12). Eine Kamerafahrt endet gegenüber von Klasens Laden in einer totalen Einstellung, Giancarlo bricht das Ladengitter auf, während Gigi protestiert. Nach einigem Hin und Her holt sich Gigi tatsächlich im Laden die Kamera und wird von Giancarlo gedrängt, auch noch die Kasse auszurauben. Er weigert sich jedoch. Die Kamera ist bei Gigi auf der Innenseite des Ladengitters, das von Giancarlo in einer offenen Position festgehalten wird. Durch die Gitter hindurch sieht man schließlich, wie ein Polizeiwagen mit Blaulicht vorfährt, und Giancarlo lässt seinen kleinen Bruder erneut in der Falle sitzen, läuft weg, während Gigi hinter dem Ladengitter gefangen ist. Es wiederholt sich die Szene, die beide als Kinder in Solino erlebt haben, als sie beim Einbruch in eine Scheune erwischt wurden. Während Gigi verzweifelt Giancarlos Namen ruft, läuft dieser weg, nur darauf bedacht, seine eigene Haut zu retten. Die Szene endet abrupt, die Kamera steht nun wieder außerhalb des Ladeneingangs, Gigi versucht, das Gitter hochzuschieben und noch zu entkommen, doch dafür ist es zu spät. Er ruft Giancarlos Namen, ein Halleffekt und schnelle Verminderung des Pegels setzten akustisch dessen Fluchtbewegung um.

Akin greift genau diese Konstellation in seinem Film SOUL KITCHEN noch einmal auf. Wieder geht es um zwei Brüder, diesmal Zinos und Ilias (Moritz Bleibtreu).

---

41 Tankstellenbesitzer in AUF DER ANDEREN SEITE (ab TC 0:01:29).

Die beiden versuchen, bei Immobilienmakler Neumann (Wotan Wilke Möhring) einzubrechen, der sich das Soul Kitchen-Gelände erschlichen hat, um durch das Stehlen der Vertragsunterlagen den Eintrag ins Grundbuch zu verhindern (ab TC 1:13:00). Zinos gibt einen sehr schlechten Einbrecher ab – er ist aufgrund seines Bandscheibenvorfalls massiv eingeschränkt und kann sich nur sehr langsam und humpelnd fortbewegen. In einer Situation, in der der Zuschauer schnelles Handeln erwartet, ergibt sich daraus ein komischer Effekt, und so wird der Grundton einer Komödie gewahrt, obwohl der Protagonist dabei ist, alles zu verlieren. Als schließlich die Polizei kommt, läuft Ilias fort und der humpelnde Zinos wird selbstverständlich festgenommen. Man fühlt sich erinnert an SOLINO, wo der von Moritz Bleibtreu gespielte Giancarlo seinen Bruder Gigi (Barnaby Metschurat) bei einem gemeinsamen Raub der Polizei ins Netz gehen lässt, während er flüchtet. Doch in SOUL KITCHEN kommt es anders. Ilias hält den Polizeiwagen an und steigt zu, woraufhin Zinos später entlastet wird und das Gefängnis verlassen darf.

Eine weitere motivische Analogie gibt es bei IM JULI und SOLINO. Beide Szenen beschreiben das Gefühl nach dem Konsum von Marihuana und sind ähnlich umgesetzt, und zwar durch eine Art Schwebezustand, in dem die Figuren gezeigt werden. Auf ihrer Fahrt als blinde Passagiere auf einem Donaufrachter Richtung Schwarzes Meer überredet Juli Daniel in IM JULI zu seinem ersten Joint (ab TC 0:34:37). Der sich langsam einstellende Schwebezustand im Kopf der beiden wird an dieser Stelle auch bildlich umgesetzt. Die Kamera zeigt sie nun halbnah von oben, und sie schweben scheinbar schwerelos nebeneinander über dem Schiffsboden. Schließlich sieht man beide von der Seite, und sie schweben tatsächlich etwa einen Meter über dem Schiff, frei in der Luft, beleuchtet vom Mond, über ihnen der Sternenhimmel. In SOLINO wird dieses Gefühl ähnlich umgesetzt. Hier sind es die Brüder Gigi und Giancarlo, die sich nach einem Streit um Mitbewohnerin Johanna versöhnlich ein Bier und einen Joint teilen (ab TC 0:56:50). Danach steigen sie in ein Cabrio und fahren durch einen Tunnel. Wechselnde Lichtreflexe durch die Tunnelbeleuchtung, die hohe Geschwindigkeit des Wagens, die der Zuschauer anhand der schnell vorbeiziehenden Lichter nachvollzeihen kann, kleine Schwenks und *jump cuts* lassen auch diese Fahrt wie einen Schwebezustand erscheinen und erinnern damit stark an die Drogenszene aus IM JULI.

Auf seinen ersten Film KURZ UND SCHMERZLOS verweist Akin in der Komödie SOUL KITCHEN. Nachdem das Restaurant Soul Kitchen mit der Hilfe von Koch Shayn zum ersten Mal gut besucht ist und die vielen Gäste bis spät in den Abend zur Musik einer Band tanzen, hat Zinos von dem Trubel irgendwann genug. Er wirft alle Gäste aus dem Laden und geht anschließend mit Kellnerin Lucia (Anna Bederke) und Bruder Ilias tanzen. Der DJ in dem Club verärgert Ilias, woraufhin der zwei Freunde anruft, die mit schwarzen Sturmmasken auf dem Kopf den Club stürmen und die Musikanlage stehlen (die dann später im Soul Kitchen stehen wird). Der DJ wird unsanft zu Boden geworfen, und als er sich wieder aufrappelt, darf Adam Bousdoukos auf sich selbst verweisen: «Alles ok mit dir?» (TC 0:37:19)

4.2 Konstruierte Autorenschaft

erinnert an seine Rolle in KURZ UND SCHMERZLOS, wo er in der Eröffnungssequenz nach dem Diebstahl eines Autoradios den Bestohlenen erst niederschlägt und sich dann umdreht und fragt: «Alles ok bei dir?» (TC 0:02:21).

Diese Wiederholungen, Analogien und Selbstverweise machen noch lange keinen eigenen ‹Stil› oder gar eine persönliche ‹Handschrift› aus. Vielmehr wehrt sich Fatih Akin sogar gegen diese Kategorie[42], die man auch als einengend empfinden kann, müsste man sich in allen zukünftigen Projekten ihr unterordnen. Dennoch schaffen die Selbstverweise eine Art konstruierte Zusammengehörigkeit des Filmkorpus von Fatih Akin. Sie erlauben stilistische Freiheit, thematische Vielfalt und Unabhängigkeit von Erwartungen und halten das ‹Werk› dennoch zusammen.

4.2.3 Politikkommentar und Gesellschaftskritik im Rahmen der Unterhaltung

Fatih Akin ist kein vornehmlich politischer Filmemacher. Gerade seinem neuesten Film THE CUT wird vorgeworfen, er sei zu unpolitisch[43]. Doch Akin ist eben auch ein begeisterter Geschichtenerzähler und Kinofan. Kommentare zu Politik und Gesellschaft haben keinen größeren Stellenwert als narrative und visuelle Ästhetik. Dennoch vermittelt er in seinen Filmen, im Rahmen der Unterhaltung, auch eine politische Meinung und nimmt Stellung zu Ereignissen des Zeitgeschehens.

So nutzt er beispielsweise den Abspann des Films IM JULI für eine Botschaft bezüglich der Legalisierung von Cannabis (ab TC 01:35:32). Hinter seinen persönlichen Danksagungen steht der Satz: «Außerdem: legalize it endlich!». Auch vor der Kamera wird diese Haltung sichtbar, wenn Juli Daniel überredet, ihren Joint zu teilen und sich beide darauf hin so nah kommen wie nie zuvor. Immer wieder tauchen in Akins Filmen Figuren auf, die offen Marihuana konsumieren. Bobby, Costa und Gabriel aus KURZ UND SCHMERZLOS kaufen ihren Stoff sogar bei Nejo, der von Akin selbst gespielt wird. Gigi und Giancarlo aus SOLINO sieht man ebenso beim Kiffen wie Lotte und Ayten aus AUF DER ANDEREN SEITE. Nun ist die Legalisierung von Cannabis gewiss keines der drängendsten gesellschaftlich-politischen Probleme dieser Tage. Dennoch, seien es Grünen-Politiker Cem Özdemir, der sich im Rahmen der Ice-Bucket-Challenge[44] mit einer Hanf-Pflanze im Hintergrund filmen

---

42 Vgl. Jennifer Borrmann: Fatih Akin – Transkultureller Erzähler. In: Dokumentation zum 26. Mannheimer Filmsymposium: Regie. Handschriften zwischen Genre, Stil und Handwerk. (14. – 16.11. 2011), S. 58.

43 Bauer 2014, online unter: http://bit.ly/29wSKYE (10.07.2016), S. 2, wobei die heftigen Reaktionen der türkischen Regierung und die verbalen Attacken auf deutsche Bundestagsabgeordnete nach der im Juni 2016 verabschiedeten Armenien-Resolution zeigen, dass schon allein die Themenwahl von THE CUT als hochpolitisch anzusehen ist.

44 YouTube-Phänomen im Jahr 2014: Prominente Persönlichkeiten aus Kunst, Unterhaltung, Politik und Kultur lassen sich dabei filmen, wie sie einen Eimer mit Eiswasser über sich schütten, um damit auf die Krankheit ALS aufmerksam zu machen und um Spenden für ihre Erforschung zu

lässt, die fortschreitende Legalisierung in den USA[45] oder auch eine 2014 erschienene Ausgabe des Stern, die die Debatte um die Legalisierung von Cannabis zum Titelthema hatte[46]. Das Problem wird in Gesellschaft und Politik diskutiert, und Akin bezieht dazu eine deutliche Stellung.

Ebenso beschäftigt er sich mit Vorkommnissen in der Türkei. Ein wichtiges Thema dort ist das Verhältnis von Türken zur kurdischen Minderheit. Deutlich greift er dies in seinen Filmen CROSSING THE BRIDGE und AUF DER ANDEREN SEITE auf. Zwar formuliert sich seine Einstellung dazu nicht direkt, doch wird sie indirekt deutlich. So gibt es eine Sequenz, in der der Straßenmusiker Murat Toktaş über die Konflikte der unterschiedlichen Bevölkerungsgruppen in der Türkei spricht. Er erzählt dann von den Legenden um die türkische Flagge. «Demnach», so Toktaş, «gehört die türkische Flagge allen: den Kurden, Lasen, Tscherkessen und Abchasen» (TC 0:57:41). Es schließt sich eine Szene an, die mit der kurdischen Sängerin Aynur in einem alten Hamam gedreht wurde. Die vorherigen Aussagen des Sängers kombiniert mit den Szenen, in die die kurdische Sängerin gezeigt wird, ist als ein deutliches Statement für Gleichberechtigung aller Bevölkerungsgruppen in der Türkei zu verstehen, auch heute noch ein heikles Thema. Aynur und einige andere kurdischstämmige Musiker äußern sich zu der prekären Lage, zwischendurch wird jedoch immer wieder Aynur im Hamam gezeigt. Durch das Licht, das von oben auf sie herabstrahlt, wirkt sie fast wie von einem heiligen Licht bestrahlt, engelsgleich (TC 1:03:32). Es wird dabei sehr deutlich, wo die Sympathien liegen.

Im Zusammenhang mit der Türkei ist auch deren möglicher EU-Beitritt ein politisches Thema, das Akin über seine Filme anspricht. Er selbst scheint sich nicht sicher, sieht sowohl Vor- als auch Nachteile. Das Thema taucht erstmals in seinem Beitrag zum Film VISIONS OF EUROPE, der Episode «Die alten bösen Lieder», auf. Idil Üner singt das vertonte Gedicht von Heinrich Heine, die ganze Episode ist in Schwarz-Weiß gedreht. Doch es gibt einen kleinen Einschub. Die Sängerin macht eine kleine Pause und dreht sich um, als erblicke sie etwas – gleichzeitig ertönt ein fremder Klang, der sich in die bisherige Klangkulisse mischt (ab TC 0:02:10). Es folgt ein harter Schnitt, zu sehen ist nun wieder Idil Üner, die auf der Bühne steht, mit dem Rücken zum Zuschauersaal, der als Hintergrund dient. Sie singt ein klassisches türkisches Lied und ihre Gestik passt sich dem Gesang an. Besonders sticht hervor, dass das Filmmaterial nun nicht mehr schwarz-weiß ist, sondern farbig. Die Sängerin ist in nahezu kitschig-buntes Scheinwerferlicht getaucht, das von ihren Haaren und der Kleidung reflektiert wird und ihr so eine pink-rote strahlende Korona verleiht. Durch den starken Kontrast zu den vorherigen Bildern in

---

    erbitten. Das Video mit Cem Özdemir auf dem offiziellen YouTube-Kanal von Bündnis90/Die Grünen unter http://bit.ly/1Gdk4GC (10.07.2016).
45 2015 ist der Besitz und Konsum von kleinen Mengen in privatem Rahmen erlaubt in Colorado, Alaska und Oregon sowie Washington, D.C.
46 Vgl. Titelthema «Die bekiffte Republik», Stern Nr. 49, 2014.

4.2 Konstruierte Autorenschaft

schwarz-weiß wirkt Idil Üner hier exotisch und ‹anders›. Spätestens an dieser Stelle muss man sich von einer lediglich auf Deutschland bezogenen Interpretation lösen und das Gesehene auf Europa und die EU übertragen. Auch in der Geschichte des Kontinents gibt es dunkle Kapitel, böse alte Lieder, die es zu überwinden und zu begraben gilt. Die ‹bunte› Idil Üner repräsentiert dabei die ‹anderen› Staaten, die um Aufnahme in die EU bitten und das Gesamtbild dadurch bereichern – farbiger gestalten – könnten (zu diesen Ländern gehört unter anderem auch die Türkei)[47]. Zugleich bietet der Raum der Kunst und Kultur (das Setting mit den Bezügen zu Literatur, Musik, Theater und Film) in diesem Kurzfilm den Rahmen, um die unterschiedlichen europäischen und (noch) nichteuropäischen Länder in einem Neuanfang zu vereinen. Die Idil Üner umgebende, bunt strahlende Korona lässt sie diesbezüglich geradezu als engelsgleiche Prophetin erscheinen.

Ganz anders die Haltung in AUF DER ANDEREN SEITE, die durch die Figur Ayten vertreten wird. Ayten trifft, nachdem Lotte sie bei sich zuhause aufgenommen hat, in der Küche auf Lottes Mutter Susanne. Sie sitzt vor dem Küchenschrank am Tisch, vor sich eine Schüssel reifer Kirschen, die sie entsteint und in eine Quicheform legt. Diese Einstellung (TC 0:56:10) ist schon fast übertrieben in Idylle und Gemütlichkeit. Was den Eindruck bricht, ist der leicht gelangweilte, etwas ungehaltene Gesichtsausdruck auf Susannes Gesicht. Nachdem sie Ayten über ihre politischen Aktivitäten ausgefragt hat, erwähnt Susanne, dass sich die Dinge bessern könnten, wenn die Türkei der EU beiträte. Ayten reagiert gereizt, traut der EU nicht, mit der Begründung, sie repräsentiere nur die alten Kolonialmächte und die Globalisierung. Das Gespräch endet damit, dass Ayten Kraftausdrücke gebraucht und Susanne daraufhin ruhig, aber bestimmt sagt, dass sie in ihrem Haus nicht so reden soll. Akin wirft in seinen Filmen vermittels der Figuren also sowohl einen positiven Blick auf die Chancen eines türkischen EU-Beitritts, lässt aber genauso gut erbitterte Gegner zu Wort kommen.

Das Thema Umweltverschmutzung greift Akin in seiner Dokumentation MÜLL IM GARTEN EDEN auf. Er portraitiert dabei einerseits die Gefahren für die Dorfbewohner und ihren bemerkenswerten Kampf gegen die Mühlen der Bürokratie und Politik. Auf wessen Seite er dabei steht, wird spätestens dann deutlich, wenn er es schafft, Szenen einzufangen, in denen sich die Politiker und die in deren Auftrag handelnden Bauherren der Deponie selbst entlarven. Amüsantestes Beispiel dafür ist, wenn der betreuende Ingenieur der Deponie von einer Schülerin argumentativ so in die Enge getrieben wird, dass er kaum noch etwas zu sagen weiß (ab TC 0:46:30). Sie fragt ihn, ob die entweichenden Gase nicht der Umwelt schaden würden. Er erläutert, man filtere das entstehende Methangas und es gelange dann als Kohlendioxid in die Luft. Davon gebe es ja sowieso schon einen bestimmten Anteil in der Luft. Sie lässt nicht locker, fragt zurück, ob nicht zu viel Kohlen-

---

47 Vgl. Behrens, Tötenberg (Hrsg.) 2011, S. 217.

dioxid der Erdatmosphäre schade. Daraufhin antwortet der Ingenieur nur noch «Die Erde regelt das schon!». An dieser Stelle bricht die Szene ab, man erfährt als Zuschauer nicht, ob der Ingenieur vielleicht noch einen etwas intelligenteren Kommentar angeschlossen hat. Durch diese Inszenierung lässt Akin den Offiziellen bloßgestellt zurück: Entweder glaubt der Ingenieur selber an den Unsinn, den er erzählt, oder aber er nimmt die Schülerin so wenig ernst, dass er meint, sie mit seinem undifferenzierten Kommentar abspeisen zu können. Keine der Optionen wirft ein gutes Licht auf ihn. Und so bezieht Akin indirekt, indem er die Sympathien der Zuschauer lenkt, Stellung.

Den letzten großen Kommentar zur gesellschaftlichen Situation in der Türkei brachte Akin mit THE CUT ins Kino. Wird dem Film vorgeworfen, er sei unpolitisch, dann bezieht sich das auf die konkrete Filmhandlung. THE CUT klärt nicht auf über die historische Vorgeschichte des Genozids an den Armeniern, nicht über die historische Situation der Türkei zu jener Zeit und auch nicht über die ganzen Ausmaße des Elends. Vielmehr zeigt er beispielhaft das Leben eines Armeniers, das des Protagonisten Nazaret. Es geht um dessen (fiktive) persönliche Geschichte, seine Sicht auf die Dinge, seine Beteiligung an der Phase des Konfliktes und auch weit darüber hinaus. Das eigentlich Politische an dem Film ist die Tatsache, dass er überhaupt gedreht wurde und dass er in der Türkei gezeigt wird. Es ist der Versuch, mit den Mitteln des filmischen Erzählens Sympathie und Verständnis für die Hauptfigur zu entwickeln und so Vorurteile und Unwissen abzubauen. Dass viele Menschen in der Türkei den Genozid noch leugnen, dass die eigene Geschichte dort nicht aufgearbeitet ist, zeigte sich unter anderem daran, dass Akin von türkischen Nationalisten bedroht wurde.

Welchen Beitrag das Medium Film dazu leisten kann, Geschichte aufzuarbeiten oder ihre Aufarbeitung zu fördern, die Gesellschaft aufzurütteln, konnte man an den Bemühungen der Regisseure des Neuen Deutschen Films Ende der 1960er, Anfang der 1970er-Jahre sehen. Akin fasst das folgendermaßen zusammen: «Das ist ein Publikumsfilm, und er ist so, wie er ist, damit er auch in ein paar großen Kinos in der Türkei laufen kann. Wenn das klappt, haben wir nicht dafür gesorgt, dass der Genozid von der türkischen Regierung anerkannt wird, aber wir haben dafür gesorgt, dass darüber gesprochen wird.»[48]

Auch innerdeutsche politische und gesellschaftliche Phänomene spricht Akin in seinen Filmen an. So äußert er sich im Rahmen der Komödie SOUL KITCHEN zum Thema Gentrifizierung. Restaurantbesitzer Zinos stellt mit Hilfe des Kochs Shayn sein Speiseangebot um. Seine Stammkundschaft, die weiterhin nach Backfisch und Pizza verlangt, verprellt er jedoch damit, was dazu führt, dass der Laden zunächst leer bleibt und Zinos an Schließung denkt. Derweil versucht sein ehemaliger Schulkollege Thomas Neumann, der ein schickes Büro in der Hamburger

---

48 In: Bauer 2014, S. 2.

4.2 Konstruierte Autorenschaft

HafenCity hat, ihm das Grundstück in Wilhelmsburg abzukaufen, doch Zinos will das Soul Kitchen nur verpachten. Neumann, der übertrieben sexistisch, geldgeil und unfreundlich auftritt, steht für die Interessen der Wirtschaft und Politik, die aus Gewinnsucht und für Prestigeobjekte ganze Stadtviertel umstrukturieren und dabei kulturelle Räume zerstören. Eine weitere Seite der Gentrifizierung wird angesprochen, wenn das Soul Kitchen im späteren Verlauf des Films plötzlich zum Szenetreff wird[49]. Dass letzten Endes dann doch alles beim Alten bleiben wird, Zinos den «Laden», wie er das Soul Kitchen bevorzugt nennt, zurückbekommt und das genau das ist, was sich der Zuschauer wünscht, ist ein kleiner, beiläufiger Kommentar zum Thema Gentrifizierung, von dem nicht nur Hamburg, sondern in besonderem Maße auch Akins Sehnsuchtsort Istanbul betroffen ist.

Seinen bislang schärfsten Kommentar zu politischen Entwicklungen lieferte Akin mit seiner Episode «Der Name Murat Kurnaz» in DEUTSCHLAND 09. Der 2009 erschienene Omnibus-Film DEUTSCHLAND 09 mit dem Untertitel 13 kurze Filme zur Lage der Nation vereint Beiträge von unterschiedlichen deutschen Regisseurinnen und Regisseuren wie Dani Levy, Romuald Karmarkar, Sylke Enders oder Tom Tykwer. Tykwer hat das Projekt mit initiiert, das vom NDR und Arte sowie diversen deutschen Filmförderinstitutionen unterstützt wurde. Der Film lief außer Konkurrenz auf der 59. Berlinale und wurde von Zuschauern und Kritikern unterschiedlich gut aufgenommen. Die Grundidee des Unternehmens steht in engem Bezug zu dem 1978 erschienen Episodenfilm Deutschland im Herbst, der Beträge von berühmten Vertretern des Neuen Deutschen Films, wie Volker Schlöndorff, Alexander Kluge oder Rainer Werner Fassbinder vereint. Damals beschäftigten sich die Beiträge mit der politischen und gesellschaftlichen Situation nach dem Deutschen Herbst 1977. Etwa dreißig Jahre später sind die beteiligten Regisseure und Regisseurinnen aufgefordert, die für sie wichtigen Themen und Probleme der deutschen Gesellschaft als Kurzfilm zu inszenieren. Dabei sind den Beteiligten was Inhalt, Stil und Umsetzung angeht, keine Vorgaben gemacht und so entstand eine sehr uneinheitliche Mischung aus dokumentarischen, fiktiven, ernsten und heiteren Episoden. Sie sind inhaltlich nicht aufeinander bezogen und unterliegen keiner dramaturgisch relevanten Abfolge. Daher soll im Folgenden, wie auch bei VISIONS OF EUROPE, die Episode von Fatih Akin für sich stehend betrachtet werden. Der Regisseur selbst ist mit der Platzierung nicht ganz einverstanden und der Meinung, seine Episode funktioniere einzeln «besser als im Gesamtkonzept»[50].

Fatin Akins Beitragt trägt den Titel «Der Name Murat Kurnaz» und ist sieben Minuten und siebenundfünfzig Sekunden lang. Die Episode ist die dritte des Films (TC 0:17:26 – 0:25:23). Alle Episoden beginnen mit einer Schwarzblende. In der Mitte der Leinwand links wird zunächst mit weißer Schrift der Name der Epi-

---

49   Vgl. Wolf Jahnke: *Los Angeles. Mit Hollywood durch L.A.* Marburg 2011, S. 14.
50   Behrens, Tötenberg (Hrsg.) 2011, S. 223.

4 Das Konzept Fatih Akin

sode eingeblendet, unter dem dann kurze Zeit später der Name des verantwortlichen Regisseurs oder der verantwortlichen Regisseurin erscheint. «Der Name Murat Kurnaz» beruht auf einem Zeitungsinterview der Süddeutschen Zeitung[51]. Laut Akin wurde es fast wörtlich übernommen und außer einigen Kürzungen nicht verändert[52]. Film und Interview zugrunde liegen die wahren Ereignisse, die der in Deutschland aufgewachsene Türke Murat Kurnaz erleben musste. Bei einer Pakistan-Reise wird der gläubige Moslem verhaftet und gegen Geld an amerikanische Soldaten verkauft. Diese befragen und foltern ihn zunächst in einem Camp in Afghanistan, später wird er in das Gefängnis nach Guantanamo gebracht und muss dort unter unwürdigen Bedingungen von 2002 bis 2006 als Inhaftierter leben. Obwohl man bereits früh von seiner Unschuld überzeugt war, haben zuständige deutsche Behörden und Politiker einer Rückführung nach Deutschland zunächst nicht zugestimmt[53]. Mit der Berichterstattung in den deutschen Medien über den Fall ging zunächst eine an Rufmord grenzende Stigmatisierung einher, Kurnaz wurde so als ‹Bremer Taliban› bekannt, obwohl er keine nachweisbaren Verbindungen in terroristische Kreise hatte[54]. Der Titel der Episode deutet diese mediale Verleumdung an, indem er darauf verweist, dass die Wahrheit in den Medien oft hinter Namen und Schlagzeilen zurück bleibt. Die Episode hat auf den ersten Blick stark dokumentarischen Charakter. Die filmischen Mittel sind äußerst beschränkt, man verzichtete sowohl auf besondere Ausstattung und Lichtgestaltung wie auch auf zuviel Kamerabewegung: Die Kamera bleibt stets statisch, es gibt weder Zooms, noch Schwenks, noch Fahrten, lediglich Schnitte verändern die Perspektiven. Auch das Setting wirkt karg und realistisch. Die auditiven Elemente sind auf ein Minimum beschränkt (O-Ton). Dadurch wird das Gefühl vermittelt, man sei als Zuschauer lediglich stiller Beobachter einer intimen Interviewsituation. Die erste Einstellung zeigt einen unpersönlich wirkenden Hotelflur, der sich bis weit in den Bildhintergrund erstreckt. Auf der auditiven Ebene ist – abgeschwächt, als dringe der Klang durch eine der geschlossenen Türen – ein Gespräch zu vernehmen. Der Dialog wird lauter, und bereits nach wenigen Sekunden wird auf ein laufendes Diktiergerät geschnitten. Durch die Veränderung auf der akustischen Ebene wird deutlich, dass man sich nun in dem Raum befindet, in dem gesprochen wird. Als nächstes folgt eine Art *establishing shot*, der die Gesamtszenerie zeigt. In einem Hotelzimmer sitzen sich Kurnaz (gespielt von Denis Moschitto) und ein Journalist (Kai Strittmatter) an einem kleinen Tisch gegenüber, hinter ihnen befindet sich ein Fenster mit

---

51   Online unter http://bit.ly/29APvzJ (10.07.2016).
52   Entnommen einem dem Pressematerial zugehörigen Interview von der offiziellen Internetseite des Films unter http://bit.ly/29xrjN3 (07.10.2016).
53   Eine Chronik der Ereignisse findet sich in dem Buch, das Kurnaz über seine Erlebnisse zusammen mit dem Journalisten Helmut Kuhn verfasst hat: Kurnaz, Murat: *Fünf Jahre meines Lebens. Ein Bericht aus Guantanamo*. 1. Auflage. Berlin 2007, S. 259–275.
54   Vgl. Interview mit Fatih Akin unter http://bit.ly/29xrjN3 (07.10.2016).

Vorhängen, im Vordergrund sieht man den Teil eines Bettes. Keine persönlichen Gegenstände liegen herum, die Schauspieler sind neutral gekleidet und die Szenerie erscheint sehr nüchtern. Ab hier werden im Schuss-Gegenschuss-Verfahren die Gesichter der Sprechenden gezeigt, ab und zu wechselt nach einem Schnitt die Einstellungsgröße, insgesamt wirkt das Gezeigte jedoch sachlich und streng inszeniert. Es wird versucht, keine Ablenkung zu schaffen – der Zuschauer soll sich voll und ganz auf den Dialog konzentrieren, das Gesagte, nicht das Gezeigte, ist wichtig. Fast befremdlich wirkt die bedacht-nüchterne Art des Journalisten, seine Fragen zu stellen, noch verwirrender ist jedoch das nahezu emotionslose Spiel Moschittos. Dies unterstützt jedoch das Anliegen des Films: Wieder steht allein der Inhalt des Gesprächs im Vordergrund. Die Person tritt hinter ihren Worten zurück. Es kann auch nicht Sinn der Inszenierung sein, Murat Kurnaz als Person ins Zentrum zu stellen. Dadurch, dass seine Geschichte durch Presse und Rundfunk bekannt wurde, haben viele Zuschauer ein Bild von Kurnaz im Kopf, am berühmtesten sind solche, auf denen er mit langen Haaren und langem Vollbart zu sehen ist. Kurnaz sieht auf diesen Bildern muskulös und breitschultrig aus. Moschitto hingegen ist eher zierlich gebaut, was durch den grauen, etwas weiten Pullover, den er trägt, unterstützt wird. Am Ende der Episode zieht sich die Kamera schrittweise weiter von den Sprechenden zurück, schließlich steht sie – wie zu Beginn der Episode – im Flur, in dem ein Zimmermädchen seiner Arbeit nachgeht. Der Dialog wird wieder leiser und schließlich folgt eine Schwarzblende. All dies zusammen genommen, lässt sich die Episode eher als Anti-Inszenierung beschreiben. Somit erschafft Akin hier ein Gegenteil von dem, was er den Medien im Fall Kurnaz vorwirft. Keine klischeehaften Äußerlichkeiten bestimmen die Berichterstattung. Das Bild von Kurnaz, das durch die Berichterstattung inszeniert und aufgebaut wurde, wird hier – durch gezielte Anti-Inszenierung – dekonstruiert, sodass lediglich die Fakten bleiben und in den Vordergrund treten. Dadurch, dass weder Beginn noch Ende des Interviews gezeigt werden (Auf- und Abblenden des Tons), ist der Einstieg in die Situation sehr direkt, es bleibt dem Zuschauer kaum eine Möglichkeit, die Protagonisten einzuschätzen und eine Verbindung zu ihnen aufzubauen. Es ist keine emotionale Vorverurteilung möglich. Zugleich erscheint das Interview durch den plötzlichen und unvorbereiteten Einstieg fast wie etwas, das nur beiläufig und zufällig mitgehört wird. Das hält dem Zuschauer einen Spiegel vor. Dinge, die eigentlich unsere Beachtung verdienen, wie die Erlebnisse von Murat Kurnaz, geschehen, werden jedoch kaum wahrgenommen, werden ausgeblendet, während man seinen Alltagsbeschäftigungen nachgeht. «Der Name Murat Kurnaz» hilft, den Fall nicht in Vergessenheit geraten zu lassen, ist gleichzeitig ein Seitenhieb auf den deutschen Medienbetrieb und auch politisch brisant, da in dem Interview dezidiert das Verhalten des damaligen Kanzleramts-Ministers Frank Walter Steinmeier (SPD) kritisiert wird. Eingeflochten ist der Fall Kurnaz zudem in das globale Problemfeld des Terrorismus und der Terrorismusbekämpfung nach den Anschlägen vom 11. September 2001 mit ihren unüberschaubaren und bedauernswerten Auswüchsen, zu denen das Gefangenenlager in Guantanamo gehört. Auch wenn also stilistische und inszenatorische Mittel bewusst auf ein Minimum reduziert wurden, erhält der Film seine Brisanz und Aktualität durch die Bezüge zu der dahinter stehenden politisch-gesellschaftlichen Dimension.

5 Der transkulturelle Autor

In den Kapiteln 2 bis 3 ging es hauptsächlich darum, transkulturelle Elemente in Inhalt und Form der Filme von Fatih Akin auszumachen und zu beschreiben. Hierzu wurde die philosophisch-gesellschaftswissenschaftliche Theorie der transkulturellen Gesellschaft von Wolfgang Welsch, hauptsächlich aufgrund struktureller Analogien, auf die Beschreibung filmästhetischer Merkmale übertragen. Gleichzeitig schaffen diese transkulturellen Elemente, die den kompletten Filmkorpus durchziehen, einen ästhetischen Gesamteindruck der Vielfalt und des individuellen Mix. Dieser Gesamteindruck, der den Begriff ‹Stil› impliziert, lässt sich wiederum an die bereits aufgeworfene Frage nach einer erkennbaren Autorenschaft anschließen. Um sich der Autoren-Thematik auch über die Filme als solche hinaus anzunähern, wurde daher mit Kapitel 4.1 versucht, auch außerfilmische Kontexte aufzuzeigen, die eine Autorenschaft im Sinne der Schaffung einer ‹Marke› Akin bestimmen. Das Fatih Akin selbst (bewusst oder unbewusst) dazu beiträgt, diese Marke zu formen, zeigte dann Kapitel 4.2 anhand von Verortungsstrategien, Selbstverweisen und der Formulierung von Standpunkten zu Politik und Zeitgeschehen, die sich in den Filmen beziehungsweise durch die Filme, ihre Handlung und Figuren ausdrücken.

In diesem vorletzten Kapitel soll nun, als Schluss aus allen Beobachtungen, die Frage nach einer Autorenschaft zumindest im Fall Fatih Akin abschließend geklärt werden. Es gilt, zu beantworten, ob man Fatih Akin als filmischen Autor bezeichnen kann und falls ja, wie diese Autorenschaft aussieht und durch welche Elemente sie beeinflusst wird. Zudem ist zu prüfen, ob und inwiefern auch die zweite theoretische Säule der Arbeit, die Idee der Transkulturalität, mit in eine Definition des (Autoren)-Schaffens von Fatih Akin mit einbezogen werden kann.

Dazu werden an dieser Stelle zunächst noch einmal die Thesen aus Kapitel 1.2 rekapituliert. Fatih Akin, so lautete die Vermutung, ist ein Autor, weil er zu einem

5 Der transkulturelle Autor

gemacht wird – seitens der journalistischen Filmkritik, der am Marketing interessierten Filmindustrie mit ihrer Vorliebe für Kategorienbildung und durchaus, wie sich gezeigt hat, auch durch Selbstpositionierung. Alle diese Elemente konnten in den Kapiteln 2 bis 4 belegt und nachgewiesen werden.

Die Filmwissenschaftlerin Jennifer Borrmann will dabei sogar eine persönliche Handschrift erkennen:

> Obwohl die einzelnen Filme sowohl inhaltlich als auch ästhetisch sehr unterschiedlich sind, gibt es also diesen roten Faden. Zusammen genommen lassen sie gleichzeitig Kontinuität und Entwicklung erkennen. Begriffe wie Identität, multikulturelle Herkunft, Integration, Heimat, auch Politik spielen in allen seinen Filmen eine große Rolle. [...] Auch wenn man sich die Making-Ofs ansieht und merkt, in welcher Art Akin sich während des Drehs engagiert und wie er mit den Schauspielern umgeht, wie er mit dem Kameramann spricht, damit am Ende herauskommt, was er sich als Regisseur vorgestellt hat, kann man von einer persönlichen Regie-Handschrift sprechen.[1]

Dieser Rückschluss basiert zu großen Teilen auf Akins eigenen Aussagen und auf Veröffentlichungen, die er selbst herstellen ließ und absegnete (wie beispielsweise die Making-Ofs auf den DVD-Ausgaben seiner Filme). Inwieweit diese Dinge den Realitäten entsprechen oder inszeniert sind, kann daher nicht zweifelsfrei überprüft werden. Der Gedanke an Selbstdarstellung und Selbstinszenierung scheint bei Jennifer Borrmann jedenfalls eine untergeordnete Rolle zu spielen.

Das Konzept einer persönlichen Handschrift wird hier nicht geteilt. Stattdessen soll der etwas offenere Begriff einer sich durch die Filme und die Selbstdarstellung formulierenden Weltsicht beziehungsweise Weltanschauung herangezogen werden. Weltsicht ist im Rahmen der Diskussion um Autorenschaft im Film bereits ein ‹alter› Begriff. Alexandre Astruc formulierte in seinem 1948 erschienenen Artikel zur Entstehung einer neuen Avantgarde die Idee der Kamera als Federhalter. Damit verbunden ist neben der bereits angesprochenen persönlichen Handschrift des Film-Autors, die er erkennen wollte, auch die sich manifestierende Weltanschauung:

> Der Autor schreibt mit seiner Kamera wie ein Schriftsteller mit seinem Federhalter. Wie könnte man in dieser Kunst, in der ein Bild- und Tonstreifen abläuft, der mittels einer bestimmten Fabel (oder ohne Fabel, das ist ganz gleich) und mittels einer bestimmten Form eine Weltanschauung entwickelt, einen Unterschied machen zwischen dem, der das Werk erdacht, und dem, der es geschrieben hat?[2]

Während das Konzept der persönlichen Handschrift, beachtet man die Realitäten der Filmproduktion mit ihren vielen Beteiligten und ihren ökonomischen Rah-

---

1   Borrmann in: Dokumentation zum 26. Mannheimer Filmsymposium, S. 59.
2   Astruc (1948) in: Kotulla 1964, S. 114.

4.2 Konstruierte Autorenschaft

menbedingungen, nicht haltbar ist, ist das Konzept einer sich manifestierenden Weltanschauung weniger eng an eine einzelne Person geknüpft. Eine Weltanschauung kann, im Gegensatz zu einer Handschrift, ja durchaus von einem Team geteilt und als Teamleistung umgesetzt werden. Der Begriff ist offener und es genügt die Beteiligung des Regisseurs an den wichtigsten Bereichen seines Films (etwa Drehbuch, Regie und Produktion), um seine Weltsicht gemeinsam mit der Unterstützung eines Teams zum Ausdruck zu bringen. So schreibt Marcus Stiglegger zur Rolle des Regisseurs:

> Seine eigentliche Leistung liegt erst im konnotativen Bereich, also der individuellen Kombination der fremden Einzelleistungen. Was sich aus diesem Gesamtbild filtern lässt, ist neben favorisierten Handlungsmotiven, Themen, Mitarbeitern und Schauplätzen letztlich das Weltbild des Filmemachers, seine Vision de Monde.[3]

Wie sehr Akin sich auf ein möglichst beständiges Team[4] und auf seine «Family»[5] verlässt, wurde bereits dargelegt. Im Sinne einer «Politique des Collaborateurs»[6] formiert sich durch Teamzusammenarbeit sowohl an der konkreten Erscheinungsform eines Films als auch auf produktionstechnischer Ebene im Endergebnis eine Weltsicht. Sie ergibt sich durch so unterschiedliche Aspekte wie den Umgang mit gesellschaftlichen und politischen Themen, die Aussagen in Interviews, die Steuerung von Zuschauersympathien, die anhand der Figuren dargestellten Denk- und Handlungsweisen, die allgemeine Themenwahl. Im Zentrum der kreativen Ordnungsprozesse und bei der Repräsentation nach Außen steht dabei der Regisseur Fatih Akin.

Ebenfalls weniger eng an eine Person geknüpft, wie es eine Handschrift wäre, ist der Begriff des Stils. Auch Stil kann durch Gemeinschaftsarbeit entstehen, vor allem, wenn an zentralen kreativen Stellen personelle Beständigkeit herrscht. Mit dem Stilbegriff nähert sich die Argumentation auch dem Transkulturalitätsbegriff an. In den Analysekapiteln 2 und 3 wurde direkt am Filmmaterial herausgearbeitet, wie sehr das Primat der Vielfalt und der Kombination verschiedenster visueller, narrativer oder akustischer Motive als individueller Mix die Filme von Fatih Akin prägt. Wenn es also ein hervorstechendes stilistisches Merkmal gibt, ist es das der Vielfalt in Form und Inhalt. Auch die Germanistin und Medienwissenschaftlerin Berna Gueneli, die über Fatih Akins Darstellung eines transnationalen, transkulturellen Europa promoviert hat, hat diese Vielfalt als herausragendes Merkmal definiert. Sie bedient sich dazu des musikalischen Terminus der Polyphonie, um

---

3 Marcus Stiglegger: Was definiert einen guten Regisseur? In: Dokumentation zum 26. Mannheimer Filmsymposium, S. 67.
4 Vgl. Kapitel 4.2.1.
5 Bauer 2014, online unter: http://bit.ly/29wSKYE (10.07.2016), S. 2.
6 Vgl. Heger 2010, S. 19.

5 Der transkulturelle Autor

Vielsprachigkeit und Heterogenität bei Akin zu beschreiben[7]. Diese auf den linguistischen Bereich (Sprechakte im Film) bezogene Setzung, löst man sie von einem rein sprachlichen Kontext, lässt sich ebenso für andere Ausdrucksbereiche von Akins Filmschaffen beobachten. Trotzdem wird hier der Begriff der Transkulturalität bevorzugt. Überträgt man Wolfang Welschs theoretische Ausführungen zum Wesen der Transkulturalität beziehungsweise der transkulturellen Gesellschaft in ein Modell zur Beschreibung der ästhetischen und produktionstechnischen Verfahren bei Fatih Akin, so lässt sich Akins Stil als transkultureller Stil auffassen. Dies bedeutet auch, dass Akins Stil eigentlich aus einem individuellen Stilmix besteht.

Wie lassen sich die Gedanken zur Autorenschaft nun zusammenführen mit dem Begriff der Transkulturalität? Die Funktionsstelle[8], die der Autor einnimmt, ist nicht die einer eigenständigen Textinstanz. Wie aufgezeigt wurde, agiert Akin nicht als Schöpfer aus sich selbst heraus, sondern als Ordnungsinstanz[9], die verschiedenste Einflüsse, Texte und Einzelleistungen filtert und zusammenführt und dadurch etwas Neues erschafft. Es ist diese Ordnungsfunktion, die den Filmemacher, der einen transkulturellen Stil pflegt, zu einem transkulturellen Autor macht. Noch einmal sei auf Wolfgang Welschs Warnung hingewiesen, ein postmoderner Mix berge die Gefahr, in Beliebigkeit abzudriften. In *Unsere Postmoderne Moderne* spricht Welsch vor der Gefahr der Beliebigkeit[10], vor einer «feuelletonistischen Postmoderne»[11], die dazu neige, «Vielheit durch Mischmasch zu vergleichgültigen»[12].

Das ist schlussendlich die Funktion des transkulturellen Autors. Er filtert als Funktionsstelle den individuellen Mix und führt verschiedene Einflüsse und Teamleistungen, die einem Film zugrunde liegen, zusammen. Er ist der Kondensationspunkt, an dem kreative Eigen- und Fremdleistungen, Eigen- und Fremdzuschreibungen, Marketingstrategien und Publikumserwartungen aufeinander treffen und sich dann als Bedeutung niederschlagen. Die in diesem Moment des Aufeinandertreffens entstehende Bedeutung, die in der öffentlichen Wahrnehmung mit dem Autor verknüpft ist, ist es, die dem Mix einen Bezugspunkt gibt und so das Abgleiten in die Beliebigkeit und Vergleichgültigung verhindert. Die Funktionsstelle des Autors als Ordnungsinstanz sowie als konstruierter Bezugspunkt gibt dem transkulturellen Mix Relevanz.

---

7 Vgl. Gueneli 2011, S. 5.
8 Siehe Kapitel 1.2.2.2, Empirische Literaturwissenschaft.
9 Im Zusammenhang mit dem Begriff der Funktionsstelle muss noch einmal Michel Foucault genannt werden, der bereits den Autor als «Funktionsprinzip» beschrieb: Foucault (1969) in: Jannidis, Lauer, Martinez, Winko (Hrsg.) 2003, S. 228.
10 Welsch 1987, S. 41.
11 Ebd., S. 3.
12 Ebd.

4.2 Konstruierte Autorenschaft

Fatih Akin ist ein transkultureller Autor. Im Folgenden sollen noch einmal die Elemente, die diese Autorenschaft bestimmten, zusammengefasst werden.

Fatih Akin pflegt einen transkulturellen Stil, der trotz ihrer thematischen Heterogenität seine Filme übergreifend prägt. Hauptmerkmal dieses Stils ist der individuelle, transkulturelle Mix auf allen Ebenen, etwa bei Figurenzeichnung, inhaltlichen Motiven, Musikgestaltung, Genrezugehörigkeit oder Erzählstruktur. Neben diesen innerfilmischen Elementen zeigt sich Vielfalt auch auf konzeptioneller Ebene, etwa bei der Besetzung (Profis zusammen mit Laien) oder der Wahl der Drehorte.

Gleichzeitig finden sich auch Kontinuitäten, die für eine gewisse Konsistenz sorgen, etwa durch die wiederholte Besetzung von bestimmten Schauspielern und langjährige Zusammenarbeiten im produktionstechnischen Bereich. Zentrale kreative Stellen wie Kamera und Schnitt werden weitestgehend immer mit den gleichen Personen besetzt. Aurélien Ferenczi stellt (am Beispiel des amerikanischen Regisseurs Tim Burton) zum Wiedererkennungswert von Regiearbeiten fest:

> Filmmakers tend to re-use elements that they think have worked. Or, to be fairer, ‹auteurs› are just people who understand which narrative structures and aesthetic choices best express their personal worlds, and are not afraid to re-use them.[13]

Die Filme des transkulturellen Autors sind darüber hinaus gekennzeichnet durch Teamleistung, die der Autor dann zusammenführt und individuell kombiniert.[14] Die Filme werden in der Öffentlichkeit hauptsächlich durch den Autor vertreten und daher mit ihm in Verbindung gebracht. Marketing und Vertrieb, die den Regisseur in den Mittelpunkt stellen, tragen zu dieser öffentlich Wahrnehmung bei. Die Inszenierung der Filme und die Inszenierung der Medienfigur Fatih Akin[15] sind getrennte Elemente, sie beeinflussen sich jedoch gegenseitig. Besonders stark verwischt die Grenze durch Selbstverweise in den Filmen sowie die bewusste Verortung in bestimmten (filmhistorischen) Kontexten durch Anspielungen und Zitate. Die Selbstdarstellung sowie die Vermarktung führen dazu, dass eine Art Marke entsteht, die wiedererkennbar ist und als Identifikationsmerkmal und damit als sinnstiftendes Element für den Rezipienten dient. Schließlich manifestiert sich durch die Kombination alle dieser Eigenschaften eine Weltanschauung[16], die durch die

---

13 Aurélien Ferenczi: *Tim Burton*. Reihe ‹Masters of Cinema› der Cahiers du cinéma. Paris 2010, S. 19: «Filmemacher neigen dazu, Elemente von denen Sie denken, dass sie gut funktioniert haben, immer wieder zu verwenden. Oder fairerweise kann man es so ausdrücken: *auteurs* sind einfach Leute die verstanden haben, welche narrativen Strukturen oder ästhetischen Entscheidungen ihre Welt am besten repräsentieren, und die keine Angst haben, diese Elemente immer wieder zu verwerten.» – *Übers. d. Verfasserin.*
14 Vgl. Stiglegger 2011, S. 61.
15 Vgl. Distelmeyer 2003, S. 95.
16 Vgl. Stiglegger 2011, S. 61.

5 Der transkulturelle Autor

Zuschauerwahrnehmung an den Autor (beziehungsweise die als Autor vermarktete Person) rückgebunden wird. Die transkulturelle Autorenschaft ist also in Teilen eine kalkulierte und konstruierte Autorenschaft, die jedoch eine kreative Eigenleistung, welche in der Auswahl, Ordnung und Kombination von Element besteht, durchaus zulässt. In diesem Verständnis von filmischer Autorenschaft wird Fatih Akin zum Autor, zum transkulturellen Autor.

6 Zusammenfassung, Fazit und Ausblick

Am Anfang dieser Untersuchung stand zunächst die Absicht, den Regisseur Fatih Akin aus der analytischen Schublade Deutsch-Türkischer Film heraus zu lösen. Diese Vorstellung des filmischen Erzählens ‹zwischen› den Kulturen erschien einengend. Sie schien die Arbeit des Regisseurs auf das eine Thema des multikulturellen Brückenbauers zu beschränken. Wie die Bezeichnung Deutsch-Türkisch schon impliziert, liegt ihr ein Denken von in sich weitgehend geschlossenen Nationalkulturen zugrunde. Viele Analysen zu den Filmen Fatih Akins führten dieses Denken fort, in dem sie sich damit begnügten, die Darstellung des Aufeinandertreffens der beiden Kulturen und des dabei entstehenden Zwischenraums zu beschreiben. Die Vorstellung von Transkulturalität nach Wolfgang Welsch, die sich von einem essenzialistischen Kulturverständnis löst, setzt dem ein offenes Kulturverständnis entgegen. Welsch geht von einem individuellen Mix aus, den der postmoderne Mensch in der heutigen wirtschaftlich, technisch und medial globalisierten Welt lebt. Landestypische Traditionen oder lokale Eigenheiten gehen dabei nicht verloren, sondern werden in den individuellen Lebensstil integriert.

Dieses Denken als Prämisse für die Analyse der Filme Fatih Akins ermöglichte es, auch andere Einflüsse, auf die er sich bezieht, etwa aus bestimmten Stilrichtungen der Filmgeschichte und Populärkultur, gleichberechtig neben solche Elemente zu stellen, die sich tatsächlich mit Fragen nationaler Eigenheiten, Migration oder der Suche nach Heimat befassen. Es begründet zugleich, warum andere theoretische Konzepte, die sich mit Diasporafilm, *accented cinema* oder ähnlichen, auf postkolonialer Theoriebildung beruhenden Setzungen befassen, hier bewusst nicht einbezogen wurden. Diese Konzepte rücken den Aspekt des «Zwischen den Kulturen» zu stark in den Vordergrund, sind einem essenzialistischen Kulturverständnis noch zu nahe.

Nachdem dieser Schritt des Lösens der Akin-Filme aus dem Deutsch-Türkischen Konnex getan war, fiel auf, dass der Ansatz der Transkulturalität nicht nur als

6 Zusammenfassung, Fazit und Ausblick

Grundprämisse für die Analyse sinnvoll ist, sondern auch eine strukturelle Ähnlichkeit zu Akins Ästhetik des individuellen Mix, der Ausdrucks- und Adressatenvielfalt aufweist. Das Aufzeigen der strukturellen Ähnlichkeit in Inhalt und Form wurde daher zum leitenden Analysepunkt. Die Idee der Transkulturalität bildete damit eine der beiden grundlegenden theoretischen Säulen der Argumentation.

Das zweite wesentliche theoretische Konzept, das die Untersuchung leitete, war das der filmischen Autorenschaft. Dies ergab sich aus dem Wunsch heraus, die Auswahl des hier untersuchten Filmkorpus genauer zu begründen. Die Untersuchung der Filme eines bestimmten Regisseurs impliziert einen Werk- und somit den Autorengedanken. Fatih Akin führte bei allen Filmen Regie, schrieb mit einer Ausnahme für alle Filme auch das Drehbuch und war für viele auch als Produzent tätig. Nicht zuletzt beschreibt er sich auch selbst als Autorenfilmer[1]. Es sollte untersucht werden, ob dies allein ausreicht, um den Filmkorpus als Œuvre aufzufassen, und welche Faktoren (von Produktionsbedingungen bis zu Selbstdarstellung) noch dazu beitragen.

Schließlich wurde das Konzept eines transkulturellen Autors vorgeschlagen, das den filmischen Autor kontextorientiert[2], sich der Strukturen der Filmindustrie bewusst machend, als Ordnungsfunktion eines transkulturellen Mix beschreibt. Zugleich wird er durch diese Ordnungsfunktion, durch Selbstpositionierung, Vermarktung und Zuschreibung von Rezipienten zum Ort gemacht, an dem Relevanz und Bedeutung entsteht.

Die Konzepte transkultureller Stil und transkulturelle Autorenschaft ermöglichen es, das filmische Universum von Fatih Akin mit all seinen vielfältigen Facetten zu fassen. Die anfängliche Zielsetzung der Arbeit, Akins Werk aus dem Konnex ‹Deutsch-Türkisch› herauszulösen, wurde damit erreicht. Darüber hinaus konnte ein übergreifendes, jedoch nicht einschränkendes Stilmerkmal definiert werden. Es wurde eine Sichtweise gefunden, unter der man den hier betrachteten Filmkorpus als Werk, als konstruiertes Œuvre, auffassen kann. Mit einer zeitgemäßen, die Realitäten der Filmproduktion mit einbeziehenden und an Akins Stil angepassten Definition konnte der Regisseur als eine bestimmte Art Autor identifiziert werden. Dieses moderne Autorenkonzept könnte auch auf andere Filmemacher der aktuellen Filmlandschaft übertragbar sein. Das wäre ein zusätzlicher Gewinn aus den Beobachtungen und ein Vorschlag für zukünftige Forschungen.

Fatih Akin ist bereits ein international bekannter Regisseur, der spätestens mit seinem Film THE CUT innerfilmisch rund um den Globus reist und auf produktionstechnischer Ebene international agiert. Es ist davon auszugehen, dass er auch in

---

1 Vgl. Borrmann 2011, S. 59.
2 Vgl. Distelmeyer 2003.

4.2 Konstruierte Autorenschaft

Zukunft hin und wieder solche Großprojekte umsetzt, wenn auch nicht in kurzen Abständen:

Er sagt, er wolle wieder dazu übergehen, alle zwei Jahre einen Film zu machen, im Rhythmus zu bleiben, kleine Budgets, schnell drehen. Das nächste Drehbuch, das ihm gerade hilft, vieles zu vergessen, soll schon Anfang 2015 verfilmt werden. Es spielt wieder in Deutschland. Er weiß jetzt, dass er es auch größer kann. Aber er will so einen großen Film höchstens alle zehn Jahre machen[3].

Spätestens wenn er mit weiteren internationalen Großproduktionen, und sei es auch nur alle zehn Jahre, erfolgreich ist, wird man ihn auch in der breiten öffentlichen Wahrnehmung nicht mehr ‹nur› als Deutsch-Türkischen Filmemacher sehen.

Fatih Akin setzt kulturpessimistischen Bedrohungsszenarien wie dem Kampf der Kulturen[4] und dem Negativbild von babylonischer Sprachverwirrung seine Filme gegenüber. Er begreift Vielsprachigkeit als Chance und nutzt sie darüber hinaus auch als kreatives Element für seine Filmgestaltung. Der transkulturelle Lebensentwurf zwischen individueller Mischung globaler Einflüsse und der Bewahrung lokaler Eigenheiten funktioniert in seinen Filmen. Akins wichtigster Verbündeter, um dabei auch das Publikum mitzunehmen, ist das Vermögen des Mediums Film, Emotionen zu steuern und Zuschauersympathien zu lenken. Es ist sein «Schmugglerprinzip»[5], mit dem er Fremdes im Gewand von Bekanntem vorführt. So gibt der dem Zuschauer die Möglichkeit, eine emotionale Beziehung zum Unbekannten aufzubauen, Ängste vor dem Unbekannten abzubauen und es als Teil seiner Lebenswelt zu akzeptieren.

Gewiss – es ist ‹nur› Kino, also nur der Rahmen der Unterhaltung. Doch Akin glaubt daran, dass für einen kurzen Moment zumindest ein Nachdenken einsetzt, eine Diskussion in Gang gesetzt wird[6]. Bereits das allein ist, so es gelingt, eine bemerkenswerte Leistung. Das vorletzte Wort sei darum Fatih Akin selbst überlassen, dessen kreatives Schaffen diese Studie erst möglich machte. Er sagt von sich selbst: «Das Kino ist meine Religion»[7].

Es ist zu hoffen, dass er seinem Glauben treu bleibt.

---

3   Bauer 2014, S. 3.
4   Der Begriff wurde vom US-Amerikanischen Politikwissenschaftler Samuel P. Huntington in seinem 1996 erschienenen Buch «Clash of Civilizations» geprägt. Vgl. Samuel P. Huntington: *Kampf der Kulturen. Die Neugestaltung der Weltpolitik im 21. Jahrhundert*. Sechste Auflage. München/Wien 1998.
5   Diesen Ausdruck verwendete er in einem Interview zum Film THE CUT, wo es darum ging, dass sich türkische Zuschauer emotional auf die armenische Hauptfigur einlassen und so Akzeptanz und Mitgefühl für sie aufbringen, obwohl in der türkischen Gesellschaft der Genozid an den Armeniern noch nicht anerkannt und aufgearbeitet ist. Quelle: Bauer 2014, S. 2.
6   Ebd.
7   Vgl. Behrens, Tötenberg (Hrsg.) 2011, S. 66.

7 Fatih Akin: Filmografie (Regie)

Die Daten beziehen sich auf die jeweilige Uraufführung.
Aufgeführt sind die Filme, die bis zur Bearbeitungszeit der Dissertation und der Druckfassung erschienen. Darsteller und Inhalte sind im Haupttext beschreiben.

Kurzfilme
1995: SENSIN – DU BIST ES!
1997: GETÜRKT

Langspielfilme/Dokumentationen:
1994: KURZ UND SCHMERZLOS
2000: IM JULI
2001: WIR HABEN VERGESSEN ZURÜCKZUKEHREN (Dok., TV)
2002: SOLINO
2004: GEGEN DIE WAND
2005: CROSSING THE BRIDGE – THE SOUND OF ISTANBUL (Dok.)
2007: AUF DER ANDEREN SEITE
2009: SOUL KITCHEN
2012: MÜLL IM GARTEN EDEN (Dok.)
2014: THE CUT
2016: TSCHICK

Beiträge zu Omnibusfilmen
2004: Episode «Die bösen, alten Lieder» in: VISIONS OF EUROPE

7 Fatih Akin: Filmografie (Regie)

2009: Episode «Chinatown» in: NEW YORK, I LOVE YOU
2009: Episode «Der Name Murat Kurnaz» in: DEUTSCHLAND 09

Musikvideos (Künstler/*Song*)

Digger Dance: *Digger is a Dancer*
Hamburger Hill: *Whoo Diggie*
Sezen Akzu: *Yanmisim Ben*
Aynur: *Rewend*

8 Abbildungsnachweise

1 Screenshot KURZ UND SCHMERZLOS (D 1998, hier: DVD-Fassung © Wüste Film 2001, Produkt-Nr. 3 259190 200128, TC 0:54:26)
2 Screenshot, MEAN STREETS (USA 1973, hier: DVD-Fassung, ©TPS Productions, 2013, Bestellt-Nr. N48603. TC 0:25.33)
3 Screenshot AUF DER ANDEREN SEITE (D 2007, hier: DVD-Fassung © Pandora Film GmbH & Co. 2009, Produkt-Nr. 4 042564 018486, TC 0:24:06)
4 Screenshot IM JULI (D 2000, hier: DVD-Fassung, © Senator Home Entertainment GmbH 2008, Produkt-Nr. 8 86972 74979, TC 0:14:24)
5 Screenshot IM JULI (ebd., TC 1:29:48)
6 Screenshot IM JULI (ebd., TC 1:30:32)
7 und Titelblatt: Screenshot SOLINO (D 2002, hier: DVD-Fassung, © Warner Home Video GmbH 2003, Produkt-Nr. 7 321921 936616, TC 0:11:07)
8 Screenshot IM JULI (D 2000, hier: DVD-Fassung, © Senator Home Entertainment GmbH 2008, Produkt-Nr. 8 86972 74979, TC 0:47:54)
9 Screenshot SUSPICION (USA 1941, hier: DVD-Fassung ©FNM Falcon Neue Medien, 2008, Nr. 0471, TC 1:28:55)
10 Screenshot IM JULI (D 2000, hier: DVD-Fassung, © Senator Home Entertainment GmbH 2008, Produkt-Nr. 8 86972 74979, TC 0:50:13)
11 Screenshot LA VOYAGE DANS LA LUNE (F, 1902 hier: restaurierte, colorierte Fassung auf DVD © Studio Canal GmbH 2012, Nr. 504093, TC 0:07:05)
12 Screenshot DVD-Menü SOUL KITCHEN (D 2009, hier: DVD-Fassung © Pandora Film GmbH & Co. 2009, Produkt-Nr. 4 042564 024890, DVD-Menü/kein TC)
13 «Das Letzte Abendmahl». Original: Wandgemälde, Secco-Technik, Leonardo Da Vinci (Entstehung: 1494 bis 1498), Mailand. Hier: Fotografie, Quelle: Wikipe-

8 Abbildungsnachweise

dia, http://bit.ly/29S6Ap2 (17.07.2016), eingestellt von User Alonso de Mendoza am 09.04.2016

14 Screenshot SOUL KITCHEN (D, © Pandora Film GmbH & Co. 2009, Produkt-Nr. 4 042564 024890, TC 1:00:17)

15 «Romaines de la décadence». Orignal: Thomas Couture, Öl auf Leinwand, Entstehung: 1847. Hier: Fotografie, Quelle: Wikipedia, http://bit.ly/2ak9Yas (17.07.2016) Liberal Freemason am 14.07.2009

16 Screenshot NEW YORK I LOVE YOU (USA 2009, hier: DVD-Fassung © Concorde Home Entertainment GmbH 2010, Produkt-Nr. 4 010324 027849, TC 1:07:37)

17 «Nighthawks». Original: Öl auf Leindwand, Edward Hopper, Entstehung: 1942. Hier: Fotografie, Quelle: Wikipedia, http://bit.ly/1ilY4Pj (17.07.2016) eingestellt von User Canoe1967 am 04.05.2013

18 Screenshot CROSSING THE BRIDGE (D 2005, hier: DVD-Fassung © edel records GmbH 2005, Produkt-Nr. 4 029758 666586, TC 0:02:42)

19 Screenshot CROSSING THE BRIDGE (ebd., TC 1:12:39)

20 Screenshot AUF DER ANDEREN SEITE (D 2007, hier: DVD-Fassung © Pandora Film GmbH & Co. 2009, Produkt-Nr. 4 042564 018486, TC 01:28:07)

9 Quellenangaben

9.1 Literatur

Abschied vom Gestern. Bundesdeutscher Film der 60er und 1970er-Jahre. Frankfurt: Katalog des Deutschen Filmmuseums, 1991
Franz-Josef Albersmeier (Hrsg.): *Texte zur Theorie des Films*. Stuttgart, 2003
Rick Altman: A Semantic/Syntactic Approach to Film Genre (1984). In: Barry Keith Grant (Hrsg.): *Film Genre Reader*. 2nd Edition. Austin 1995, S. 27–41
Arjun Appadurai: *Modernity at Large. Cultural Dimensions of Globalization*. Minneapolis/London 1996
Aristoteles: *Poetik*. Griechisch/Deutsch. Übersetzt und herausgegeben von Manfred Fuhrmann. Stuttgart 1982
Alexandre Astruc: Die Geburt einer neuen Avantgarde. Die Kamera als Federhalter. In: Theodor Kotulla (Hrsg.): *Der Film. Manifeste Gespräche Dokumente*. Band 2, München, 1964, S. 111–115
Yasar Aydin: *Zum Begriff der Hybridität*. Diplomarbeit. Hamburg: Hamburger Universität für Wirtschaft und Politik, 2003

Roland Barthes: Der Tod des Autors (1968). Übersetzt v. Matias Martinez. In: Fotis Jannidis, Gerhard Lauer, Matias Martinez, Simone (Hrsg.): *Texte zur Theorie der Autorenschaft*. Stuttgart 2003, S. 185–193

Volker Behrens, Michael Tötenberg (Hrsg.): *Im Clinch. Fatih Akin – Die Geschichte meiner Filme*. 1. Auflage. Reinbek bei Hamburg 2011
Tim Bergfelder, Erica Carter, Deniz Göktürk: *The German cinema book*. London 2002
Daniela Berghahn, Claudia Sternberg (Hrsg.): *European Cinema in Motion. Migrant and Diasporic Film in Contemporary Europe*. Basingstoke 2010
Daniela Berghahn, Claudia Sternberg: Locating Migrant and Diasporic Cinema in Contemporary Europe. In: Dies. (Hrsg.): *European Cinema in Motion. Migrant and Diasporic Film in Contemporary Europe*. Basingstoke 2010, S. 12–49
Homi K Bhabha: *The Location of Culture* (1994). London 2004
Friedrich Blume, Ludwig Finscher (Hrsg.): *Die Musik in Geschichte und Gegenwart*. 2. Aufl. Kassel (u. a.), 1994
Heike Blümner: Street Credibility. HipHop und Rap. In: Peter Kemper, Thomas Langhoff, Ulrich Sonnenschein (Hrsg.): *Alles so schön bunt hier. Die Geschichte der Popkultur von den Fünfzigern bis heute*. Leipzig 2002, S.292–306
Hendrik Blumentrath, Julia Bodenburg, Roger Hillman Martina Wagner-Egelhaaf: *Transkulturalität*. Münster 2007

Vladimir Bogdanov, Chris Woodsta, Stephen T. Erlewine (Hrsg.): *All Music Guide to Rock*. San Francisco 2002

Jennifer Borrmann: Fatih Akin – Transkultureller Erzähler. In: Dokumentation zum 26. Mannheimer Filmsymposium: Regie. Handschriften zwischen Genre, Stil und Handwerk (14. – 16.11. 2011), S. 58–59

Nikola Bott: *Der Regisseur Fatih Akin. Eine kulturwissenschaftliche Untersuchung*. Unveröffentlichte Mag.-Arbeit, Institut für Europäische Ethnologie, Philipps-Universität Marburg, 2008

David Bordwell: *Narration in the fiction film*. Madison 1985

David Bordwell, Kristin Thompson: *Film art*. 5., editierte Auflage. New York (u.a) 1997

Anette Brauerhoch: Der Autorenfilm. Emanzipatorisches Konzept oder autoritäres Modell? In: *Abschied vom Gestern. Bundesdeutscher Film der 60er und 1970er-Jahre*. Frankfurt: Katalog des Deutschen Filmmuseums, 1991, S. 154–167

Charles T. Brown: *The Art of Rock and Roll*. Third Edition. Upper Saddle River 1992

Rob Burns: Turkisch-German cinema: from cultural resistance to transnational cinema? In: David Clarke (Hrsg.): *German cinema since unification*. London (u.a.) 2006, S. 127–149

John Caughie (Hrsg.): *Theories of Authorship. A Reader*. London: Routledge, 1981

Kyung-Ho Cha: Erzählte Globalisierung. Gabentausch und Identitätskomstruktion in Fatih Akins AUF DER ANDEREN SEITE. In: Özkan Ezli: *Kultur als Ereignis*. 1. Auflage. Bielefeld 2010, S. 135–149

Carmine Chiellino (Hrsg.): *Interkulturelle Literatur in Deutschland*. Sonderausgabe. Stuttgart (u.a.) 2007

Rey Chow: Film und kulturelle Identität. In: Bettina Dennerlein, Elke Frietsch: *Identitäten in Bewegung*. Bielefeld 2011, S. 19–32

David Clarke (Hrsg.): *German cinema since unification*. London (u.a.) 2006

John Clarke: Stilschöpfung. In: Peter Kemper, Thomas Langhoff, Ulrich Sonnenschein (Hrsg.): *«but I like it». Jugendkultur und Popmusik*. Stuttgart 1998

Corinna Dästner: Sprechen über Filmmusik. Der Überschuss von Bild und Musik. In: Harro Segeberg, Frank Schätzlein (Hrsg.): *Sound. Zur Technologie und Ästhetik des Akustischen in den Medien*. Marburg 2005, S. 83–95

Lars Damman: *Kino im Aufbruch. New Hollywood 1967–1976*. Marburg 2007

Lucyna Darowska, Thomas Lüttenberg, Claudia Machold (Hrsg.): *Hochschule als transkultureller Raum? Kultur, Bildung und Differenz in der Universität*. Bielefeld 2010

Bettina Dennerlein, Elke Frietsch: *Identitäten in Bewegung*. Bielefeld 2011

Bettina Dennerlein, Elke Frietsch: Einleitung. In: Dies.: *Identitäten in Bewegung*. Bielefeld 2011, S. 7–17

Jan Distelmeyer: *Autor Macht Geschichte. Oliver Stone, seine Filme und die Werkgeschichtsschreibung*. Edition text+kritik. Stuttgart 2005

Jan Distelmeyer: Vom auteur zum Kulturprodukt. Entwurf einer kontextorientierten Werkgeschichtsschreibung. In: Andrea Nolte (Hrsg.): *Mediale Wirklichkeiten. Dokumentation des 15. Film- und Fernsehwissenschaftlichen Kolloquiums*. Marburg 2003, S. 86–97

Wheeler Winston Dixon (Hrsg.): *Film Genre 2000. New Critical Essays*. Albany 2000

Wheeler Winston Dixon: Introduction. In: Ders. (Hrsg.): *Film Genre 2000. New Critical Essays*. Albany 2000, S. 1–12

Dokumentation zum 26. Mannheimer Filmsymposium: Regie. Handschriften zwischen Genre, Stil und Handwerk. (14. – 16.11. 2011). Veranstaltet von Cinema Quadrat e.V., Mannheim

Thomas Elsaesser: *Der Neue Deutsche Film. Von den Anfängen bis zu den neunziger Jahren*. München 1994

Thomas Elsaesser (Hrsg.): *The BFI Companion to German Cinema*. London 1999

Thomas Elsaesser: Introduction. German Cinema in the 1990s. In: Ders. (Hrsg.): *The BFI Companion to German Cinema*. London 1999. S. 3–16

Thomas Elsaesser: *European Cinema. Face to Face with Hollywood*. Amsterdam 2005

Fatima El-Tayeb: Kanak Attak! HipHop und (Anti-)Identitätsmodelle der «Zweiten Generation». In: Martin Sökelfeld: *Jenseits des Paradigmas kultureller Differenz. Neue Perspektiven auf Einwanderer aus der Türkei*. Bielefeld 2004, S. 95–110

Lorenz Engell: *bewegen beschreiben. Theorie zur Filmgeschichte*. Weimar 1995

Özkan Ezli, Dorothee Kimmich, Annette Werberger (Hrsg.): *Wider den Kulturenzwang*. Bielefeld 2009

Özkan Ezli: Von der interkulturellen zur kulturellen Kompetenz. Fatih Akins globalisiertes Kino. In: Özkan Ezli, Dorothee Kimmich, Annette Werberger (Hrsg.): *Wider den Kulturenzwang*. Bielefeld 2009, S. 207–230

Özkan Ezli: *Kultur als Ereignis*. 1. Auflage. Bielefeld 2010

Elizabeth Ezra (Hrsg.): *European cinema*. Oxford (u. a.) 2004

Elisabeth Ezra, Terry Rowden (Hrsg.): *Transnational Cinema. The Film Reader*. Milton Park 2006

Amin Farzanefar: *Kino des Orients*. Marburg 2005

Jürgen Felix (Hrsg.): *Moderne Film Theorie*. 3. Auflage. Mainz 2007

Jürgen Felix: Autorenkino. In: Ders. (Hrsg.): *Moderne Film Theorie*. 3. Auflage. Mainz 2007, S. 13–57

Aurélien: Ferenczi *Tim Burton*. Reihe Masters of Cinema der Cahiers du Cinéma. Paris 2010

Barbara Flückiger: *Sound Design. Die virtuelle Klangwelt des Films*. 3. Auflage. Marburg 2007

Karen Fog Olwig: Gobal Places and Place-Identities – Lessons from Carribean Research. In: Thomas Hylland Eriksen (Hrsg.): *Globalisation. Studies in Anthropology*. London 2003, S.58–77

Michel Foucault: Was ist ein Autor? (1969) In: Fotis Jannidis, Gerhard Lauer, Matias Martinez, Simone Winko (Hrsg.): *Texte zur Theorie der Autorschaft*. Stuttgart 2003, S. 198–229

Gustav Freytag: *Die Technik des Dramas*. 2., verbesserte Auflage. Leipzig 1872. Unveränderte Originalversion komplett online unter: http://bit.ly/29sTxX0 (10.07.2016)

Shelley Frome: *The art and craft of screenwriting: fundamentals, methods and advice from insiders*. Jefferson 2009

Adrian Frutiger: *Der Mensch und seine Zeichen. Schriften, Symbole, Signets, Signale*. 9. Auflage. Wiesbaden 2004

Clifford Geertz: *Dichte Beschreibung*. Frankfurt am Main 1983

Jean-Luc Godard: *Einführung in eine wahre Geschichte des Kinos*. München 1981

Deniz Göktürk: Beyond Paternalism: Turkish German Traffic in Cinema. In: Tim Bergfelder, Erica Carter, Deniz Göktürk: *The German cinema book*. London 2002, S. 248–256

Deniz Göktürk: Migration und Kino – Subnationale Mitleidskultur oder transnationale Rollenspiele? In: Carmine Chiellino (Hrsg.): *Interkulturelle Literatur in Deutschland*. Sonderausgabe. Stuttgart (u. a.) 2007, S.329–347

Martina Sagres (Redaktion): Merian Reiseführer Istanbul. 1. Auflage. München 2008

Barry Keith Grant (Hrsg.): *Film Genre Reader*. 2nd Edition. Austin 1995

Norbert Grob, Karl Prümm (Hrsg.): *Die Macht der Filmkritik*. München 1990

Stephanie Grossmann, Peter Klimczak (Hrsg.): *Medien Texte Kontexte*. Film- und Fernsehwissenschaftliches Kolloquium Bd. 22. Marburg 2010

Berna Gueneli: *Challenging European Borders. Fatih Akın's filmic visions of Europe*. Dissertation. Austin: University of Texas, 2011. Online veröffentlicht unter: http://bit.ly/29G0f1C (10.07.2016)

Malte Hagener: Der Begriff Genre. In: Rainer Rother, Julie Pattis (Hrsg.): *Die Lust*

9 Quellenangaben

am Genre. Verbrechergeschichten aus Deutschland. Berlin 2011, S. 11–22.
Sabine Hake: *German national cinema*. 1. publ. Auflage. London (u. a.) 2002
Helmut Hauptmeier, Siegried J. Schmidt: *Einführung in die Empirische Literaturwissenschaft*. Braunschweig/Wiesbaden 1985
Susan Hayward: *Cinema Studies. The Key Concepts*. 3rd Edition. London 2006
Jan Heijs: *Yilmaz Güney. Sein Leben – Seine Filme*. Übersetzung: B. Mantilleri/Ü. Güney. 1. Auflage. Hamburg 1983
Heinz-B. Heller: Massenkultur und ästhetische Urteilskraft. In: Grob/Prümm (Hrsg.): *Die Macht der Filmkritik*. München 1990, S.25–45
Heinz-B. Heller, Peter Zimmermann (Hrsg): *Bilderwelten – Weltbilder. Dokumentarfilm und Fernsehen*. Aufblende. Schriften zum Film. Marburg 1990
Heinz-B. Heller: Dokumentarfilm und Fernsehen. Probleme aus medienwissenschaftlicher Sicht und blinde Flecken. In: Heinz-B. Heller, Peter Zimmermann (Hrsg.): *Bilderwelten – Weltbilder. Dokumentarfilm und Fernsehen*. Aufblende. Schriften zum Film. Marburg 1990, S. 15–22
Heinz B. Heller, Matthias Steinle: *Filmgenres. Komödie*. Stuttgart 2005
Andreas Hepp: *Netzwerke der Medien. Medienkulturen und Globalisierung*. Wiesbaden: VS Verlag für Sozialwissenschaften, 2004
Johann Gottfried Herder: *Auch eine Philosophie der Geschichte zu Bildung der Menschheit* (1774). Frankfurt 1967
Knut Hickethier: *Film- und Fernsehanalyse*. Dritte Auflage. Stuttgart 2014
Knut Hickethier: Genretheorie und Genreanalyse. In: Jürgen Felix (Hrsg.): *Moderne Film Theorie*. 3. Auflage, Mainz 2007, S. 62–96
Sumiko Higashi: *Cecil B. DeMille and American Culture. The Silent Era*. Berkeley (u. a.) 1994
Ronald Hitzler: *Sinnwelten. Ein Beitrag zum Verständnis von Kultur*. Beiträge zur sozialwissenschaftlichen Forschung, Band 110. Opladen 1988

Willi Höfig: *Der deutsche Heimatfilm 1947–1960*. Stuttgart 1973
Gerald Hündgeng: Do You Like Good Music? Schwarze Musik zwischen Soul, Funk und Disco. In: Peter Kemper, Thomas Langhoff, Ulrich Sonnenschein (Hrsg.): *Alles so schön bunt hier. Die Geschichte der Popkultur von den Fünfzigern bis heute*. Leipzig 2002, S. 148–162
Samuel P. Huntington: *Kampf der Kulturen. Die Neugestaltung der Weltpolitik im 21. Jahrhundert*. 6. Auflage. München/Wien 1998
Thomas Hylland Eriksen (Hrsg.): *Globalisation. Studies in Anthropology*. London 2003
Wolfgang Jacobsen, Anton Kaes, Hans H. Prinzler (Hrsg.):*Geschichte des deutschen Films*. 2. Auflage. Stuttgart 2004
Wolf Jahnke: *Los Angeles. Mit Hollywood durch L.A.* Marburg 2011
Fotis Jannidis (Hrsg.): *Rückkehr des Autors: zur Erinnerung eines umstrittenen Begriffs*. Tübingen 1999
Fotis Jannidis, Gerhard Lauer, Matias Martinez, Simone Winko (Hrsg.): *Texte zur Theorie der Autorschaft*. Stuttgart 2003
Werner Kamp: Autorenkonzepte in der Filmkritik. In: Fotis Jannidis (Hrsg.): *Rückkehr des Autors: zur Erinnerung eines umstrittenen Begriffs*. Tübingen 1999, S. 441–463
Ernst Karpf: «Getürkte Bilder». Marburg 1995
Christopher Keane: *Schritt für Schritt zum erfolgreichen Drehbuch*. Übersetzt von K. Winter, 3. Auflage. Berlin 2013
Peter Kemper, Thomas Langhoff, Ulrich Sonnenschein (Hrsg.): *«but I like it». Jugendkultur und Popmusik*, Stuttgart 1998
Peter Kemper, Thomas Langhoff, Ulrich Sonnenschein (Hrsg.): *Alles so schön bunt hier. Die Geschichte der Popkultur von den Fünfzigern bis heute*. Leipzig 2002
Johannes Kessler, Christian Steiner (Hrsg.): *Facetten der Globalisierung. Zwischen Ökonomie, Politik und Kultur*. Wiesbaden 2009

9.1 Literatur

Konrad Köstlin: Kulturen im Prozeß der Migration und die Kultur der Migrationen. In: Carmine Chiellino (Hrsg.): *Interkulturelle Literatur in Deutschland*. Sonderausgabe. Stuttgart (u. a.) 2007, S. 365–386
Theodor Kotulla (Hrsg.): *Der Film. Manifeste Gespräche Dokumente*. Band 2, München 1964
Moritz Krämer: *Die fabelhafte Welt des europäischen Spielfilms*. Marburg 2008
Murat Kurnaz: *Fünf Jahre meines Lebens. Ein Bericht aus Guantanamo*. 1. Auflage. Berlin 2007

Claude Lévi-Strauss: *Das wilde Denken*. Erste Auflage. Frankfurt/Main 1973
Alexander Loskant: *Der neue europäische Großfilm*. Europäische Hochschulschriften, Bd. 88. Frankfurt (u. a.) 2005
Kurt Luger, Rudi Renger (Hrsg.): *Dialog der Kulturen. Die multikulturelle Gesellschaft und die Medien. Neue Aspekte der Kunst- und Kommunikationswissenschaft* Bd. 8. Wien/St.Johann 1994
Niklas Luhmann: *Die Realität der Massenmedien*. 4. Auflage. Wiesbaden 2009

Dennis Maciuszek: Erzählstrukturen im Filmgenre Coming of Age. In: Stephanie Grossmann, Peter Klimczak (Hrsg.): *Medien Texte Kontexte. Film- und Fernsehwissenschaftliches Kolloquium* Bd. 22, Marburg 2010, S. 215–228
Margret Mackuth: *Es geht um Freiheit*. Saarbrücken 2007
Laura U. Marks: *The Skin of the Film. Intercultural Cinema, Embodiment, and the Senses*. Durham and London 2000
Erik Meyer, Thomas Ramge: Welcome to the Machine. Acid, House und Techno. In: Peter Kemper, Thomas Langhoff, Ulrich Sonnenschein (Hrsg.): *Alles so schön bunt hier. Die Geschichte der Popkultur von den Fünfzigern bis heute*. Leipzig 2002, S. 307–317
Laura Mulvey: Visuelle Lust und narratives Kino (1973). In: Franz-Josef Albersmeier (Hrsg.): *Texte zur Theorie des Films*. Stuttgart 2003, S. 389–408

Hamid Naficy: *An accented cinema*. Princeton, NJ (u. a.) 2001
Katja Nicodemus: Film der neunziger Jahre. Neues Sein und altes Bewußtsein. In: Wolfgang Jacobsen, Anton Kaes, Hans H. Prinzler (Hrsg.): *Geschichte des deutschen Films*. 2. Auflage. Stuttgart 2004, S. 319–356
Andrea Nolte (Hrsg.): *Mediale Wirklichkeiten. Dokumentation des 15. Film- und Fernsehwissenschaftlichen Kolloquiums*. Marburg 2003

Orhan Pamuk: *Istanbul. Erinnerungen an eine Stadt*. 6. Auflage. Frankfurt/Main 2011
Hans Günther Pflaum, Hans H. Prinzler: *Film in der Bundesrepublik Deutschland*. Erw. Neuausgabe. München 1992

Valentin Rauer: Transversale Spuren durch Generationen und Nationen. In: Özkan Ezli: *Kultur als Ereignis*. 1. Auflage. Bielefeld 2010, S. 119–134
Stefan Reinecke: *Projektive Übermalungen. Zum Bild des Ausländers im deutschen Film*. In: Ernst Karpf: «Getürkte Bilder». Marburg 1995, S. 9–19
Ivo Ritzer: *Walter Hill. Welt in Flammen*. Berlin 2009
Rainer Rother, Julie Pattis (Hrsg.): *Die Lust am Genre. Verbrechergeschichten aus Deutschland*. Berlin 2011

Edward Said: *Orientalism*. London 1978
Harro Segeberg, Frank Schätzlein (Hrsg.): *Sound. Zur Technologie und Ästhetik des Akustischen in den Medien*. Marburg 2005
Diana Schäffler: *Deutscher Film mit türkischer Seele*. Saarbrücken 2007
Irmela Schneider, Christian W. Thomsen: *Hybridkultur. Medien Netze Künste*. Köln 1997
Detlef Siegfried: *Time is on my Side: Konsum und Politik in der westdeutschen Jugendkultur der 1960er-Jahre*. Göttingen 2006
Jeff Smith: *The Sounds of Commerce. Marketing Popular Film Music*. New York 1998

9 Quellenangaben

Martin Sökelfeld (Hrsg.): *Jenseits des Paradigmas kultureller Differenz. Neue Perspektiven auf Einwanderer aus der Türkei.* Bielefeld 2004

Michael Staiger, Joachim Valentin, Stefan Orth: *Filmbilder des Islam.* Marburg 2014

Marcus Stiglegger: Was definiert einen guten Regisseur? In: Dokumentation zum 26. Mannheimer Filmsymposium: Regie. Handschriften zwischen Genre, Stil und Handwerk (14.-16.11. 2011), S. 63-67

Magnus Striet: Ideengeschichte und Interkulturalität. In: Michael Staiger, Joachim Valentin, Stefan Orth: *Filmbilder des Islam.* Marburg 2014, S. 118-125

Ricarda Strobel, Andreas Jahn-Sudmann (Hrsg.): *Film transnational und transkulturell. Europäische und Amerikanische Perspektiven.* München 2009

Ricarda Strobel: Grenzgänge. Die Filme von Fatih Akin. In: Ricarda Strobel, Andreas Jahn-Sudmann (Hrsg.): *Film transnational und transkulturell. Europäische und Amerikanische Perspektiven.* München 2009, S. 143-152

Levent Tezcan: Der Tod diesseits von Kultur – Wie Fatih Akin mit dem großen Kulturdialog umgeht. In: Özkan Ezlis: *Kultur als Ereignis.* 1. Auflage. Bielefeld 2010, S. 47-70

Claus Tieber: *Schreiben für Hollywood: Das Drehbuch im Studiosystem.* Reihe Filmwissenschaft, Bd. 4. Wien 2008

François Truffaut: Eine gewisse Tendenz im französischen Film (1954). In: Theodor Kotulla (Hrsg.): *Der Film. Manifeste Gespräche Dokumente.* Band 2, München 1964, S. 117-131

François Truffaut: *Mr. Hitchcock, wie haben Sie das gemacht?* (1966) 21. Auflage, München 1999

Andrew Tudor: Genre. In: Barry Keith Grant (Hrsg.): *Film Genre Reader.* 2nd Edition. Austin 1995, S.3-10

Richie Underberger: Soul. In: Vladimir Bogdanov, Chris Woodsta, Stephen T. Erlewine (Hrsg.): *All Music Guide to Rock.* San Francisco 2002, S. 1323-1325

Joachim Valentin: Salami Aleikum?! In: Michael Staiger, Joachim Valentin, Stefan Orth: *Filmbilder des Islam.* Marburg 2014, S.99-110

Valentina Vitali, Paul Willemen (Hrsg.): *Theorising National Cinema.* London 2006

Valentina Vitali, Paul Willemen: Introduction. In: Dies. (Hrsg.): *Theorising National Cinema.* London 2006, S. 1-14

Stefan Volk: Von der Form zum Material. Fatih Akins doppeltes Spielt mit dem Genrekino. In: Özkan Ezli (Hrsg.): *Kultur als Ereingnis.* Bielefeld 2010, S. 151-158

Welsch, Wolfgang: *Unsere postmoderne Moderne.* Weinheim 1987

Wolfgang Welsch: Transkulturalität. Lebensformen nach der Auflösung der Kulturen. In: Kurt Luger, Rudi Renger (Hrsg.): *Dialog der Kulturen. Die multikulturelle Gesellschaft und die Medien. Neue Aspekte der Kunst- und Kommunikationswissenschaft* Bd. 8. Wien/St.Johann 1994, S. 147-169

Wolfgang Welsch: Transkulturalität. Zur veränderten Verfassung heutiger Kulturen (1992). In: Irmela Schneider, Christian W. Thomsen: *Hybridkulturen. Medien Netze Künste.* Köln 1997, S. 67-90

Wolfgang Welsch: Was ist eigentlich Tranksulturalität? In: Lucyna Darowska, Thomas Lüttenberg, Claudia Machold (Hrsg.): *Hochschule als transkultureller Raum?: Kultur, Bildung und Differenz in der Universität.* Bielefeld 2010, S. 39-66

Peter Wicke, Wieland Ziegenbrücker: *Sach-Lexikon Popularmusik.* 2., erw. Auflage. Mainz 1987

Peter Wicke: *Rock und Pop. Von Elvis Presley bis Lady Gaga.* München 2011

Raymond Williams: *Innovationen. Über den Prozeßcharakter von Literatur und Kunst.* Frankfurt am Main 1977

Raymond Williams: *Culture and Society.* New York 1983

9.2 Lexikon-, Zeitungs- und Magazinartikel

Fatih Akin: Gegen den Sound. Kurzkommentar im Booklet zu Gegen die Wand – Original Motion Picture Soundtrack, Bonn: Normal Records, 2004

Katharina Dockhorn: Interview mit Fatih Akin. In: epd Film, Nr. 4, 2004, S. 35

Romain Geib: Wurzeln zwischen den Kulturen. In: Film & TV Kameramann: Produktion und Postproduktion in Film TV und Video, Nr. 12, 2000, S. 88

Rainer Gansera: Der Leidenschaftliche. In: epd Film, Nr. 10, 2007, S. 28-29

Volker Haefelde: Leoparden küsst man nicht. In: Heinz B. Heller, Matthias Steinle: *Filmgenres Komödie*. Stuttgart 2005, S. 171-176

Julia Helmerdinger: Von ‹schreienden Dissonanzen› und ‹gedankenlesender Zwölftonmusik›: Musikalische Modernen im Hollywoodkino am Beispiel von CREATURE FROM THE BLACK LAGOON (1954) und THE COBWEB (1955). In: Kieler Beiträge zur Filmmusikforschung, Nr. 2, 2008, S. 80-132

Thomas Koebner: Heimatfilm. In: *Reclams Sachlexikon des Films*. Dritte Auflage. Stuttgart 2011, S. 295-299

Klaus Maeck: Respekt, Digger. Kurzkommentar im Booklet zu Gegen die Wand – Original Motion Picture Soundtrack, Bonn: Normal Records, 2004

Laura U. Marks: Video haptics and erotics. In: Screen Nr. 4, 1998, Seite 331-384

Silke Martin: Vom klassischen Film zur Zweiten Moderne – Überlegungen zur Differenz von Bild und Ton im Film. In: Kieler Beiträge zur Filmmusikforschung, Nr. 2, 2008, S. 54-67

Kai Mhim: Soul Kitchen. In: epd film, Nr. 12, 2009, S. 39

Jaques Rivette: Das Genie des Howard Hawks (1953), deutsche Fassung in: Institut Français de Munich (Hrsg.): Revue Cicim Nr. 24/25, 1989, S. 32-44

Jörg Schweinitz: ‹Genre› und lebendiges Genrebewußtsein». In: montage/av, Nr. 2, 1994., S. 99-118

Georg Seeßlen: Das Kino der doppelten Kulturen. In: epd Film, Nr. 12, 2000, S. 22-31

Wolfgang Welsch : Transkulturalität. In: Institut für Auslandsbeziehungen (Hrsg.): Migration und Kultureller Wandel. Zeitschrift für Kulturaustausch, 45. Jg., Nr. 1, 1995

Peter Wicke: Populäre Musik. Sachteil, Band 7, Spalte 1696-1704 in: Friedrich Blume, Ludwig Finscher (Hrsg.) (Hrsg.): *Die Musik in Geschichte und Gegenwart.* 2. Aufl. Kassel (u. a.) 1994

Peter Wicke: Soul. In: Peter Wicke, Wieland Ziegenbrücker: Sach-Lexikon Popularmusik. 2., erw. Auflage. Mainz 1987, S. 364-368

9.3 Online-Quellen mit Angabe des letzten Zugriffs

Patrick Bauer: Wie im falschen Film. Interview mit Fatih Akin. In SZ-Magazin Nr. 40, 2014, http://bit.ly/29wSKYE (10.07.2016)

Oliver Das Gupta: Interview mit Murat Kurnaz. http://bit.ly/29APvzJ (10.07.2016)

Tobias Kniebe: Gegen die Götter. In: Süddeutsche Zeitung, 24.05.2007 http://bit.ly/29HEfkh (10.07.2016)

Dana Polan: Auteur Desire (2001). In: Screening the Past – An International, Refereed, Electronic Journal of Visual Media and History. http://bit.ly/29AQdwF (10.07.2016)

Homepage der Beauftragten für Migration, Flüchtlinge und Integration. http://bit.ly/29z76IZ (10.07.2016)

9 Quellenangaben

Homepage der EFA: http://bit.ly/29xqx2x (10.07.2016)
Homepage zur Serie «Cities of Love»: http://www.citiesoflove.com/ (10.07.2016)
Homepage der Produktionsfirma corazon international: http://www.corazon-int.de/?r=7, (07.10.2015)
Homepage des Films THE CUT: http://thecut.pandorafilm.de/ (07.12.2014)
Homepage des Hotels Büyük Londra (Istanbul) http://bit.ly/29G8tqC (10.07.2016)

Informationsbroschüre des MEDIA-Programms http://bit.ly/29vQFtj (10.07.2016)
Interview mit Fatih Akin zum Film DEUTSCHLAND 09 http://bit.ly/29xrjN3 (07.10.2016)

Marktdaten der Deutschen Filmförderanstalt FFA (1996–2001) http://bit.ly/29r1YTj (10.07.2016)

Presseheft GEGEN DIE WAND, timebandits films GmbH 2004, http://www.timebandits-films.de/ (10.09.2015)
Presseheft DEUTSCHLAND 09 http://bit.ly/29xrjN3 (07.10.2016)
Presseheft SOUL KITCHEN http://bit.ly/29r2z7s (10.07.2016)
Produktionsdaten THE CUT auf IMDb http://imdb.to/29w6pBY (10.07.2016)

Video mit Cem Özdemir auf dem offiziellen YouTube-Kanal von Bündnis90/Die Grünen http://bit.ly/1Gdk4GC (10.07.2016)

9.4 Primärquellen: Angaben zu verwendeten Filmeditionen

Die Analysen in dieser Studie und die zugehörigen Screenshots beziehungsweise Timecode (Laufzeit)-Angaben beruhen auf folgenden Editionen:

KURZ UND SCHMERZLOS (1998): DVD, Wüste Film 2001, Produkt-Nr. 3 259190 200128
IM JULI (2000): DVD, Senator Home Entertainment GmbH 2008, Produkt-Nr. 8 869272 74979

SOLINO (2002): DVD, Warner Home Video GmbH 2003, Produkt-Nr. 7 321921 936616
GEGEN DIE WAND (2004): DVD, Universal Pictures Germany GmbH 2004, Produkt-Nr. 5 050582 265217
VISIONS OF EUROPE (2004): DVD, absolut MEDIEN GmbH/arte EDITION 2005, Produkt-Nr. 4 021308 887588
CROSSING THE BRIDGE – THE SOUND OF ISTANBUL (2005): DVD, edel records GmbH 2005, Produkt-Nr. 4 029758 666586
AUF DER ANDEREN SEITE (2007): DVD, Pandora Film GmbH & Co. 2009, Produkt-Nr. 4 042564 018486
SOUL KITCHEN (2009): DVD, Pandora Film GmbH & Co. 2010, Produkt-Nr. 4 042564 024890
NEW YORK, I LOVE YOU (2009): DVD, Concorde Home Entertainment GmbH 2010, Produkt-Nr. 4 010324 027849
DEUTSCHLAND 09 (2009): DVD, Pfiffl Medien GmbH/Herbstfilm Produktion GmbH 2009, Produkt-Nr. 4 047179 426282
MÜLL IM GARTEN EDEN (2012): DVD, Pandora Film GmbH & Co. 2013, Produkt-Nr. 4 042564 138238
THE CUT (2014): DVD, Pandora Film GmbH & Co. 2015, Produkt-Nr. 4 042564 154474

9.5 Liste weiterer erwähnter Filme (alphabetisch)

40 M² DEUTSCHLAND (D 1985, R.: T. Başer)
8 ½ (I/F 1963, R.: F. Fellini)
ALLEIN UNTER FRAUEN (D 1991, R.: S. Wortmann)
ANGST ESSEN SEELE AUF (D 1974, R.: R. W. Fassbinder)
L'ASSASSINAT DU DUC DE GUISE (DIE ERMORDUNG DES HERZOG VON GUISE, F 1908, R.: C. Le Bargy/A. Calmettes)
AUF DER REEPERBAHN NACHTS UM HALB EINS (D 1954, R.: W. Liebeneiner)
BACK IN TROUBLE (D/LUX 1997, R.: Andy Bausch)

9.5 Liste weiterer erwähnter Filme (alphabetisch)

BEWEGTE MANN, DER (D 1995, R.: R. Kaufmann)
BIG SWALLOW, THE (GB 1901, R.: J. Williamson)
BIRDCAGE, THE (THE BIRDCAGE – EIN PARADIES FÜR SCHRILLE VÖGEL, USA 1996, R.: M. Nichols)
BLUTZBRÜDAZ (D 2011, Regie: Ö. Yildirim)

CADUTA DEGLI DIE, LA (DIE VERDAMMTEN, I/D 1969, R.: L. Visconti)
CAGE AUX FOLLES, LA (EIN KÄFIG VOLLER NARREN, F/I 1978, R.: E. Molinaro)
CHIKO (D 2007/08, Regie: Ö. Yildirim)
CHINATOWN (USA 1974, R.: R. Polanski)

EXPERIMENT, DAS (D 2000/01, R.: O. Hirschbiegel)

FATIH AKIN – TAGEBUCH EINES FILMREISENDEN (Dok., D 2007, R.: M. Akin)

GHOST (GHOST – NACHRICHT VON SAM, USA 1990, R.: J. Zucker)
GODFATHER, THE (DER PATE, USA 1978, R.: F. Ford Coppola)
GOODFELLAS (GOODFELLAS – DREI JAHRZEHNTE IN DER MAFIA, USA 1990, R.: M. Scorsese)
GÖTTLICHER JOB, EIN (D 2000/01, R.: T. Wettcke)
GROSSE FREIHEIT NR. 7 (D 1944, R.: H. Käutner)
GRÜN IST DIE HEIDE (D 1951, R.: H. Deppe)

HAINE, LA (HASS, F 1995, R.: M. Kassovitz)
HÄNDLER DER VIER JAHRESZEITEN (D 1971, R.: R. W. Fassbinder)
HERZ VON ST. PAULI, DAS (D 1954, R.: E. York)

IL BUONO, IL BRUTTO, IL CATTIVO (ZWEI GLORREICHE HALUNKEN, I/D/E 1966, R.: S. Leone)
ITALIANAMERICAN (USA 1974, R.: M. Scorsese)

JAGDSZENEN AUS NIEDERBAYERN (D 1969, R.: P. Fleischmann)
JUI KUEN (SIE NANNTEN IHN KNOCHENBRECHER, HK 1978, R.: Y. Woo-Ping)

KATZELMACHER (D 1969, R.: R.W. Fassbinder)
KING KONG (KING KONG UND DIE WEISSE FRAU, USA 1933, R.: Cooper/Schoedsack)
KISMET (D 1998/99, Regie: A. Thiel/K.Hensel)
KLAU MICH (D 1997, Regie: H. Braack)

LANGER GANG (D 1992, R.: Y. Arslan)
LETZTE FLUG, DER (D 1998–2000), R.: S. Lombardi)
LIEBENDEN VOM HOTEL OSMAN, DIE (D 2001, R.: I. Üner)
LIVING IN OBLIVION (USA 1995, R.: T. DiCillo)
LOLA RENNT (D 1998, R.: T. Tykwer)

MÄNNERPENSION (D 1996, R.: D. Buck)
MEAN STREETS (HEXENKESSEL, USA 1973, R.: M. Scorsese)
MESSER, DAS (TV-Dreiteiler, D 1971, R.: R. von Sydow)

NOUVO CINEMA PARADISO (CINEMA PARADISO, I/F 1988, R.: G. Tornatore)
NUIT AMÉRICAIN, LA (DIE AMERIKANISCHE NACHT, F 1973, R.: F. Truffaut)

ONE FLEW OVER THE CUCKOO'S NEST (EINE FLOG ÜBER DAS KUCKUCKSNEST, USA 1975, R.: M. Forman)

PARIS, JE T'AIME (F/D/FL/CH 2006, R.: diverse (Episodenfilm))
PLANET DER KANNIBALEN (D 2001, Regie: H.-C. Blumenberg)
PLÖTZLICHE REICHTUM DER ARMEN LEUTE VON KOMBACH, DER (D 1972, R.: V. Schlöndorff)

SCARFACE (SCARFACE – TONI, DAS NARBENGESICHT, USA 1983, R.: B. de Palma)
SCHWARZWALDMÄDEL (D 1950, R.: H. Deppe)
SHIRINS HOCHZEIT (D 1976, R.: H. Sanders-Brahms)
STAMMHEIM (D 1986, R.: R. Hauff)
STRADA, LA (LA STRADA – DAS LIED DER STRASSE, I 1954, R.: F. Fellini)

9 Quellenangaben

SUSPICION (VERDACHT, USA 1941, R.: A. Hitchcock)

TAKVA - GOTTESFURCHT (TRK/D 2006, R.: Ö. Kiziltan)

TRICKSER (TV, D 1997, R.: O. Hirschbiegel)

ÜBERLEBEN IN DER GROSSSTADT (D 1997, R.: H. Braack)

VOYAGE DANS LA LUNE, LA (DIE REISE ZUM MOND, F 1902, R.: G. Méliès)

9.6 Angaben zu erwähnten Soundtracks

Als mit dem Film assoziierter Sampler erschien: **Kurz und Schmerzlos - Hip Hop inspired by**
Audio-CD, Yo Mama-Records/rough trade, 1998
Tracks:
1. Lights! Camera! Action - Dj Coolman & Bubbles
2. Kurz Vor Film - D.A.S. Bo 2001
3. Es Ist Nicht So Wie Du Denkst - Eins, Zwo
4. Weg Vom Set - Dynamite Deluxe
5. Was Wollt Ihr Mehr - Ferris MC
6. Die Fabelhaften Vier - Doppelkopf
7. Dein Herz Schlägt Schneller - Fünf Sterne Deluxe
8. Kein Thema - Rolis Reus
9. Jure Jri - Nina + O-Ton
10. Love - Patrice
11. Kurz Und Schmerzlos - Skunk Funk

Soundtrack «Im Juli»
Audio-CD, Columbia (Sony BMG), 2000
Tracks:
1. Here Comes July - Scritti Politti
2. Deger Mi - Sezen Aksu
3. Ska Ka-Bop - Brooklyn Funk Essentials feat. L. Tayfa
4. Daylight - Victoria Faiella
5. Feels Good - Tamy
6. El Amor Se Demora - Polvorosa
7. Keep It Together - Brooklyn Funk Essentials feat. L. Tayfa
8. A Real Good Reason - Elektrotwist
9. Blue Moon Revistited (A Song for Elvis) - Cowboy Junkies
10. Swords - Leftfield feat. Nicole Willis
11. Track 1/1997 - Korai Öröm
12. Suicide Swing - J*Let
13. Istanbul Twilight - Brooklyn Funk Essentials feat. L. Tayfa
14. Ramona - Niños Con Bombas
15. Travel - badaloop.
16. Until The Day - cam-era
17. Du Wirst Deine Sonne Finden - 69 (Anja Krabe & PC)
18. Opeing & Eclipse Of The Sun - Ulrich Kodjo Wendt & Band
19. Istanbul Sunrise - Ulrich Kodjo Wendt & Band
20. Günesim - Idil Üner

Soundtrack «Solino»
Audio-CD, Hansa-Amiga (Sony) 2002
Tracks:
1. Canto di Solino - Barbara Vitali & The Bulgarian Symphony Orchestra
2. Una sttoria d'amore - Constanzo
3. Uno per tutte - Emilio Pericoli
4. At the cellar - The Bulgarian Symphony Orchestra
5. La bambola - Vittorio Grigolo
6. Leaving Solino - The Bulgarian Symphony Orchestra
7. The boys at the hill - The Bulgarian Symphony Orchestra
8. Saltarello - Alfredo Durante & Filippo Morante
9. Taranta Matriomoniale - Antonio De Giorni & Band
10. The pizzeria has a name - The Bulgarian Symphony Orchestra
11. Il tempo se ne va - Constanzo
12. Salve del Ciel Regina - Organist: Cosimo Borrisi, Chor: Coro die Sternatia
13. Mother Sky - Can
14. Ich will nicht werden was mein Alter ist - Ton Steine Scherben
15. Hose of the rising sun - Schade's Pigband
16. Rosa leaves Romano - The Bulgarian Symphony Orchestra
17. Giancarlo didn't come - The Bulgarian Symphony Orchestra

9.6 Angaben zu erwähnten Soundtracks

18. La partita di Pallone – Rita Pavone
19. Boys leave the family house – The Bulgarian Symphony Orchestra
20. Rosa leaves Germany – The Bulgarian Symphony Orchestra
21. Giancarlo to Solino – The Bulgarian Symphony Orchestra
22. Sereno é – Drupi
23. Solino Waltz – The Bulgarian Symphony Orchestra

Sountrack «Gegen die Wand»
Audio-CD, Normal (Indigo), 2004
Tracks:
1. Saniye'm – Selim Sesler & Orchester feat. Idil Üner
2. I Feel You – Depeche Mode
3. Ho Ho – Birthday Party
4. Not Here – Povorosa
5. Tract – Alexander Hacke
6. Temple Of Love – Sisters of Mercy tohced by the hands of Olfra Naza
7. Kaymak – Sultana
8. Die Welt steht still – Sam Ragga Band feat. Jan Delay
9. Lag bari – Fanfare Ciocarlia (Shantel Remix)
10. Yine mi cicek – Sezen Aksu
11. My Man – Mona Mur
12. After Laughter(Comes Tears) – Wendy Rene
13. Agla sevdam – Agir Roman
14. Fata Morgana – Orientation
15. Nar-i-ney – Mercan Dede
16. Su karsiki dagda bir fener yanar – Selim Selser & Orchester feat. Idil Üner
17. Life's What You Make It – Zinoba

Soundtrack «Auf der anderen Seite»
Audio-CD, Essay (Indigo), 2007
Tracks:
1. Ben Seni Sevdugumi – Kazim Koyuncu & Sevval Sam
2. Blacksea Trip – Shantel
3. Kasap Havasi (Butcher's Air) – Selim Sesler
4. Koupes – I'll smash Glasses – Shantel
5. Son Hatira – Nese Kara Böcek
6. Ta Travudia – Rootsman
7. Ayten & Airport – Shantel
8. Heyamo – Lazuri Birabape
9. Inel, Inel de Aur – Bucovina Dub – Shantel vs. Rona Hartner & DJ Click
10. Pietons – Bucovina Dub – Shantel feat.: Binder & Krieglstein
11. Olursem Yaziktir – Sezen Aksu
12. Eight Bars Later – Shantel
13. Ben Seni in Dub – Shantel vs. Kazim Koyuncu
14. Safak Türküsü – Ahmet Kaya
15. Çamburnu – Yusuf Kaba
16. Johann Sebastian Bach: Menuet in G-Major performed by John Bullard
17. Glazart Sea – Shantel
18. Six Bars Later – Shantel
19. Ben Seni Sevdugumi – Kazim Koyuncu
20. Lotte & Ayten – Shantel
21. Road to the Funeral – Shantel
22. Ben Seni Sevdugumi – Mackali Hasan Tunc

Soundtrack «Soul Kitchen»
zwei Audio-CDs, Vertigo Berlin (Universal Music), 2009
Tracks CD 1:
1. Rated X – Kool & The Gang
2. Hicky Burr – Quincy Jones
3. I Don't Know – Ruth Brown
4. Brown Bag – Ivan „Boogaloo Joe" Jones
5. We Got more soul – Dyke & the Blazers
6. Get The Money – Mongo Santamaría
7. Don't do it – Syl Johnson
8. Get down – Curtis Mayfield
9. To Sxoleio – Olympians – Pasxalis
10. I want to be your man – Zapp and Roger
11. The creator has a masterplan – Louis Armstrong
12. It's Your Thing – The Isley Brothers
13. Disko – Jan Delay

Tracks CD 2:
1. Walking in Dub – Burning Spear
2. Soundhaudegen – Jan Delay Feat Sillywalks
3. Frangosiriani – Locomondo
4. Manolis – Shantel
5. Mission of Love – Love Ravers
6. Sing Song Girl – Er France

9 Quellenangaben

7. Moon Shayn – Bad Boy Boogiez
8. Arcilla – Steven Pfeffer
9. To Blues Tou Paliokaravou – Pavlos Sidiropoulos
10. Steve's La Paloma – Steve Baker
11. Sisters Keepers – Turtle Bay Country Club
12. Gang & Gäbe – Broke But Busy
13. Das Letzte Hemd – Hans Albers